"十三五"国家重点出版物出版规划项目

མཁས་དབང་ཁྲོ་རུ་ཚེ་རྣམ་མཆོག་གི་གསུང་འབུམ། པོད་དགུ་པ།

༄༅། །དངུལ་ཆུ་བཙོ་བཀྲུ་ཆེན་མོ་དང་། ལྕགས་ཁམས་ཐལ་བཟོ། རིན་ཆེན་རིལ་བུ་ཁག་གི་སྦྱོར་ཐབས་ལག་ལེན་བཅས་ཀྱི་ཟིན་བྲིས་གངས་དཀར་བདུན་སྟེ་ཀུན་བསྡུས་ཞེས་བྱ་བ་བཞུགས་སོ། །

གཙོ་སྒྲིག་པ། བསོད་ནམས་འཆི་མེད།
གཙོ་སྒྲིག་གཞོན་པ། གཡང་མེར།

བོད་ལྗོངས་མི་དམངས་དཔེ་སྐྲུན་ཁང་།

སྟོན་འགྲོའི་གཏམ།

ཇི་སྐད་དུ། སྟོན་གྱི་རྒྱལ་པོ་གྲགས་པའི་གཟུགས། །ངག་གི་རང་བཞིན་མི་ཡོང་ཐོབ། །དེ་དག་ཉེར་བར་མི་གནས་ཀྱང་། །རང་ཉིད་ཉམས་པ་མེད་ལ་ལྟོས། །ཞེས་གསུངས་པ་ལྟར། དམ་པ་ཉིད་སྐུ་ཞི་བར་གཤེགས་ཟིན་ཀྱང་ཁོང་གིས་ང་ཚོ་རྗེས་རབས་པ་རྣམས་ལ་ཐུན་མོང་མ་ཡིན་པའི་ཁྱད་ཆོས་དུ་མས་ཕྱུག་ཅིང་འཛམ་གླིང་རིག་གནས་བང་མཛོད་ནང་གི་རྒྱན་ལྟ་བུར་རིན་ཐང་གསུང་རྩོམ་མང་དག་ཅིག་བཞག་ཡོད་པས་དེ་དག་མི་ཉམས་གོང་སྤེལ་དང་ཉམས་པ་སོར་ཆུད་ཡོང་ཆེད་དུ་མི་ལོ་བཅུ་ཕྲག་ལྷག་ཙམ་རིང་དུ་རང་གི་མིག་གི་མཐོང་ནུས་ཉམས་ཞན་དུ་སོང་བ་དང་། ཁྲག་ཤེད་མཐོ་བས་རྒྱུན་དུ་མགོ་ན་བ་སོགས་ཀྱི་དཀའ་ངལ་འཕྲད་ཀྱང་ངལ་བ་ཁྱད་བསད་ཀྱིས་མ་བསྐྱལ་དང་བླངས་ངང་བསྡུ་སྒྲིག་དང་ཟློག་ཟླད་ནང་དུ་འཇུག་པ། སྒྲ་ཐག་གི་ནང་དོན་རྣམས་ཡི་གེར་འགོད་པ་བཅས་བྱས་ཏེ། ཐོག་མར་རང་གིས་འགྲོ་གྲོན་སྒོར་ཁྲི་ཉི་ཤུ་ཙམ་བཏང་ནས་དཔེ་རིང་རྣམ་པའི་ཐོག་ནས་ཚར་ལྔ་བཅུ་ནང་ཁུལ་དཔྱད་གཞིར་བོད་ཡོངས་ཀྱི་དཔེ་མཛོད་ཁང་དང་སློབ་ཁང་། དགོན་སྡེ་ཁ་ཤས་བཅས་སུ་རིན་མེད་དུ་ཕུལ་བ་ཡིན། འོན་ཀྱང་དེས་རིག་པ་གང་དེར་བརྩོན་པའི་རྒྱ་ཆེའི་སློབ་པ་པོའི་ཐུགས་འདུན་ཡོངས་སུ་སྐོང་ཐབས་མེད་པས་ལོ་ཤས་སྔོན་དུ་བོད་ལྗོངས་མི་དམངས་དཔེ་སྐྲུན་ཁང་ལ་དེབ་གཟུགས་ཅན་གྱི་དཔེ་དེབ་ཐོག་ནས་རྒྱལ་ཡོངས་སུ་དཔེ་སྐྲུན་འགྲེམས་སྤེལ་ཐུབ་པའི་རེ་ཞུ་བྱས་ཙང་། གཅིག་ནས་

གསུང་འབུམ་གྱི་གྲངས་འབོར་མང་བས་དཔེ་སྐྲུན་འགྲོ་སོང་ཆེ་བ་དང་། གཉིས་ནས་སྒྲ་གཞུང་སོགས་ཞུ་དག་བྱེད་པའི་ལས་ཀ་རྒྱ་ཆེ་བས་ད་བར་ནར་འགྱངས་སུ་ལུས། ད་ལམ་བོད་ལྗོངས་མི་དམངས་དཔེ་སྐྲུན་ཁང་གིས་གོང་རིམ་ལ་སྙན་ཞུ་འབུལ་ལམ་དུ་རྒྱལ་ཁབ་གསར་འགྱུར་དཔེ་སྐྲུན་སྤྱི་ཁྱབ་རྟའུ་དང་ལྗོངས་གསར་འགྱུར་དཔེ་སྐྲུན་ཅུད་ཀྱི་ཐུགས་ཁུར་ཟབ་བཞེས་འོག་རྒྱལ་ཁབ་ཀྱི་ལོ་ལྔ་ཚན་བཅུ་གསུམ་པའི་དཔེ་སྐྲུན་འཆར་འགོད་ནང་དུ་ཚུད་པ་མ་ཟད། གྲངས་ཉུང་མི་རིགས་ཡི་གེའི་དཔེ་སྐྲུན་མ་དངུལ་གྱི་རྒྱབ་སྐྱོར་རྣམ་གྲངས་ཐོབ་པས་དཔེ་སྐྲུན་གྱི་བྱ་བ་ལམ་ལྷོངས་ཡོང་རྒྱུར་རྨ་བྱའི་རྣ་བར་འབྲུག་སྐད་ཐོས་པ་ལྟ་བུའི་རྒྱུ་རྟ་འགྱུར།

ད་ལམ་དཔེ་སྐྲུན་ཐུབ་པའི་དམ་པ་ཁོང་གི་གསུང་འབུམ་འདི་དག་ནི་དེ་སྔོན་དངོས་སུ་པར་སྐྲུན་ཟིན་པ་དང་མ་ཟིན་པ། གསུང་ཐོར་བུར་ལུས་པ་དང་། ཕྱག་བྲིས་ཕྱག་བསྟར་མའི་དཔེ་མཚོན་ཁ་ཤས་བཅས་ལས་གྲུབ་ཅིང་། ནང་དོན་ལ་གསོ་བ་རིག་པ་དང་། སྒྲ་རིག་པ། ནང་དོན་རིག་པ། སྐར་རྩིས། སྙན་ངག་ལོ་རྒྱུས་སོགས་ཁྱོན་པོད་བཅོ་བརྒྱད་ཡོད། དེ་ཡང་པོད་དང་པོ་མཁན་ཆེན་ཁྲི་རྟ་ཚེ་རྣམ་མཆོག་གི་རྣམ་ཐར་བོད་རྒྱ་དབྱིན་གསུམ་པར་རིས་ཅན་དང་། པོད་གཉིས་པ་ནས་བདུན་པ་བར་དཔལ་ལྡན་རྒྱུད་བཞིའི་འགྲེལ་པ། པོད་བརྒྱད་པར་ལུས་ཀྱི་གནས་ལུགས་དང་སྨན་རྫས་སོགས་ཀྱི་དཔེ་རིས་ཚོན་ཁྲ་ཅན། པོད་དགུ་པ་དངུལ་ཆུ་བཙོ་བཀྲུ་སོགས་ཀྱི་སྦྱོར་ཐབས། པོད་བཅུ་པ་དང་བཅུ་གཅིག་པ་དབྱངས་ཅན་སྒྲ་མདོའི་འགྲེལ་པ། པོད་བཅུ་གཉིས་པ་དང་། བཅུ་གསུམ་པ། བཅུ་བཞི་པ་ཙནྡྲ་པའི་འགྲེལ་པ། པོད་བཅོ་ལྔ་པ་ཉིང་མ་བའི་གྲུབ་མཐའ་སྤྱི་བཤད། པོད་བཅུ་དྲུག་པ་བཀའ་བརྒྱུད་པའི་གྲུབ་མཐའ་སྤྱི་བཤད། པོད་བཅུ་བདུན་པ་རྒྱུད་བླ་མའི་འགྲེལ་པ། པོད་བཅོ་བརྒྱད་པ་གསུང་ཐོར་བུ་ཕྱོགས་བསྒྲིགས་བཅས་ཡིན།

སྤྱིར་མཁས་དབང་ཁོང་གིས་བརྩམས་གནང་བའི་གཞུང་ལ་ཁྱད་ཆོས་མང་དུ་ཡོད་པ་ནི་སྨོས་མ་དགོས་ཀྱང་། འདིར་རགས་ཙམ་ཞུས་ན་དམིགས་བསལ་གྱི་ཁྱད་ཆོས་འདི་ལྟར་ལྡན་པ་སྟེ།

༡ རྩོད་བྱེད་ཀྱི་ཚིག་སྦྱོར་བདེ་ཞིང་བློ་རིག་མཐོ་དམན་ཀུན་གྱིས་རང་དགོས་ལྟར་གོ་བདེ་བ་དང་།

༢ བརྗོད་དོན་རྒྱ་ཆེ་ཞིང་གཏིང་ཟབ་ལ། དམིགས་ས་དམིགས་ཡུལ་ཁ་གསལ་ཞིང་ནང་དོན་རྒྱ་ཆེ་བ།

༣ རྩོམ་གྱི་གྲངས་དང་འབོར་ཚད་ལ་དམིགས་ནས་བརྩམས་གནང་བ་མ་ཡིན་པར་སྤུས་ཚད་གཙིགས་སུ་བཟུང་བའི་དབང་གིས་མཁས་པའི་གདེངས་ཡོད་པའི་རྩོམ་ཡིག་འབའ་ཞིག་ཡིན་པ།

༤ རང་སེམས་ཀྱིས་བཞག་པའི་ནོར་ལ་མི་གཅེས་མཁན་གྱི་སྐྱེ་བོ་བླུན་པོ་དེ་རིགས་ཀྱི་མཚང་བརྗོལ་ཞིང་རང་གི་ནོར་བུའི་གཟི་འོད་ཕྱོགས་བཅུར་ཁྱབ་པར་བྱས་ཡོད་པ།

༥ ལོ་རྒྱུས་གང་ཡང་བཀའ་བསྟན་གཞུང་བཞིན་ཆེད་དུ་འཛིན་ས་དཔེན་ན་ཡང་གང་གི་དགོས་པ་བཞིན་རང་རེའི་མེས་པོའི་གསོ་རིག་ལོ་རྒྱུས་སོགས་ཀྱི་ཐད་ལ་རང་གི་ལྟ་བ་གསལ་བཏོན་གནང་ཡོད་པ་མ་ཟད་དེ་དག་ནི་ལེགས་བཤད་གདམས་ངག་ཅིག་ཡིན་པའོ།།

གཞན་ཡང་ངས་མཚམས་འདིར་ངེས་པ་དོན་གྱི་པཎྜི་ཏ་མཁན་ཆེན་ཁྲོ་རུ་ཚེ་རྣམ་མཆོག་གི་གསུང་འབུམ་དཔེ་སྐྲུན་གྱི་བྱ་བར་ཤུགས་ཆེའི་རྒྱབ་སྐྱོར་གནང་མཁན་བོད་ལྗོངས་མི་དམངས་དཔེ་སྐྲུན་ཁང་དང་ལྷག་དོན་དུ་ཏན་ཀང་བཙུགས་ལགས་དང་པ་སངས་དབང་ཆེན་ལགས་སོགས་ལ་བཀའ་དྲིན་བླ་མེད་ཆེ་ཞུ་རྒྱུ་དང་། དེ་བཞིན་ཐེངས་འདིར་གསུང་འབུམ་ཕྱོགས་བསྒྲིགས་ཀྱི་ལས་ཀའི་ནང་ཞུ་དག་སོགས་

ཀྱི་བྱ་བ་དང་། རྣམ་ཐར་རྒྱ་ཡིག་དང་དབྱིན་ཡིག་ལ་བསྒྱུར་མཁན། ལྗོངས་སྨན་རྩིས་ཁང་གི་རྒན་ཡུམ་པ་ལགས། གླིང་དཔོན་པདྨ་སྐལ་བཟང་ལགས། དཔལ་བརྩེགས་བོད་ཡིག་དཔེ་རྙིང་ཁང་གི་རྒན་ཐུབ་བསྟན་ཉི་མ་ལགས། ཚེ་རིང་ཆོས་རྒྱལ་ལགས། མཁན་བསོད་དགེ་ལགས། ནང་ཆེན་བཀྲ་ཤིས་ལགས། བོད་ལྗོངས་བརྙན་འཕྲིན་ལས་ཁུངས་ཀྱི་ཕུར་སྒྲོན་ལགས། དབང་ཕྱུག་རྡོ་རྗེ། སྐལ་དབྱངས། ཧ་མགྲིན་ཚེ་བསྟན། གླིང་སྨན་གཡུང་དྲུང་བཀྲ་ཤིས། སྐལ་བཟང་རྒྱ་མཚོ། རིག་འཛིན། ཚེ་དབྱངས། ཟླ་བ་ཕན་ཐོགས། བསོད་ནམས་ཚེ་རིང་། འཇིགས་མེད། དགེ་འདུན་རྒྱ་མཚོ། བཀྲ་ཤིས་ནོར་བུ། རྡོ་རྗེ་ཚེ་འཕེལ། ཀརྨ་ཚེ་བསྟན་རྡོ་རྗེ། བཀྲ་ཤིས་མཚོ་མོ། ལེགས་སྐྱེས་མ། པདྨ། འོད་མཛེས། རིག་འཛིན་སྒྲོལ་མ་སོགས་དངོས་ཤུགས་གང་ཐད་ནས་བྱ་བ་འདིར་རྒྱབ་སྐྱོར་གནང་མཁན་རྣམ་པར་སླིང་ཐག་པ་ནས་བཀའ་དྲིན་ཆེ་ཞུ་རྒྱུ་ཡིན།

སྤྱིར་དམ་པ་ཕོང་ལ་བུ་སློབ་ནི་མདོ་དབུས་ཁམས་གསུམ་ལ་ནམ་མཁའི་སྐར་ཚོགས་བཞིན་ཤིན་ཏུ་མང་པོ་ཡོད། ཡིན་ནའང་ཇི་སྐད་དུ། དམ་པ་རྣམས་དང་ཕལ་པ་ལ། །བྱས་པ་མཉམ་ཡང་དྲིན་མི་འདྲ། །ཞིང་ལ་ས་བོན་ཁྱད་མེད་ཀྱང་། །ལོ་ཏོག་ཁྱད་པར་དཔག་ཏུ་མེད། །ཅེས་འཇིག་རྟེན་གྱི་ཆོས་ཉིད་ལྟར་སློབ་མ་ཕལ་ཆེ་བ་ནི་རང་ཉིད་ཀྱི་འཚོ་ཐབས་དང་དབང་གྲགས་ཀྱི་འབྲུག་སྒྲ་སྒྲོག་པ་སོགས་ལ་འབད་དང་འབད་བཞིན་པ་ལས་དམ་པར་རྗེས་དྲན་དང་ལྷག་དོན་ལས་ཀ་འདི་རིགས་ཐད་གོ་མེད་ཆོར་མེད་ཀྱི་ཏིང་ངེ་འཛིན་ལ་ཞུགས་པ་ལས་རྒྱབ་སྐྱོར་དང་དྲན་སྐུལ་མཐོང་ཆེན་སོགས་གནང་མཁན་ཉུང་ཤུང་ཙམ་དུ་མཐོང་། འོན་ཀྱང་ད་རེས་གསུང་འབུམ་དཔེ་སྐྲུན་བྱས་པ་འདིས་སྔད་རང་རེ་རྗེས་འབྲངས་སློབ་མ་ཚོས་མུ་མཐུད་བཤེས་གཉེན་ཕོང་གི་བཀའ་སློབ་དང་། ཐུགས་འདུན། ལྟ་བ། དགོངས་དོན་བཅས་ཚུལ་བཞིན་གོ་བ་བླངས་ཏེ་ལག་ལེན་དངོས་ཀྱི་ནང་རྒྱུན་འཁྱོངས་འབད་འབུངས་བྱེད་

དགོས་པའི་སློབ་སྟོན་གྱི་དྲན་སྐུལ་བཟང་པོ་ཞིག་ཀྱང་ཡོང་བར་སྨོས་མེད་རེད།

མཇུག་ཏུ་གསལ་ཞུ་བྱ་རྒྱུར། མཁན་ཆེན་དམ་པའི་གསུང་འབུམ་འདིར་སྤྱིར་ན་འདྲ་མིན་རྒྱ་ཆེ་ཞིང་། འཕོར་ཚད་མང་བ། ནང་དོན་སྣ་གྲངས་མང་བ། ཁྱད་པར་དུ་སྒྲ་རིག་པའི་སྐོར་སྤྱི་དང་སྡོམས་སུ་ཙཀྲ་པར་གཅིག་ན་ཞུ་དག་མཁྱེན་མཁན་དང་གཏིང་ཟབ་མོ་མཁྱེན་མཁན་ཉུང་བ། གཉིས་སུ་ཡི་གེ་བརྩེགས་མ་ཤིན་ཏུ་མང་བས་སློག་ལྷད་ནང་འཇུག་དཀའ་བ་སོགས་མདོར་ན་ཡི་གེ་མ་དག་པ་དང་ཆད་ལྷག་སོགས་ཡོད་སྲིད་པ་ནི་གདོན་མི་ཟ་བས་རྒྱ་ཆེའི་ཀློག་པ་པོས་དགོངས་བཞེས་དང་བསམ་འཆར་ལྷུག་སྤྲོལ་ཡོད་པ་ཞུ། དགེའོ།།

བསོད་ནམས་འཆི་མེད་ནས།

བོད་ས་ཕག་ལོའི་ཟླ་ཚེས་དགེ་བའི་ཉིན་ལ་སྤྲུར།

རྩོམ་པ་པོ་ངོ་སྤྲོད་མདོར་བསྡུས།

ངེས་པ་དོན་གྱི་པཎྜི་ཏ་ཁྲོ་རུ་ཚེ་རྣམ་རིན་པོ་ཆེ་མཆོག་ནི་ཁམས་སྡེ་དགེ་ཁྲོ་རུར་མེ་ཕོ་སྟག་སྟེ་སྤྱི་ལོ༡༩༢༨ལོར་ཟླ་༤པའི་ཚེས་༨ཉིན་ངོ་མཚར་བའི་ལྟས་དུ་མ་དང་བཅས་ཏེ་སྐུ་འཁྲུངས། མཚན་ལ་ཚེ་རིང་རྣམ་རྒྱལ་ཞེས་བཏགས། སྐུ་ཆུང་དུས་ནས་སི་ཏུ་པདྨ་དབང་མཆོག་རྒྱལ་པོ་ལ་གཙུག་ཕུད་ཕུལ་བ་དང་དེ་རྗེས་མཁས་དབང་དུ་མ་བསྟེན་ཏེ་རིག་པའི་གནས་ཁག་ལ་སྦྱངས་པ་ཧུར་གྱིས་བཞེས། དགུང་ལོ་ཉི་ཤུའི་སྐོར་ལ་ཀཿཐོག་མཁན་ཆེན་རྒྱལ་མཚན་འོད་ཟེར་གྱི་མདུན་ནས་བསྙེན་པར་རྫོགས་པ་དགེ་སློང་གི་སྡོམ་པ་བཞེས། མཚན་ཀརྨ་བསོད་ནམས་མཆོག་ལྡན་དུ་གསོལ། དེ་ལྟར་གསན་སྦྱངས་མཐར་ཕྱིན་ཏེ་མཁས་པ་ཆེན་པོར་འགྱུར་ནས་ཐོག་མར་ཀཿཐོག་དགོན་པའི་སློབ་དཔོན་དང་། རིག་གནས་མཁན་པོ་མཛད། ༡༩༥༨ལོར་དགུང་གྲངས་སོ་བཞི་བཞེས་སྐབས་རང་དགོན་ཁྲོ་རུ་དགོན་དུ་ཕྱིར་ཕེབས་ཀྱིས་མཁན་པོ་མཛད་ནས་ཁྲོ་རུ་མཁན་ཆེན་ཞེས་ཡོངས་སུ་གྲགས།

༡༩༧༣ལོའི་སྔ་རྗེས་སུ་བོད་ལྗོངས་ཀྱི་སྨོ་བོ་དང་ལྷ་ས་སྤྱི་བདེ་སྨན་ཁང་དང་། སྨན་རྩིས་ཁང་། བོད་སྨན་སློབ་གྲྭ་དང་། དབྱིན་ཇི་སོགས་ས་ཕྱོགས་གང་སར་ཕེབས་ནས་ཉམས་ཐག་ནད་པ་དུ་མའི་སྲོག་བསྐྱབས་པ་དང་། བཅོས་དཀའ་བའི་ནད་རིགས་ཀྱི་གཉེན་པོ་ཁྲ་མན་མང་སྦྱོར་སོགས་གསར་བཟོ་གནང་། ལྷག་པར་དུ་མདོ་དབུས་ཁམས་གསུམ་ལ་བྱོན་ནས་དངུལ་ཆུ་བཙོ་བཀྲུ་ཆེན་མོ་དང་རིན་ཆེན་རིགས་སོགས་

ཀྱི་སྨན་སྦྱོར་ལག་ལེན་ཇི་བཞིན་གནང་ནས་དཔྱལ་ཚ་བཙོ་བཀྲུའི་ལག་ལེན་བསྐྱར་གསོ་མཛད།

༡༩༥༩ལོའི་དབྱར་དུས་སུ་བོད་ལྗོངས་སྨན་རྩིས་ཁང་གི་ཡོན་ཀྲང་བྱམས་པ་ཕྲིན་ལས་མཆོག་གི་རྒྱབ་སྐྱོར་ལྟར་སྨན་རྩིས་ཁང་གི་སྨན་པ་དང་། བོད་ལྗོངས་སྤྱི་ཚོགས་ཚན་རིག་ཁང་གི་ཞིབ་འཇུག་མི་སྣ། བོད་ལྗོངས་སློབ་ཆེན་གྱི་དགེ་རྒན་སོགས་ལ་ཀ་ཙན་དབྱངས་གསུམ་དང་སྡེབ་སྦྱོར་སོགས་དཔེ་མཚུད་མེད་པར་སློབ་ཁྲིད་མཛད་དེ་སློབ་མ་དུ་མ་གསོ་སྐྱོང་གནང་།

བོད་ལྗོངས་གསོ་རིག་སློབ་གླིང་དངོས་སུ་བཙུགས་རྗེས་སྔ་རྗེས་སུ་བོད་ལྗོངས་གསོ་རིག་སློབ་ཆེན་གྱི་ཡོན་ཀྲང་སྐུ་ཚབ་པ་དང་། ཡོན་ཀྲང་གི་འགན་བཞེས་ཏེ་སློབ་གྲྭ་ཡོངས་ཀྱི་སྲིད་འཛིན་བྱ་བ་བསྐྱངས་པ་དང་། སློབ་ཁྲིད་ནང་དོན་ཐད་ཁོང་སྐུ་ངོ་མས་བཀོད་སྒྲིག་གནང་ཞིང་། སློབ་དེབ་རྩོམ་སྒྲིག་དང་སློབ་ཁྲིད་ཐད་ཀྱང་འགོ་ཁྲིད་དེ་ཁང་འཛིན་གྱི་དགེ་རྒན་དཔུང་ཁག་གསོ་སྐྱོང་གནང་བ་མ་ཟད། ཞིང་ལྗོངས་ལྷ་དང་ཤིན་ཅང་། ནང་སོག་གི་སློབ་མ་མང་པོ་གསོ་སྐྱོང་གནང་ནས་བོད་ཀྱི་གསོ་བ་རིག་པས་གཙོས་པའི་རིག་གནས་སྤྱི་ཁྱབ་ཀུན་ལ་མཛད་རྗེས་དཔག་ཏུ་མེད་པ་མཛད། གཞན་ཡང་སྔ་རྗེས་སུ་རྒྱལ་ཡོངས་སྲིད་གྲོས་ཀྱི་ཨུ་ཡོན་དང་། ཀྲུང་གོ་ནང་བསྟན་མཐུན་ཚོགས་ཀྱི་རྒྱུན་ལས་ལས་འཛིན། བོད་ལྗོངས་ནང་བསྟན་མཐུན་ཚོགས་ཀྱི་རྒྱུན་ལས་ཚོགས་གཙོ་སྐུ་ཚབ་སོགས་གནང་བ་དང་། སྐབས་དང་པོའི་གཡུ་ཐོག་གསེར་གྱི་བུམ་པའི་བྱ་དགའ་སོགས་པའི་གཟེངས་བསྟོད་དུ་མས་མངའ་གསོལ་ཕུལ་ཡོད།

མདོར་ན་ཁོང་གིས་བོད་ཀྱི་སྲོལ་རྒྱུན་རིག་གནས་མཐའ་དག་ཉམས་པ་སོར་ཆུད་དང་། མི་ཉམས་གོང་འཕེལ་གྱི་སྒོ་ནས་རང་རྒྱལ་གྱི་དཔལ་ཡོན་གཉིས་དར་རྒྱས་

ཡོང་ཆེད་དང་། རྒྱུན་འཛིན་པ་མི་རབས་རྗེས་མ་གསོ་སྐྱོང་བྱ་རྒྱུ་སོགས་ཀྱི་ཐད་ལ་མཁྱེན་ནུས་ཡོད་ཀྱུ་འདོན་སྤེལ་གྱིས་རང་དཔེ་གཞན་སྟོན་གྱི་མཛད་པ་རླབས་པོ་ཆེ་བསྐྱངས་ཞིང་། མཐར་སྤྱི་ལོ་༢༠༠༩ལོའི་ཟླ་༡༠ཚེས་༡༨དང་བོད་རབ་བྱུང་༡༧པའི་ཞིང་སྤྲེལ་ཟླ་དགུ་པའི་ཚེས་དགུ་ཉིན་པེ་ཅིང་དུ་དགོངས་པ་གཞན་དོན་དུ་གཤེགས་སོ།།

སྒྲིག་པ་པོའི་གཏམ།

བོད་སྨན་སྦྱོར་སྡེ་ཀུན་གྱི་རྒྱལ་པོ་དངུལ་ཆུ་བཙོ་བཀྲུ་ཆེན་མོའི་མཐོང་བརྒྱུད་ལག་ལེན་ཟབ་མོ་འདི་ནི་སྤྱི་ལོ་༡༢༢༣༠ལོ་ལ་སྐུ་འཁྲུངས་པའི་མཁས་གྲུབ་ཨོ་རྒྱན་པ་རིན་ཆེན་དཔལ་གྱིས་སྔོལ་གཏོད་གནང་ནས་བྱུང་བ་ཞིག་ཡིན། སྨན་སྦྱོར་འདི་ཉིད་ལ་མཁས་དབང་དམ་པ་ཁྲི་ཏུ་ཚེ་རྣམ་མཆོག་གིས། དེ་ཡང་བདུད་རྩི་བཅུད་ཀྱི་རྒྱལ་པོ་སྦྱང་བས་བཅུད་ལེན་དུ་གྲུབ་པ་ནི་ནད་རིགས་འགོག་བཅོས་བྱེད་པ་དང་། རིང་པོར་འཚོ་བའི་སྨན་ཐམས་ཅད་ཀྱི་མཆོག་ཏུ་གྱུར་པ་ཡིན་ལ། སྨན་སྦྱོར་ཁྱད་པར་གྱུར་པ་ཐམས་ཅད་ཀྱི་གཞིར་བཟུགས་ཤིང་། ཁྱད་པར་དུ་སྨན་གྱི་ནོར་བུ་རིན་ཆེན་རིལ་ནག་ཆེན་མོ་དང་། དུག་འཇོམས་རིན་ཆེན་ཡང་ཟབ་རིལ་བུ། དབང་རིལ་ཤེལ་དཀར་མཆོད་རྟེན། རྒྱུད་ཀྱི་མང་སྦྱོར་ཆེན་མོ། རཏྣ་བསམ་འཕེལ་སོགས་རིན་པོ་ཆེའི་སྨན་སྦྱོར་རྣམས་ཀྱི་གཞིའམ་རྩ་བར་གྱུར་པ་ཡིན་པས་བོད་ལུགས་གསོ་རིག་འཛིན་པ་རྣམས་ཀྱིས་དངུལ་ཆུ་བཙོ་བཀྲུ་ཆེན་མོའི་མཐོང་བརྒྱུད་ལག་ལེན་འདི་ཉིད་ངེས་པར་ཤེས་དགོས། འདི་དང་རིན་ཆེན་རིལ་ནག་ཆེན་མོའི་སྦྱོར་ཚུལ་མཐོང་བརྒྱུད་དང་བཅས་པའི་ལག་ལེན་ཡང་དག་པ་ཞིག་ཤེས་ན་སྨན་སྦྱོར་གཞན་དག་ཕལ་ཆེར་ཝེར་ལ་ཁོང་དུ་ཆུད་པར་འགྱུར་བ་ཡིན་ཞེས་གསུངས་པ་ལྟར། དངུལ་ཆུ་བཙོ་བཀྲུ་ཆེན་མོའི་ལག་ལེན་འདི་ནི་ལོ་རྒྱུས་རིང་ཞིང་བོད་སྨན་སྨན་སྦྱོར་ལག་ལེན་ཀུན་གྱི་ཡང་རྩེར་གྱུར་པ་ཞིག་དང་། མིང་དོན་མཚུངས་པའི་བོད་ཀྱི་གསོ་བ་རིག་པའི་སྨན་པ་ཞིག་བྱེད་དགོས་ན་དེ་སྔོན་དུས་ཡུན་རིང་མོའི་ནང་ཡུལ་གངས་ཅན་ལྗོངས་འདིར་མེས་པོ་གོང་མ་རྣམས་ཀྱིས་མཐོང་

བརྒྱུད་མན་ངག་ཟམ་མ་ཆད་པར་གནང་བ་ལས་བྱུང་བ་འདི་ཉིད་ལག་ལེན་མ་ཤེས་ཐབས་མེད་དུ་གྱུར་པ་ཞིག་ཡིན། འོན་ཀྱང་བར་སྐབས་ཞིག་སྤྱི་ཚོགས་དུས་ཟིང་སོགས་ཀྱིས་རྐྱེན་པས་སྨན་སྦྱོར་ལག་ལེན་འདི་ཉིད་ཀྱི་མཐོང་བརྒྱུད་ཆད་ལ་ཉེ་བའི་སྐབས་སུ་བདག་ཅག་ཕལ་མོ་ཆེའི་རྩ་བའི་བླ་མར་གྱུར་པ་ངེས་པ་དོན་གྱི་པཎ་ཆེན་མཁན་ཆེན་ཁྲི་རུ་ཆེ་རྣམ་མཆོག་ནས་སྤྱི་ལོ་༡༦༧༧ལོ་ནས་བཟུང་སྟ་རྗེས་སུ་བོད་ཀྱི་ས་གནས་ཡོངས་ལ་དངུལ་ཆུ་བཙོ་བཀྲུ་ཆེན་མོ་དང་། ལྷུགས་ཁམས་ཐལ་བསྲེག རིན་ཆེན་རིལ་བུ་ཁག་བཅས་ཀྱི་སྦྱོར་བཟོ་ལག་ལེན་ཐེངས་བཅུ་ཕྲག་གནང་ནས་ལག་ལེན་འདིའི་བརྒྱུད་པ་མ་ཆད་པར་མི་རབས་རྗེས་མར་དར་སྤེལ་བཏང་བ་དང་འཕེལ་སྦྱོར་བཟོ་ཐེངས་རེའི་སྐབས་སུ་སྟར་ན་མེད་པའི་ཟིན་བྲིས་ཤིན་ཏུ་ཞིབ་པར་བཏབ་གནང་བ་རྣམས་དཀྱུས་གཅིག་ཏུ་བསྒྲིགས་ཏེ་དངུལ་ཆུ་བཙོ་བཀྲུ་ཆེན་མོ་དང་། ལྷུགས་ཁམས་ཐལ་བཟོ། རིན་ཆེན་རིལ་བུ་ཁག་གི་སྦྱོར་ཐབས་ལག་ལེན་བཅས་ཀྱི་ཟིན་བྲིས་གངས་དཀར་བདུད་རྩི་ཀུན་བསྡུས་ཞེས་པ་དབང་པོ་རབ་འབྲིང་གང་གིས་བལྟས་ཀྱང་རྟོགས་སླ་བ་དང་། གསལ་ཁ་ཆེ་བ། ནང་དོན་ཆ་ཚང་ཞིང་ཞལ་ཤེས་མན་ངག་ཟབ་མོ་དུ་མ་དང་ལྡན་པ་འདི་ཉིད་བརྩམས་པར་གནང་། གལ་ཏེ་ལག་ལེན་མཐོང་བརྒྱུད་མེད་པ། སྨན་བརྒྱུད་ཞལ་ཤེས་ཀྱི་མན་ངག་མི་ལྡན་པ། ཟིན་བྲིས་ཙམ་ལ་བལྟས་ནས་འོལ་ཚོད་ཀྱིས་འདིའི་ལས་ཀའི་ཁུར་ལེན་པ་ནི། རྫས་ཀྱི་ནུས་པས་ཐལ་བ་ནག་པོ་ཞིག་ཏུ་འགྱུར་སྲིད་ཀྱང་། འདྲ་བའི་གཟུགས་བརྙན་ཙམ་ལས་བདུད་རྩི་བཅུད་ཀྱི་རྒྱལ་པོ་ཚད་ལྡན་འགྲུབ་པའི་སྐབས་མེད་པས་མཐོང་བརྒྱུད་ལག་ལེན་སྨན་བརྒྱུད་ཞལ་ཤེས་མན་ངག་ལྡན་པ་གལ་ཆེའོ། ཞེས་དང་། ཡང་དངུལ་ཆུ་བཙོ་བཀྲུ་ཆེན་མོའི་ལག་ལེན་འདི་སྔོན་ཆད་དབང་དང་གདམས་ངག་ཅིག་བརྒྱུད་ཁོ་ན་ཡིན་ཀྱང་བར་ལམ་ནས་སྟོད་ལྡན་གྱི་སློབ་མ་དམ་ཚིག་དང་ལྡན་པ་སྨན་པའི་རྒྱུ་དྲུག་ཚང་བའི་དོན་གཉེར་ཅན་འགའ་ལ་དབང་དང་གདམས་ངག་གནང་

བའི་སྐྱོལ་ཕྱིས་པ་ནས་བཟུང་ལག་ལེན་བྱེད་མཁན་ཚུང་ཟད་མང་དུ་ཕྱིན་ཡོད་ཀྱང་མཐོང་བརྒྱུད་ཡོད་མེད་དང་དམ་ཚིག་སྲུང་མིན་སོགས་ལ་མ་བལྟས་པར་མི་ཚང་མར་ཁྱབ་གདལ་དུ་བཏང་ན་ལག་ལེན་འཆོལ་ནས་མཐོང་བརྒྱུད་དང་སྙན་བརྒྱུད་ཞལ་ཤེས་ཀྱི་གདམས་པ་མེད་ཀྱང་ཟིན་བྲིས་ཙམ་ལ་བརྟེན་ནས་འདྲ་བཟོ་བྱས་ན་སྨན་གྱི་ནུས་པ་འཆོར་ནས་ནད་ལ་མི་ཕན་ཟུངས་ལ་གནོད་པར་འགྱུར་བས། འདིའི་ལུང་དང་། མཐོང་བརྒྱུད། སྙན་བརྒྱུད་ཞལ་ཤེས་མེད་ན་ལག་ལེན་བྱེད་མི་རུང་ལ། དཔེ་ཁྱབ་གདལ་དུ་བཀྲམ་མི་རུང་། ལྷག་པར་དུ་སྙན་བརྒྱུད་མན་ངག་ཞལ་ཤེས་གསང་སྔགས་བཅས་པར་བརྒྱབ་ནས་དེབ་བཟོས་ན་ཤིན་ཏུ་མི་རུང་བས་ལག་ལེན་ཚུལ་བཞིན་གནང་རོགས་ཞུ། ཞེས་ཡང་ཡང་གསུངས་ནས། ད་ལྟའམ་མ་འོངས་པར་གཅིག་ན་ལག་ལེན་འདིའི་མཐོང་བརྒྱུད་མན་ངག་མེད་པར་དཔེ་བལྟས་ཙམ་གྱིས་བཙོ་ཐལ་ཡིན་ཞེས་པའི་ཐལ་བ་ནག་པོ་ཞིག་བཟོས་ཏེ་འགྲོ་བ་མིའི་རིགས་ལ་ཕན་པ་ལས་གནོད་པ་ཆེ་བའི་བྱ་བ་ངན་པ་སྤྱོལ་བར་དོགས་པ་དང་། གཉིས་སུ་སློབ་དཔོན་བཙོང་ཞིང་རང་ཆེ་འཛིན་པའི་སློབ་མ་རྣམས་ཀྱིས་དཔལ་འཁོར་གྱི་ཁེ་ཕན་ནམ་རང་ཆེ་འཛིན་པའི་ཆེད་དུ་ཚུལ་མིན་གྱི་སྤྱོད་པ་འདྲ་མིན་བྱེད་པ་བཅས་ཀྱིས་དངུལ་ཆུ་བཙོ་བཀྲུ་ཆེན་མོའི་རིན་བྲལ་གྱི་ལག་ལེན་དམ་པ་འདི་ཉིད་ཉམས་པར་བྱེད་པར་དགོངས་ནས་རེ་ཞིག་ཡོངས་ཁྱབས་སུ་པར་སྐྲུན་གནང་། དུས་ཕྱིས་སློབ་མ་རྣམས་ཀྱིས་ཉམས་ཆག་མི་ཤོར་བའི་ཆེད་དུ་པར་ཤིང་བརྐོས་པར་སྟོད་ལྷུན་གྱི་སློབ་མ་རྣམས་ལ་གནང་། སྤྱི་ལོ་༢༠༠༧ལོར་རྒྱུད་བཞིའི་འགྲེལ་ཆེན་པར་སྐྲུན་གནང་སྐབས་གཙོ་བོའི་མན་ངག་རྣམས་ཟུར་འདོན་དང་ཚུང་ཟད་གབ་པའི་ཚུལ་གྱིས་འགྲེལ་ཆེན་གྲས་སུ་ཐེངས་དང་པོ་པར་སྐྲུན་བྱས། འོན་ཀྱང་ད་ལམ་ཀུན་གྱིས་མཐོང་ཆོས་སུ་གྱུར་པ་ཞིག་ལ་གོང་དུ་དམ་པ་གང་དེའི་ཞལ་ཆེམས་ལྟར་སྤྱི་ཚོགས་ཐོག་མི་མང་པོ་ཞིག་གིས་དམ་པ་འདིས་མཛད་པའི་ཟིན་བྲིས་རྣམས་ཆ་མ་ཚང་བར་སྤོ་བཤུ་བྱས་པའམ་ཕྱུང་རྒྱལ་དུ་

སྔོན་འཕྲི་བྱས་པ་སོགས་ཀྱི་དེབ་མི་ཉུང་བར་དཔེ་སྐྲུན་གནང་བ་དང་། དེ་ལྟར་དཔེ་སྐྲུན་བྱས་པ་ལ་བརྟེན་ནས་ཡུལ་ག་གེ་མོ་ཞིག་ལ་མི་ཆེ་གེ་མོ་ཞིག་གིས་མཐོང་བརྒྱུད་མན་ངག་གང་ཡང་མེད་པར་དངུལ་ཆུ་བཙོ་བཀྲུ་ཆེན་མོའི་ལག་ལེན་བྱས་ཏེ། ཆུང་སྒོ་ལས་ཀ་བྱེད་མཁན་རྣམས་ལ་དུག་ཕོག་པ་དང་། ཆེ་སྒོ་དཔལ་འབྱོར་ཕོ་ནའི་ཆེད་དུ་བཙོ་བཀྲུ་ཚུལ་བཞིན་མ་བྱུང་བར་དུག་ལྡན་ཅན་གྱི་བཙོ་ཐལ་གྲངས་འབོར་མང་པོ་བཟོས་ཏེ་བཙོང་བ་སོགས་དོན་ཆེན་མང་པོ་བྱུང་དང་འབྱུང་བཞིན་པ་ཀུན་གྱིས་མཁྱེན་གསལ་ལྟར་དང་། ཡང་སྔོས་སུ་དེང་སྐབས་འཛམ་གླིང་ཐོག་མི་མང་པོ་ཞིག་གིས་འདིའི་ཐད་དོགས་པ་དང་ཐེ་ཚོམ་ཟ་དང་ཟ་བཞིན་ཡོད་པའི་གནས་ཚུལ་འདི་འདྲ་བའི་འོག་ང་རང་ཚོ་བོད་སྨན་རྒྱུན་འཛིན་པ་ཡོངས་དང་ལྷག་པར་དུ་འདིའི་སྐོར་ལ་ཞུག་ལས་གནང་མཁན་རྣམས་ཀྱིས་རིག་པ་དྭངས་གསལ་གྱིས་གཟབ་ནན་མ་གནང་བར་དེ་ལྟར་མ་དག་རྒྱུན་འབྱམས་སུ་མཐུད་ནས་སྤྱིལ་ཚེ་སྣད་མ་འོངས་པར་བོད་ཀྱི་གསོ་བ་རིག་པའི་སྨན་སྦྱོར་ལག་ལེན་ཀུན་གྱི་ཡང་རྩེར་གྱུར་པའི་རིན་བྲལ་གྱི་སྨན་སྦྱོར་ལོ་སྟོང་གི་ལོ་རྒྱུས་དང་ལག་ལེན་ཉམས་མྱོང་ལྡན་པའི་དངུལ་ཆུ་བཙོ་བཀྲུའི་ལག་ལེན་འདི་ཉིད་རྒྱུན་ཆད་འགྲོ་བའི་ཉེན་ཤིན་ཏུ་ཆེ་བ་མཐོང་ནས་དེ་སྔོན་དམ་པ་གང་དེའི་མདུན་ནས་དངུལ་ཆུ་བཙོ་བཀྲུ་དང་ལྕགས་ཁམས་ཐལ་བསྲེག་རིན་ཆེན་རིལ་བུ་ཁག་བཅས་ཀྱི་སྦྱོར་བཟོའི་མཐོང་བརྒྱུད་མན་ངག་ཐེངས་མང་ཐོབ་མྱོང་བ་དང་དེ་ལ་བརྟེན་ནས་རང་ཉིད་རྒྱལ་ཁབ་རིམ་པའི་མངོན་མེད་རིག་གནས་ཤུལ་བཞག་ལས་དངུལ་ཆུ་བཙོ་བཀྲུ་ཆེན་མོ་དང་། རིན་ཆེན་གྲང་སྦྱོར་ཆེན་མོའི་སྨན་སྦྱོར་ལག་ལེན་གྱི་རྒྱུན་འཛིན་པར་བཞག་གནང་བའི་གོ་སྐབས་འདི་དང་བསྟུན་ནས་དངུལ་ཆུ་བཙོ་བཀྲུ་ཆེན་མོའི་སྨན་སྦྱོར་ལག་ལེན་ཇི་བཞིན་མི་ཉམས་པར་རྒྱུན་འཛིན་ཚུལ་བཞིན་ཡོང་ཆེད་ད་ལམ་དམ་པ་གང་དེས་མཛད་པའི་དེབ་འདིར་ཡོངས་ཁྱབ་ཏུ་པར་སྐྲུན་བྱས་པ་དང་འབྲེལ། འདིར་

གོ་བའི་བུ་ལ་བཛ་ཡིས་ཆོག   ཅེས་པ་ལྟར་ཟུར་དུ་གནས་ཚུལ་འདི་རིགས་ལ་གཟབ་ནན་གནང་རྒྱུར་འབོད་བཛ་ཅམ་ཞུ་བར་ལགས་པས་མཁྱེན་ལྡན་རྣམས་ཀྱིས་དགོངས་འཇགས་གནང་བར་འཚལ། ཞེས་པ་འདི་ནི་དམ་པ་གང་དེའི་ཚ་བོ་དང་དངོས་སློབ་ཏུ་གྱུར་པ་ཁང་སར་བསོད་ནམས་འཆི་མེད་དམ་བཛ་སྦྱོད་ཀུན་བཤད་ཀྱི་བཏགས་མིང་དུ་གཙུག་ལག་ལེགས་བཤད་སྨྲ་བའི་སྒོ་ཞེས་འབོད་པས་བོད་རབ་བྱུང་༡༧པོའི་ལྕགས་འབྲུག་སྤྱི་ལོ་༢༠༡༢པོའི་ཟླ་ཚེས་བཟང་པོར་ལྷ་ལྡན་བོད་སྨན་སློབ་ཆེན་དུ་བྲིས་པ་འདིས་ཀྱང་བོད་ཀྱི་གསོ་བ་རིག་པའི་བསྟན་པ་རྒྱས་པའི་རྒྱུར་གྱུར་ཅིག །

དཀར་ཆག

༄༅། །དཔྱལ་རྒྱ་བཙོ་བཀྲ་ཆེན་མོ་དང་། ལྟུགས་ཁམས་ཐལ་བཟློ། རིན་ཆེན་རིལ་བུ་ཁག་གི་སྦྱོར་ཐབས་ལག་ལེན་བཅས་ཀྱི་ཟིན་བྲིས་གངས་དཀར་བདུད་རྩི་ཀུན་བསྡུས་ཞེས་བྱ་བ་བཞུགས་སོ། །…… (1)

ས་བཅད་དང་པོ། མཐོང་བ་བརྒྱུད་པའི་ལག་ལེན་བརྒྱུད་ཚུལ་ཇི་ལྟར་ཡིན་པར་བསྟན་པ། …… (5)

ས་བཅད་གཉིས་པ། དེ་སྔོན་རང་གིས་དཔྱལ་རྒྱ་བཙོ་བཀྲུ་ཐེངས་འགའ་ཞིག་བྱས་པའི་སྐབས་ཀྱི་གནས་དང་། དུས།

རྐང་འཛིན་གྱི་སྨན་པ་སུ་དང་གང་ཡོད་པར་སྨོས་པ། …… (8)

ས་བཅད་གསུམ་པ། ལག་ལེན་དངོས་ཀྱི་ཟིན་བྲིས་འགོད་པ། …… (12)

༄༅། །རིན་ཆེན་རིགས་ཀྱི་སྦྱོར་ཐབས་བསྟན་པ། …… (74)

༄༅། །སྨན་སྦྱོར་བདུད་རྩིའི་ཐིག་ལེ་ཞེས་བྱ་བ་བཞུགས་སོ། །…… (129)

༄། །དཔྱད་རྩ་བཅོ་བརྒྱ་ཆེན་མོ་དང་། ལྷུགས་ཁམས་ཐལ་བཟློ། རིན་ཆེན་རིལ་བུ་ཁག་གི་སྦྱོར་ཐབས་ལག་ལེན་བཅས་ཀྱི་ཟིན་བྲིས་གངས་དཀར་བདུད་རྩི་ཀུན་བསྡུས་ཞེས་བྱ་བ་བཞུགས་སོ། །

༄། །ན་མོ་གུ་རུ་མཉྫུ་ཤྲཱི་གུ་ཎ་ཀཱ་ལྤཱ་ཡ། །གང་ལ་བརྟེན་ན་ཉེས་ཀུན་དྲུང་འབྱིན་ཞིང་། །བདེ་ཆེན་ཀུན་དའི་ཚལ་རབ་སྐྱེད་མཛད་པའི། །རིན་ཆེན་གསུམ་ཞེས་གྲགས་པའི་སྤྲིན་ཆེན་པོས། །སྲིད་ཞིའི་དགེ་ལེགས་ཆར་དུ་བསྙིལ་བར་མཛོད། །གང་མཚན་སྨན་པའི་གྲགས་པ་ག་བུར་རྡུལ། །རྣ་བའི་བུ་གར་ཆ་ཙམ་སོན་པས་ཀྱང་། །དུག་གསུམ་རྒྱུ་འབྲས་ནད་སེལ་སྨན་གྱི་བླ། །དྲང་སྲོང་བརྒྱུད་པར་བཅས་པས་འགྲོ་འདི་སྐྱོང་། །འགྲོ་འདུལ་ཐུགས་བསྐྱེད་རླབས་ཆེན་དམ་བཅའི་ཁུར། །ནམ་ཡང་མི་འདོར་སྙིང་རྗེའི་གཏེར་ཆེན་པོ། །གངས་ཅན་སྨན་པའི་རྒྱལ་པོ་གཡུ་ཐོག་པ། །ཡབ་སྲས་བརྒྱུད་པ་བཅས་པའི་བཀའ་དྲིན་དྲན། །གྲུབ་རིགས་བྱེ་བའི་ཟུར་ཕུད་མཛེས་པའི་རྒྱན། །འཇིག་རྟེན་ཀུན་གྱི་མཆོད་པའི་འོས་གྱུར་ཅིང་། །སྡེ་བཞིའི་འདོད་རྒུ་ཅི་དགར་སྩོལ་མཛད་པའི། །མཁས་གྲུབ་ཨོ་རྒྱན་པ་ཞེས་གྲགས་དེར་འདུད། །དབང་རྒྱུད་མན་ངག་གདམས་ཟབ་ནོར་བུའི་ཕྲེང་། །སྤྱི་བོར་མཛེས་པའི་རྒྱན་དུ་སྩོལ་མཛད་པའི། །བཀའ་དྲིན་མཚུངས་མེད་བཤེས་མཆོག་དམ་པ་དེས། །སླར་ཡང་བདག་རྒྱུད་བྱིན་གྱིས་བརླབ་ཏུ་གསོལ། །གནས་མཆོག་ཨོ་རྒྱན་ཌཱ་མ་ཐ་ལི་ཡི། །སྤྲུལ་པའི་གྲོང་དུ་རྡོ་རྗེ་རྣལ་འབྱོར་མས། །རྗེས་བཟུང་དབང་བསྐུར་རཏྣ་ཤྲཱི་ནས། །ཉེ་བརྒྱུད་བཅུད་རྒྱལ་སྒྲུབ་པའི་ཚུལ་འདི་བྱུང་། །བྱང་

བྱུར་མཁས་བརྒྱའི་དགོངས་པའི་ལྷ་ལམ་ནས། །སྐྱེ་རྒུའི་གདུང་སེལ་ལེགས་བཤད་ཟླ་
བ་གསར། །ཕན་བདེའི་འོད་དཀར་འགྱེད་བཞིན་འཆར་བའི་མོད། །གངས་ཅན་ཚེ་རིག་
ཀུ་མུད་ཕྱོགས་བརྒྱར་བཞད། །འགྲོ་ཁམས་སོས་ཀློ་དྭངས་ཤེལ་གཙང་མའི་ངོས། །གང་
འདུལ་སྒྱུ་འཕྲུལ་བཀོད་པ་བྱེ་བ་བརྒྱས། །རྣམ་མང་ཕན་བདེའི་བཅུད་འཛོ་བྱུར་མཁར་
བ། །མཉམ་ཉིད་རྡོ་རྗེའི་བཀའ་སྲོལ་ཁྱད་དུ་འཕགས། །ཌཱ་ཀིའི་ཞལ་གྱི་དྲོད་རླངས་མ་
ཡལ་ཞིང་། །དམ་ལྡན་བརྒྱུད་པའི་ཕྱག་བཞེས་མ་ཉམས་པར། །གངས་ཅན་ལྗོངས་ཀྱི་
ཚེ་འཛིན་མཁས་རྣམས་ཀྱིས། །བདུད་རྩི་སྨན་མཆོག་སྒྲུབ་པའི་རྒྱུན་འདི་སྲེལ། །དེ་ལྟའི་
གདམས་ཟབ་ལག་ལེན་ཆུ་བོའི་རྒྱུན། །སོས་ལྡན་ཡིད་ཀྱི་རྫིང་བུར་འཁྱིལ་བ་ནས། །སྨན་
མཆོག་བདུད་རྩི་བཅུད་རྒྱལ་ཉེར་སྒྲུབ་པའི། །སྙིང་སྟོབས་ཟླ་བ་གསར་པའི་རླབས་ཕྲེང་
གཡོ། །གསོ་བྱ་ཉེས་གསུམ་ལྡན་འདུས་རྐྱང་པའི་ནད། །གསོ་བྱེད་གཉེན་པོ་མཆོག་དེ་སྨན་
ཉིད་ཀྱང་། །གཡའ་དུག་མ་ཁྲལ་རོ་ནུས་ལོག་པར་སྦྱོར། །ཕན་ལས་གནོད་ཆེ་ཉེས་ཀུན་
སྐྱེད་པར་བྱེད། །ཁྱད་པར་དངུལ་ཆུའི་ལྕེ་འབེབས་རྩེ་ཡི་དུག །གཡའ་སྦྱོང་བཙོ་བཀྲུའི་
ཐབས་མཆོག་ལག་ལེན་གྱིས། །མ་བཏུལ་སྲོག་གི་གཤེད་གྱུར་དུག་གི་གཙོ། །ཐུལ་བས་
སྨན་རྣམས་ཀུན་གྱི་བཅུད་དུ་གྲུབ། །དེ་ཕྱིར་དངུལ་ཆུ་གཡའ་སྦྱོང་བཙོ་བཀྲུ་དང་། །
ལྕུགས་ཁམས་འཕྲུལ་གྱི་ཐལ་བཟློའི་ལག་ལེན་གནད། །སྨན་མཆོག་རིན་ཆེན་ལེགས་
པར་སྦྱོར་བའི་ཚུལ། །མཐོང་བརྒྱུད་ལས་ཀྱི་ཚོ་ག་རྣམས་གསལ་བྱ། །

དེ་ཡང་བདུད་རྩི་བཅུད་ཀྱི་རྒྱལ་པོ་སྦྱང་བས་བཅུད་ལེན་དུ་གྲུབ་པ་ནི་ནད་རིགས་འགོག་བཅོས་བྱེད་པ་དང་། རིང་པོར་འཚོ་བའི་སྨན་ཐམས་ཅད་ཀྱི་མཆོག་ཏུ་གྱུར་པ་ཡིན་ལ། སྨན་སྦྱོར་ཁྱད་པར་དུ་གྱུར་པ་ཐམས་ཅད་ཀྱི་གཞིར་བཟུགས་ཞིང་། ཁྱད་པར་དུ་སྨན་གྱི་ནོར་བུ་རིན་ཆེན་རིལ་ནག་ཆེན་མོ་དང་། དུག་འཇོམས་རིན་ཆེན་ཡང་ཟབ་རིལ་བུ། དབང་རིལ་ཤེལ་དཀར་མཆོད་རྟེན། རྒྱུད་ཀྱི་མང་སྦྱོར་ཆེན་མོ། རཏྣ་བསམ་

འཕེལ་སོགས་རིན་པོ་ཆེའི་སྨན་སྦྱོར་རྣམས་ཀྱི་གཞིའམ་རྩ་བར་གྱུར་པ་ཡིན་པས་བོད་ལུགས་གསོ་རིག་འཛིན་པ་རྣམས་ཀྱིས་དཀྲུལ་རྒྱ་བཙོ་བཀྲུ་ཆེན་མོའི་མཐོང་བརྒྱུད་ལག་ལེན་འདི་ཉིད་ངེས་པར་ཤེས་དགོས། འདི་དང་རིན་ཆེན་རིལ་ནག་ཆེན་མོའི་སྦྱོར་ཚུལ་མཐོང་བརྒྱུད་དང་བཅས་པའི་ལག་ལེན་ཡང་དག་པ་ཞིག་ཤེས་ན། སྨན་སྦྱོར་གཞན་དག་ཕལ་ཆེར་ཞོར་ལ་ཁོང་དུ་ཆུད་པར་འགྱུར་བའི་ཕྱིར། སྨན་པའི་ཁུར་ལེན་པ་རྣམས་ནས་ཚུལ་འདིའི་གཞུང་ལུགས་དང་། མཐོང་བརྒྱུད་ལག་ལེན། ཞལ་ཤེས་མན་ངག་བཅས་ལ་སྤྲོ་བ་ཆེན་པོས་བརྩོན་ནས་འཇུག་པར་རིགས་སོ། །གལ་ཏེ་ལག་ལེན་མཐོང་བརྒྱུད་མེད་པ། སྙན་བརྒྱུད་ཞལ་ཤེས་ཀྱི་མན་ངག་མི་ལྡན་པ། ཟིན་བྲིས་ཙམ་ལ་བལྟས་ནས་འོལ་ཚོད་ཀྱིས་འདིའི་ལས་ཀའི་ཁུར་ལེན་པ་ནི། རྫས་ཀྱི་ནུས་པས་ཐལ་བ་ནག་པོ་ཞིག་ཏུ་འགྱུར་སྲིད་ཀྱང་། འདྲ་བའི་གཟུགས་བརྙན་ཙམ་ལས། བདུད་རྩི་བཅུད་ཀྱི་རྒྱལ་པོ་ཚད་ལྡན་འགྲུབ་པའི་སྐབས་མེད་པས་མཐོང་བརྒྱུད་ལག་ལེན་སྙན་བརྒྱུད་ཞལ་ཤེས་མན་ངག་ལྡན་པ་གལ་ཆེའོ། །དེ་ཡང་། དཀྲུལ་རྒྱ་བཙོ་བཀྲུ་ཆེན་མོའི་ལག་ལེན་འདི། སྔོན་ཆད་དབང་དང་གདམས་ངག་ཅིག་བརྒྱུད་ཁོ་ན་ཡིན་ཀྱང་། བར་ལམ་ནས་སྔོད་ལྡན་གྱི་སློབ་མ་དམ་ཚིག་དང་ལྡན་པ་སྨན་པའི་རྒྱུ་དྲུག་ཚང་བའི་དོན་གཉེར་ཅན་འགའ་ཤྲུང་ལ་དབང་དང་གདམས་ངག་གནང་བའི་སྲོལ་ཕྱེས་པ་ནས་བཟུང་ལག་ལེན་བྱེད་མཁན་ཅུང་ཟད་མང་དུ་ཕྱིན་ཡོད་ཀྱང་མཐོང་བརྒྱུད་ཡོད་མེད་དང་དམ་ཚིག་སྲུང་མིན་སོགས་ལ་མ་བལྟས་པར་མི་ཚང་མར་ཁྲབ་གདལ་དུ་བཏང་ན་ལག་ལེན་འཆོལ་ནས་མཐོང་བརྒྱུད་དང་། སྙན་བརྒྱུད་ཞལ་ཤེས་ཀྱི་གདམས་པ་མེད་ཀྱང་ཟིན་བྲིས་ཙམ་ལ་བརྟེན་ནས་འདྲ་བཟོ་བྱས་ན་སྨན་གྱི་ནུས་པ་འཆོལ་ནས་ནད་ལ་མི་ཕན་ཟུངས་ལ་གནོད་པར་འགྱུར་བས། འདིའི་ལུང་དང་། མཐོང་བརྒྱུད། སྙན་བརྒྱུད་ཞལ་ཤེས་མེད་ན་ལག་ལེན་བྱེད་མི་རུང་ལ། དཔེ་ཁྲབ་གདལ་དུ་བཀྲམ་མི་རུང་། ལྷག་པར་

ཏུ་སྐྱན་བརྒྱུད་མན་ངག་ཞལ་ཤེས་གསང་སྔན་བཅས་ལྷུགས་པར་བརྒྱབ་ནས་དེབ་བཟོས་ན་ཤིན་ཏུ་མི་ཌུང་བས་ལག་ལེན་ཚུལ་བཞིན་གནང་རོགས་ཞུ། སྨན་སྲུང་ཞང་སློན་དམ་ཅན་སྐྱེ་དགུས་བཀའ་ཡི་བྲུ་ར་མཛད་ཏུ་གསོལ། བཛྲ་ས་མ་ཡ་རཀྵ་ཧྲཱུ།

དེ་ལ་འདིར། དཏུལ་ཆུ་བཙོ་བཀྲུ་ཆེན་མོ་སོགས་ཀྱི་ལག་ལེན་གྱི་ཟིན་བྲིས་ནག་འགྲོས་སུ་འགོད་པ་ལ་གསུམ། མཐོང་བ་བརྒྱུད་པའི་ལག་ལེན་བརྒྱུད་ཚུལ་ཇི་ལྟར་ཡིན་པ་བསྟན་པ་དང་། དེ་སྔོན་རང་གིས་དཏུལ་ཆུ་བཙོ་བཀྲུ་ཐེངས་འགའ་ཞིག་བྱས་པའི་སྐབས་ཀྱི་གནས་དང་། དུས། ཁང་འཛིན་གྱི་སྨན་པ་སུ་དང་གང་ཡོད་པར་སྨོས་པ། དཏུལ་ཆུ་བཙོ་བཀྲུ་ཐེངས་འགའ་ཞིག་བྱས་པ་དེ་དག་གི་ལག་ལེན་དངོས་ཀྱི་ཟིན་བྲིས་ཕྱོགས་བསྡུས་སུ་འགོད་པ་ཏེ་གསུམ་མོ། །

ས་བཅད་དང་པོ། མཐོང་བ་བརྒྱུད་པའི་ལག་ལེན་བརྒྱུད་ཚུལ་ཇི་ལྟར་ཡིན་པར་བསྟན་པ།

བོད་ཡུལ་གངས་ཅན་སྨན་པའི་རྒྱལ་པོ་གཡུ་ཐོག་པ་ཡབ་སྲས་རྣམས་ནས། རིན་པོ་ཆེའི་སྦྱོར་བ་དང་། དངུལ་ཆུའི་སྦྱོར་བའི་ཚུལ་དག་ནི་གཙོ་བོ་དཔལ་ལྡན་ཕྱི་མའི་རྒྱུད་ནས་བསྟན་པ་བཞིན་དུ་ཕྱག་ལེན་གནང་བ་ཞིག་ཡིན་ལ། འདིར་ནི་མཁས་གྲུབ་ཨོ་རྒྱན་པ་རིན་ཆེན་དཔལ་གྱི་བརྒྱུད་སྲོལ་ལྟར་ལག་ལེན་བྱས་པ་ཞིག་ཡིན། མཁས་གྲུབ་ཨོ་རྒྱན་པ་གྲུབ་པ་བརྙེས་ནས་ཕོང་ཨོ་རྒྱན་ཧུ་མ་ཐ་ལིའི་གྲོང་ཁྱེར་དུ་ཕེབས། རྗེ་བཙུན་རྡོ་རྗེ་རྣལ་འབྱོར་མས་དངོས་སུ་རྗེས་སུ་བཟུང་ནས། དངུལ་ཆུ་གྲུབ་པའི་གདམས་པ་སྨན་བརྒྱུད་རྡོ་རྗེའི་ཚིག་རྐང་ཉེ་བརྒྱུད་དུ་གནང་། སློབ་དཔོན་བྱད་ལི་པས་མཛད་པའི་དངུལ་ཆུ་གྲུབ་པའི་བསྟན་བཅོས་ཀྱང་ཞུས་ནས་དེ་བོད་སྐད་དུ་བསྒྱུར། ལྷག་པར་དུ་མཁས་གྲུབ་ཨོ་རྒྱན་པ་རང་ཉིད་ཀྱིས་སྨན་བརྒྱུད་རྡོ་རྗེའི་ཚིག་རྐང་གི་དགོངས་དོན་གཞིར་བཞག་པའི་དངུལ་ཆུ་སྐོར་གསུམ་གྱི་ཟིན་བྲིས་དངུལ་འབུམ་ཞེས་པ་སོགས་སྨན་བརྒྱུད་མན་ངག་གི་ཡིག་ཆ་འགའ་ཞིག་བརྩམས་གནང་། དེས་རྒྱལ་བའི་དབང་པོ་རང་བྱུང་རྡོ་རྗེ་ལ་ཚིག་བརྒྱུད་དུ་གནང་། རང་བྱུང་རྡོ་རྗེས་སྨན་བརྒྱུད་རྡོ་རྗེའི་ཚིག་རྐང་གི་གསང་གནད་རྣམས་ལ་འགྲེལ་པ་དང་། ལག་ལེན་གྱི་གསལ་ཁ་མཛད་ནས་གངས་ཅན་བོད་ཀྱི་ཡུལ་དུ་འདིའི་ལག་ལེན་གྱི་ལམ་སྲོལ་གསར་དུ་ཕྱེས། དེས་ཟུར་མཁར་ཧྣམ་སྣྲ་མིའམ་མཉམ་ཉིད་རྡོ་རྗེའི་མེས་པོ་སློབ་དཔོན་བསོད་ནམས་བཟང་པོ་ལ་གནང་།

དེས་ཟུར་མཁར་མཉམ་ཉིད་རྡོ་རྗེ་ལ་གནང་། ཟུར་མཁར་མཉམ་ཉིད་རྡོ་རྗེ་ལ་གདངས་ཅན་སྨན་རྗེ་གཡུ་ཐོག་པས་ཀྱང་ཞལ་གཟིགས་པ་དང་ལུང་བསྟན་པ་སོགས་ཀྱང་བྱུང་བར་གྲགས་ལ་གང་ལྟར་ཁོང་ལ་དངུལ་ཆུ་བཙོ་བཀྲུ་ཆེན་མོའི་ལག་ལེན་དངོས་ཀྱི་བཀའ་བབ་སྟེ། ལག་ལེན་སྙིང་གི་གསང་མཛོད་བཙམས་ནས་ཆིག་བརྒྱུད་ཀྱི་ཚུལ་དུ་ལག་ལེན་མཛད། དེ་ཡང་། རྗེ་དྷརྨ་སྭཱ་མིས། ཊཱ་ཀའི་གྲུབ་དབྱངས་ཨོ་རྒྱན་པ། །དཔལ་ལྡན་རང་བྱུང་རྡོ་རྗེ་ཡི། །སྲོག་གི་གདམས་པའི་ལྷག་མ་ནི། །གཞན་གྱིས་ཇ་བར་མ་སྤྱོང་བ། །བདག་གི་རིགས་ལ་ཐེག་ལེར་གྱུར། །ཞེས་གསུངས་པ་ལྟར། སྨན་བརྒྱུད་མན་ངག་དང་བཅས་པའི་དངུལ་ཆུ་བཙོ་བཀྲུ་ཆེན་མོ་དང་། གྲང་སྦྱོར་རིལ་ནག་ཆེན་མོ་སོགས་བཟོས་གནང་ནས་མཐོང་བརྒྱུད་ལག་ལེན་དངོས་ཀྱི་ཐོག་ནས་རྒྱུན་སྤེལ་བར་མཛད། ཟུར་མཁར་མཉམ་ཉིད་རྡོ་རྗེ་ཁོང་ལ། མཐར་ཕྱིན་གྱི་སློབ་མ་བཞི་ཡོད་པའི་ནང་ནས། སྨན་བརྒྱུད་མཐར་ཕྱིན་གྱི་སློབ་མ་ཕྲག་དཔོན་བསོད་ནམས་བཀྲ་ཤིས་ལ་སྨན་བརྒྱུད་ཀྱི་གདམས་ངག་ཆ་ཚང་གནང་། དེ་ནས་རིམ་པར་འཚོ་བྱེད་དྷརྨའི་མཚན་ཅན། ཁོང་སྨན་དཀོན་མཆོག་རྒྱལ་མཚན། འབྲི་གུང་ཆོས་ཀྱི་གྲགས་པ། དཀོན་མཆོག་འགྲོ་ཕན་དབང་པོ། འབྲོམ་རིགས་རྣལ་འབྱོར་ཡེ་ཤེས། འཚོ་བྱེད་གཙོ་བསྟན་འཕེལ། ཀུན་མཁྱེན་ཆོས་ཀྱི་འབྱུང་གནས། སྡེ་དགེ་དྲུང་འཚོ་བ་གུ་རུ་འཕེལ། མཆོག་སྤྲུལ་གཙོ་རཏྣ། འཚོ་བྱེད་གཙོ་ཆེ་དབང་། མཁས་དབང་གཙོ་ཆེ་དཔལ། འཇམ་མགོན་བློ་གྲོས་མཐའ་ཡས། འཇུ་མི་ཕམ་རྣམ་རྒྱལ་རྒྱ་མཚོ། ཀེ་སྲིབ་བླ་མ་ཨ་ཚང་། བདག་གི་དགེ་རྒན་ཤར་ཀཿཐོག་པའི་སྨན་པ་རྟ་ཚང་བླ་མ་ཚེ་རིང་ཆོས་འཕེལ། དེས་བདག་ལ་ཁོང་སྤྲུལ་ཡོན་ཏན་རྒྱ་མཚོའི་ཟིན་བྲིས་ཀྱི་ཁྲིད་ལུང་དང་། རྫོང་སར་དུ་འཇམ་དབྱངས་མཁྱེན་བརྩེ་ཆོས་ཀྱི་བློ་གྲོས་ཀྱིས་དབུ་འཛིན། ཀེ་སྲིབ་བླ་མ་ཨ་ཚང་གིས་ལག་ལེན་དངོས་ཀྱི་སྨན་པ་གནང་ནས། རྟ་ཚང་ཚེ་རིང་ཆོས་འཕེལ་སོགས་ཀང་འཛིན་སྨན་པ་བཅུ་གསུམ་བཅས་

ནས་དངུལ་ཆུ་བཙོ་བཀྲུ་ཆེན་མོ་དང་། གྲང་སྦྱོར་རིན་ཆེན་རིལ་ནག་ཆེན་མོ་བཟོ་སྐྱབ་སྐབས་ཉེ་བར་མཁོ་བའི་སྦྱོད་ཆས་ཡོ་བྱད་དང་། དེ་དག་སྒྲིག་བཀོད་བེད་སྤྱོད་བྱེད་སྟངས། གཡའ་ཕྱི་དུག་འདོན་ལ་མཁོ་བའི་རྫས་བཅའ་དང་། སྦྱོད་ཆས་རིགས། ལས་ཀའི་དུས་རིམ་སོ་སོར་བེད་སྤྱོད་ཇི་ལྟར་བྱེད་དགོས་པའི་མཐོང་བརྒྱུད་དང་། ལས་ཀའི་གོ་རིམ་དང་དངུལ་ཆུའི་འགྱུར་རིམ་བཅས་རེ་རེ་བཞིན་ངོ་སྤྲོད་ཞིབ་ཁྲིད་གནང་བར་མ་ཟད་སྔོན་བརྒྱུད་ཞལ་ཤེས་བཅས་ཀྱང་བཀའ་དྲིན་གནང་བ་དང་། དེ་བཞིན་དུ། བསམ་འགྲུབ་དགོན་པའི་སྨན་པ་ཕུན་ཚོགས་བཀྲ་ཤིས་ལགས་ནས་ཀྱང་གོང་སྨྲུལ་རིན་པོ་ཆེའི་དངུལ་བཙོའི་ཟིན་བྲིས་སྟེང་ནས་ཞིབ་ཁྲིད་ཉམས་མྱོང་ངོ་སྤྲོད་གནང་བ། སྤོ་བོ་ཕུ་ལུང་གྲུ་ཤེས་ཐང་དུ་ང་ཚོས་དངུལ་ཆུ་བཙོ་བཀྲུ་ཆེན་མོའི་ལག་ལེན་ཐོག་མར་བྱེད་སྐབས། བླ་སྨན་པ་སྐུ་ཞབས་བསྟན་འཛིན་ཆོས་གྲགས་ལགས་ནས་དེ་སྔོན་གྲོ་མོ་རུ་ཕྱུག་ལེན་གནང་སྐབས་ཀྱི་ཞལ་ཤེས་མཚུབ་ཁྲིད་གནང་བ་བཅས་ཞིབ་པར་ཞུས་ནས་ལག་ལེན་རིམ་པར་བགྱིས་པའོ། །

ས་བཅད་གཉིས་པ། དེ་སྔོན་རང་གིས་དཔྱལ་ཆུ་བཙོ་བཀྲུ་ཐེངས་འགའ་ཞིག་བྱས་པའི་སྐབས་ཀྱི་གནས་དང་། དུས། རྐང་འཛིན་གྱི་སྨན་པ་སུ་དང་གང་ཡོད་པར་སྨོས་པ།

ཐོག་མར་སྤྱི་ལོ་༡༨༧༨ལོར་སྤོ་བོ་ས་ཁུལ་དུ་དཔྱལ་ཆུ་བཙོ་བཀྲུ་ཆེན་མོ་ཐེངས་དང་པོ་བྱས། སྐབས་དེར་རྐང་འཛིན་སྨན་པ་བློ་སྨན་བསྟན་འཛིན་ཆོས་གྲགས། ཐུབ་བསྟན་བློ་གྲོ། འཇམ་དབྱངས་ལྷུན་གྲུབ། ཚེ་རྒྱལ། སྡེ་དགེ་ནས་ཆེད་ཕེབས་སྨན་པ་ཐམ་ཁ་དག་དབང་རྒྱ་མཚོ་སོགས་ཡོད། བཙོ་ཐལ་རྒྱ་མ་༣༩ཡོད།

ཡང་སྤྱི་ལོ་༡༨༩༠ལོར་སྡེ་དགེ་སྨན་རྩིས་ཁང་གིས་ཡོན་སྦྱོར་མཛད་དེ། མཉལ་དགོན་དུ་དཔྱལ་ཆུ་བཙོ་བཀྲུ་ཐེངས་གཉིས་པ་བྱས། སྐབས་དེར་རྐང་འཛིན་སྨན་པ་དབང་རྒྱལ་རྡོ་རྗེ། བློ་གྲོས་ཕུན་ཚོགས། བླ་བ་ཚེ་རིང་། རང་གི་ཚ་བོ་བསོད་ནམས་འཆི་མེད་སོགས་ཡོད། བཙོ་ཐལ་རྒྱ་མ་༨༤ཡོད།

སྤྱི་ལོ་༡༨༩༥ལོར་སྡེ་དགེ་པར་ཁང་ཆོས་མཛོད་ཆེན་མོ་དང་སྡེ་དགེ་སྨན་རྩིས་ཁང་གིས་ཡོན་སྦྱོར་མཛད་དེ་རིན་ཆེན་གྲང་སྦྱོར་རིལ་ནག་ཆེན་མོ་དང་རཏྣ་བསམ་འཕེལ། རིན་ཆེན་མང་སྦྱོར་སོགས་ཀྱི་ལག་ལེན་བྱས། སྐབས་དེར་རྐང་འཛིན་སྨན་པ། བློ་གྲོས་ཕུན་ཚོགས། བསྟན་པ་དར་རྒྱས། བསོད་ནམས་འཆི་མེད། ཡེ་ཤེས་བཟང་པོ། བཀྲ་ཤིས་རྡོ་རྗེ། ཚེ་སྤྲུགས་རྡོ་རྗེ་སོགས་ཡོད།

སྤྱི་ལོ་༡༩༨༦ལོར་རེ་ཀོང་རྨ་ལྷོ་ས་ཁུལ་བོད་སྨན་ཁང་གིས་ཡོན་སྦྱོར་མཛད་དེ། དངུལ་ཆུ་བཅོ་བརྒྱ་ཐེངས་བཞི་པ་བྱས། བཅོ་ཐལ་རྒྱ་མ་༡༠༢ཡོད། དེ་སྐབས་ཀང་འཛིན་སྨན་པ་ཨ་ལགས་ཤིང་བཟང་སྐལ་བཟང་རིན་པོ་ཆེ། ཟེ་ལིང་ཉི་མ། སྨན་པ་འཇིགས་མེད། ཚེ་བརྒྱ། རྗེ་སྐྱ་འབུམ་གྱི་དགོན་མཆོག་རྒྱལ་མཚན། བོད་ཀྱི་འཇམ་དབྱངས་ལྷུན་འགྲུབ། ཉི་མ། སྐྱེ་རྒྱུའི་ཁྲི་དགའ་སོགས་ཡོད།

སྤྱི་ལོ་༡༩༨༣ལོར་ཀན་སུའི་ཀན་ལྷོ་ཀྲའུ་བོད་སྨན་ཁང་དུ་གྲང་སྦྱོར་རིལ་ནག་ཆེན་མོ་དང་། རཏྣ་བསམ་འཕེལ་སོགས་རིན་ཆེན་རིལ་བུ་ཁག་གཅིག་བཟོས་པར། བཅོ་ཐལ་དང་། ལྕགས་ཁམས་ཐལ་བ་ནི་ས་ཕྱོགས་གཞན་ནས་ཉོས་པ་རེད།

སྤྱི་ལོ་༡༩༨༥ལོར་མཚོ་སྔོན་མཚོ་ལྷོ་ཀྲའུ་བོད་སྨན་ཁང་དུ་བཅོ་བརྒྱ་ཐེངས་ལྔ་པ་བཟོས། བཅོ་ཐལ་རྒྱ་མ་༡༠༥ཡོད། དེ་སྐབས་ཀང་འཛིན་སྨན་པ། གཙོ་བོ་ལྷམ་མཁར་སྐྱབས་སོགས་ཡོད།

སྤྱི་ལོ་༡༩༨༥ལོར་སྐྱེ་རྒྱ་མདོ་ས་ཁུལ་བོད་སྨན་ཁང་དུ་བཅོ་བརྒྱ་ཐེངས་དྲུག་པ་བྱས། བཅོ་ཐལ་རྒྱ་མ་༡༠༢ཡོད། ཀང་འཛིན་སྨན་པ་གཙོ་བོ་དགེ་འཕེལ། གཙྭ་ཚོགས་གཉིས། ཁྲི་དགའ། བསོད་ནམས་གྲགས་པ། བུ་ཨེ་ཧྲིས་སོགས་ཡོད།

སྤྱི་ལོ་༡༩༩༦ལོར་ཆབ་མདོ་ས་གནས་འཇོ་མདའ་རྫོང་བོད་སྨན་ཁང་དང་། ཁྲི་རུ་དགོན་གཉིས་མཉམ་འབྲེལ་བྱས་ཏེ། འཇོ་མདའ་རྫོང་སྨན་ཁང་དུ་བཅོ་བརྒྱ་ཐེངས་གཅིག་བཟོས། བཅོ་ཐལ་རྒྱ་མ་༧༥ཡོད། ཆབས་ཅིག་གྲང་སྦྱོར་ཧྲ་རི་མ་སོགས་བཟོས། ལོ་དེར་འཇོ་མདའ་དང་ཆབ་མདོ་ས་གནས་སྨན་རྩིས་ཁང་དུ་ལྕགས་ཁམས་ཐལ་བཟོ་དང་། སྤྱི་ལོ་༡༩༦༦ལོ་ཙྪན་ཆད་བོད་ཡོངས་ལ་བཟོ་ཐེངས་དང་པོ་ཡིན་ལ། བཟོ་རྒྱུའི་གྲ་སྒྲིག་དུས་ཡུན་ལོ་གསུམ་ཙམ་བྱས་ནས་བཟོ་བྱེད་ཀྱི་ལག་ཆ་དང་། སྨན་གྱི་རྒྱུ་ཆ་སོགས་ཆ་རྐྱེན་ཡོངས་སུ་ཚང་ནས། རིན་ཆེན་དབང་རིལ་ཤེལ་དཀར་མཆོད་རྟེན་ཚད་ལྡན་

ལེགས་པར་དངོས་སུ་བཟློས། སྐབས་དེ་དག་ཏུ་ཁང་འཛིན་སླན་པ། ཁྲི་ཙ་སྤྲུལ་སྐུ་བློ་སྒྲུབ་རྒྱ་མཚོ། བསྟན་པ་དར་རྒྱས། གཡུང་དྲུང་ཉི་མ། དགའ་བའི་རྡོ་རྗེ། རྡོ་རྗེ་དཔལ་ལྡན། དཀོན་མཆོག་ཚེ་དབང་། ཐུབ་བསྟན་ཚེ་དབང་། མིག་དམར། བསོད་ནམས། དྲང་སྲོང་སོགས་ཡོད།

སྤྱི་ལོ་༡༩༩༨ལོར་བོད་ལྗོངས་བོད་ལུགས་གསོ་རིག་སློབ་གྲྭ་ཆེན་མོར་སློབ་གྲྭའི་དགེ་རྒན་རྣམས་དང་སློབ་མ་རྣམས་ལ་གཞུང་ལུགས་ཙམ་མ་ཡིན་པར་ལག་ལེན་དངོས་ཀྱི་བརྒྱུད་རིམ་དམར་ཁྲིད་བྱེད་ཐུབ་ན་སྙམ་པའི་རེ་སྨོན་ལོ་མང་བྱས་ཏེ་དུས་ལ་བབས་ནས་དངུལ་ཆུ་བཙོ་བཀྲུ་ཆེན་མོའི་ལག་ལེན་རྒྱས་པར་བྱས། བཙོ་ཐལ་རྒྱ་མ་༡༠༠ཡོད། ཆབས་ཅིག་རཏྣ་བསམ་འཕེལ་སོགས་བཟློས། དེ་སྐབས་ཁང་འཛིན་སླན་པ་སློབ་གླིང་དགེ་རྒན་ཉི་མ་ཚེ་རིང་སོགས་དགེ་རྒན་ཕལ་ཆེར་དང་། གོ་བདུན་དར་མའི་འཛིན་གྲྭའི་སློབ་མ་གཙོ་བོར་བྱས་པའི་འཛིན་གྲྭ་ཕལ་ཆེ་བའི་སློབ་མས་ལས་ཀ་དངོས་ནང་ཞུགས་ཏེ་ལག་ལེན་སློབ་སྦྱོང་ལེགས་པར་བྱས། ད་དུང་ས་ཕྱོགས་ཁག་ནས་ཆེད་ཕེབས་ཀྱི་སྨན་པ་སོག་རྫོང་བསྟན་སྲུང་གྲགས་པ། ནག་ཆུའི་པད་མ་སོགས་ཀྱང་མང་དུ་ཡོད། གོང་གསལ་དངུལ་ཆུ་བཙོ་བཀྲུ་ཆེན་མོ་དང་། རིན་ཆེན་རིལ་བུ་ཁག་གི་བཟོ་སྦྱོར་ལག་ལེན་དེ་དག་བགྱི་བའི་སྐབས་བཟོ་བྱའི་སྨན་དེ་ཉིད་སྤུས་ལེགས་ཚད་ལྡན་ཞིག་ཐོན་པ་བྱ་རྒྱུ་དང་ཆབས་ཅིག ས་ཕྱོགས་གང་སར་དོན་གཉེར་ཅན་གྱི་སྔོད་ལྡན་སྐྱེ་བོ་གང་མང་ལ་ལག་ལེན་ཟབ་མོ་འདི་ཡི་བརྒྱུད་རིམ་ཐུབ་པ་དང་། སྨད་མར་ཡང་འདི་ཡི་ལག་ལེན་གནང་མཁན་ཀུན་གྱིས་དུས་རྟག་ཏུ་ཁྱེར་ལྡན་ཚད་དང་མཐུན་པ་ཞིག་བྱེད་ཐུབ་པའི་དམིགས་ཡུལ་གཙོ་བོར་བཟུང་སྟེ། སྐྱེ་བོ་མང་པོ་ཞིག་ལ་མཐོང་བ་བརྒྱུད་པའི་ལག་ལེན་དང་། སྙན་བརྒྱུད། ཞལ་ཤེས་མན་ངག་སོགས་སྦ་གསང་མེད་པར་བརྒྱུད་སྤྲོད་བྱས་ཡོད། སྐབས་དེ་དག་ཚང་མར་དངུལ་ཆུ་བཏུལ་སྣོད། རྡོ་གཏུན། རྡོ་གཞོང་། འདུར་

ཐྲོ་རང་འཁྲིག ལྕུགས་ཁམས་བསྒྲིག་ཐབ། བསྒྲིག་སྣོད་སོགས་དང་། འདུལ་ཁང་དབུབ་སྣངས་སོགས་ཀྱི་ཡོ་བྱད་རྣམས་ཀྱང་མཐོང་བརྒྱུད་ཕྱག་བཞེས་ཇི་ལྟ་བ་བཞིན་མ་ནོར་བར་གཞིར་བྱས། དེའི་ཐོག་རང་གིས་ལོ་མང་ལག་ལེན་དངོས་སུ་བྱས་པའི་ཉམས་མྱོང་ལ་བརྟེན་ནས་ལག་ཆ་སོགས་ཡོ་བྱད་དེ་རྣམས་སྤྱོད་མཁོ་གང་ཆེ་དང་། སྤྱོད་སྐབས་གང་བདེར་དམིགས་ཏེ་ཞིགས་བསྒྱུར་གསར་བཟོ་ཡང་མང་ཙམ་བྱས་ཡོད། དེར་མ་ཟད་ཐེངས་སོ་སོར་ཡོ་བྱད་ཆ་ཚང་རེར་བཟོས་པ་ལས། དངུལ་ཆུ་དུག་འདོན་བྱེད་ཀྱི་སྣོད་དང་། རྗེས་ཀྱི་དཀྲ་སྲུད་སྣོད་ཀྱི་རྡོ་གཏུན་རྡོ་གཞོང་གཅིག་ཏུ་བྱེད་པ་སོགས་མཐོང་བརྒྱུད་ལག་ལེན་གང་ཡང་མེད་པའི་རང་རྟགས་རྗེན་པར་གསལ་བའི་ཐབས་སྟུག་གི་བྱ་བ་རིགས་རྩ་བ་ནས་བྱས་མེད། ད་ལྟ་རང་གིས་དངུལ་ཆུ་བཙོ་བཀྲུའི་ལག་ལེན་བྱེད་མྱོང་བའི་ས་གནས་གང་སར་ཡོ་བྱད་ཆ་ཚང་རེ་རེ་ཡོད་པ་དེ་ཙམ་མཐོང་བས་ཀྱང་དངུལ་ཆུ་བཙོ་བཀྲུ་ཆེན་མོའི་མཐོང་བརྒྱུད་ལག་ལེན་ཡོད་མེད་དང་ཚད་ལྡན་གྱི་བཙོ་ཐལ་དེ་ཇི་ལྟར་བྱས་ནས་བརྒྱུད་མིན་གསལ་པོར་མངོན་ཐུབ་པ་ཡོད།

ས་བཅད་གསུམ་པ། ལག་ལེན་དངོས་ཀྱི་ཟིན་བྲིས་འགོད་པ།

དེ་ཡང་དེ་སྔ་རང་གིས་བོད་ཡུལ་ས་ཕྱོགས་འགའ་ཞིག་ཏུ་ལག་ལེན་བྱས་པའི་སྐབས་སོ་སོར་ཟིན་བྲིས་རྒྱུས་བསྡུས་ཅི་རིགས་རེ་བྲིས་ནས་ཡོད་ཀྱང་། ད་ལམ་ལག་ལེན་གྱི་ཐུན་མོང་གི་རིམ་པ་ཇི་ལྟར་བརྒྱུད་དགོས་པ་དང་། ཞིབ་ཕྲའི་ལག་ལེན་བྱེད་ལུགས་ཇི་ལྟར་ཡིན་པ། རང་གི་ལོ་མང་རིང་གི་ལག་ལེན་དངོས་ལས་ཐོབ་པའི་མྱོང་བྱང་དང་། བྱ་ཐབས་གསར་པ་སོགས་ཕྱོགས་གཅིག་ཏུ་བསྡུས་ཏེ། དེ་དག་ཐམས་ཅད་ཀྱི་ལག་ལེན་ཟིན་བྲིས་ཕྱོགས་བསྡུས་འགོད་པ་ལ་ལྕགས་ཁམས་ཐལ་བཟློའི་ལག་ལེན་འགོད་པ་དང་། དངུལ་ཆུ་བཙོ་བཀྲུ་ཆེན་མོའི་ལག་ལེན་མཐོང་བརྒྱུད་ཇི་བཞིན་འགོད་པ་གཉིས་ལས།

དང་པོ། ལྕགས་ཁམས་ཐལ་བཟློའི་ལག་ལེན་འགོད་པ།

ལྕགས་ཁམས་ཐལ་བཟློའི་ལག་ལེན་ལའང་གཉིས་ཏེ་ཐལ་བཟློའི་ལག་ལེན་གྱི་དགོས་གནད་བསྟན་པ་དང་། ལག་ལེན་གྱི་རིམ་པ་བསྟན་པའོ། །

གཅིག ལྕགས་ཁམས་ཐལ་བཟློའི་ལག་ལེན་གལ་ཆེར་གདམས་པ།

ལྕགས་ཁམས་འཕྲུལ་གྱི་ཐལ་བཟློའི་ལག་ལེན་འདི་ནི་ཤིན་ཏུ་གལ་ཆེ་བ་ཡིན་ཏེ། རིན་ཆེན་རིལ་ནག་ཆེན་མོ་དང་། རཏྣ་བསམ་འཕེལ། དབང་རིལ་ཤེལ་དཀར་མཆོད་རྟེན་སོགས་རིན་ཆེན་གྱི་སྦྱོར་བ་སྤྱི་དང་ཁྱད་པར་བདུད་རྩི་བཅུད་ཀྱི་རྒྱལ་པོ་དར་ཡ་ཀན་ཞེས་པའི་ཆོ་ག་སྒྲུབ་པར་བྱེད་པ་ལ་དངུལ་ཆུའི་གཡོ་བ་དང་། རྣོད་པའི་དུག་འཆིང་བར་བྱེད་པའི་ལྕགས་བརྒྱད། དངུལ་ཆུའི་ལྷོ་འབིགས་ཀྱི་དུག་ཟ་བར་བྱེད་པའི་

ཁམས་བརྒྱད་པོ་རྣམས་རྫས་སྦྱོར་གྱི་ནུས་པ་ལ་བརྟེན་ནས་དུག་འདོན་གཡའ་ཕྱི་བསྲེག་ཐལ་བྱེད་པའི་ལག་ལེན་འདི་ཉིད་མེད་ཐབས་མེད་པ་ཞིག་ཡིན་པས། མཐོང་བརྒྱུད་དང་དམར་ཁྲིད་ཀྱི་སྦྱོང་བ་མེད་པར་རང་གར་ཟིན་བྲིས་ཙམ་ཞིག་ལ་བརྟེན་ནས། ལག་ལེན་བྱེད་ཁུལ་བྱས་ན་ཤིན་ཏུ་འགྲུབ་དཀའ་བ་ཙམ་དུ་མ་ཟད། རྫས་ཀྱི་ནུས་པས་ཐལ་བ་ཙམ་དུ་འགྱུར་སྲིད་ནའང་ཚད་དང་ལྡན་པ་ཞིག་མ་བྱུང་ན། ཇི་སྐད་བཤད་པའི་ཕན་ཡོན་མི་འབྱུང་བ་མ་ཟད། ཆེ་སྔོ་ལུས་ལ་གནོད་པ་དང་། ཆུང་སྔོ་གསེར་དངུལ་སོགས་རིན་པོ་ཆེ་ཡང་ཆུད་ཟོས་སུ་འགྱུར་བས། ལག་ལེན་དངོས་ཀྱི་སྦྱོང་བྱང་དང་། མན་ངག་མཛུབ་ཚུགས་ཐོབ་པ་གནད་དམ་པའོ། །

གཉིས། ཇི་ལྟར་སྒྲུབ་པའི་ལག་ལེན་གྱི་རིམ་པ་རྣམས་འགོད་པ།

ཇི་ལྟར་སྒྲུབ་པའི་ལག་ལེན་གྱི་རིམ་པ་རྣམས་གསལ་དུ་འགོད་པ་ལ་བཞི། ངོ་བོ་ངོས་བཟུང་བ། ཉེར་མཁོའི་སྔ་གོན། ལག་ལེན་དངོས། དེའི་དགོས་པ་བཤད་པའོ། །

༡ **ངོ་བོ་ངོས་བཟུང་བ།** ངོ་བོ་ངོས་བཟུང་བ་ལའང་ལུགས་བརྒྱུད་ཀྱི་ངོ་བོ་ངོས་བཟུང་བ་དང་ཁམས་བརྒྱད་ཀྱི་ངོ་བོ་ངོས་བཟུང་བ་གཉིས།

དང་པོ་ལུགས་བརྒྱུད་ཀྱི་ངོ་བོ་ངོས་བཟུང་བ་ལའང་ངོ་བོ་མདོར་བསྟན་པ་དང་བྱེ་བྲག་སོ་སོར་ངོས་བཟུང་བ་གཉིས་སོ། །

དང་པོ། ངོ་བོ་མདོར་བསྡུས་བསྟན་པ།

ངོ་བོ་མདོར་བསྡུས་བསྟན་པ་ནི་དངུལ་ཆུ་འཆིང་བྱེད་ཀྱི་ལུགས་བརྒྱུད་ནི། བསྟན་བཅོས་དངུལ་ཆུ་གྲུབ་པར། སྦྱངས་པའི་ཟངས་དང་གསེར་དང་དངུལ། །དེ་བཞིན་ལུགས་ནི་བརྒྱད་ཀ་ལ། །དངུལ་ཆུ་གཞུག་པར་བྱ་བ་ཡིན། །ཞེས་དང་། རང་བྱུང་ལུགས་དང་རྫོ་ལུགས་དང་། །ཞ་ཉེ་ཟངས་དང་ར་གན་དང་། །འཁར་བ་གསེར་དང་དེ་བཞིན་དངུལ། །གཤའ་ཚེ་དཀར་པོ་ཐམས་ཅད་ལ། །བཀྲུ་ཞིང་བསད་པར་བྱ་བ་

ཡིན། །ཞེས་འབྱུང་བ་ལྟར། གསེར། དངུལ། རང་བྱུང་ལྕགས་ཏེ་གནམ་ལྕགས། རྡོ་ལྕགས་ཏེ་ལྕགས་དངོས། འཁར་བ། ར་གན། བཤའ་དཀར། ཞ་ཉེ་དཀར་པོ་སྟེ་ཏེ་ཚ་དང་ནག་པོ་གཉིས་བསྡོམས་པས་བརྒྱད་དོ། །

གཉིས་པ། དེ་རྣམས་བྱེ་བྲག་སོ་སོར་ངོས་བཟུང་བ།

གསེར་ནི། མདོག་སེར་ལ་དམར་མདངས་ཅན་དང་། སེར་སྐྱ་དཀར་ཤས་ཅན་སོགས་བཟང་ངན་མང་ལ་ཀུན་གྱིས་རྟོགས་པས་རྩ་བའི་འབྲུལ་གཞི་ཆུང་ཡང་། གསེར་ཤིན་ཏུ་སྤུས་ལེགས་དགོས་ལ་ལྟད་ཡོད་ན་གཏན་ནས་མི་རུང་།

དངུལ་ནི། རྒྱ་དངུལ་འོ་མ་ཁ་དང་། ཁམས་དངུལ་ཞོ་ཁ་མ། དེ་བཞིན་ལྕགས་དངུལ་དང་། གཤའ་དངུལ་སོགས་དབྱེ་བ་མང་ཡང་། བོད་རང་གིས་བཟོས་པའི་དངུལ་ཏཾ་དང་། རྒྱ་དཀར་ནག་ནས་ཐོན་པའི་ཏཾ་ག་བཅས་ཀྱིས་ཀྱང་རུང་མོད། ལྷག་པར་དུ་རྒྱ་ནག་ནས་ཐོན་པའི་རྒྱ་དངུལ་ས་ཕག་འདྲ་བ་དེ་ཤིན་ཏུ་ལེགས། ལྟད་ཡོད་ཀྱིས་མི་རུང་།

ཟངས་ནི། རང་བྱུང་ཟངས་རྡོ་བཞུས་པ་ལས་བྱུང་བའི་ཁ་དོག་དམར་ལ་མཉེན་པ་བརྟུང་ཚེ་སྐད་བཟང་བ་དེ་མོ་ཟངས་ཡིན་པས་ལེགས། དམར་ནག་སྒྲོང་ལ་སྐད་ངན་པ་དེ་ཕོ་ཟངས་ཡིན་པས་ཟུང་དམན། བཞུ་བཏུལ་མི་དགོས་པའི་རང་བྱུང་ཟངས་ཀྱང་ཡོད་པས་དེ་འདྲ་བྱུང་ན་ཤིན་ཏུ་ལེགས།

ལྕགས་ནི། མོ་ལྕགས་དཀར་ཤས་ཅན་བཟོ་རྟུང་བྱས་ན་ངར་མི་འཕྲུང་བ་ལེགས།

འཁར་བ་ནི། གཏེར་རྫོ་བཞུས་པ་ལས་བྱུང་བའི་འཁར་བ་དཀར་པོ་ཀྲུ་ཤིན་ཏུ་ལེགས་པ་དང་། ཏིང་ཤག་རོལ་སིལ་སོགས་ཀྱི་འཁར་ཆག་རྟུམ་བྱུང་ན་ལེགས། ཟངས་འཁར་ཁྲོ་དམར་སོགས་ཀྱིས་མི་རུང་། འདིའི་ནང་རང་བྱུང་ཐོག་ལྕགས་བསྲེ་བའི་སྲོལ་

ཡོད་པ་ལྟར་བསྲེས་ན་ཞིན་ཏུ་ལེགས།

རྩ་གན་ནི། རག་ལྡེབས་སོགས་བཟོས་མ་མཐེན་པའི་རིགས་ཀྱིས་མི་ཕོ་བས། བརྡུང་ན་ཆག་འགྲོ་བའི་ཁྲིབ་པ་དེ་དགོས།

གཤའ་དཀར་ནི། གཤའ་ལ་དཀར་ནག་གཉིས་ཡོད་པ་ལས། དཀར་པོ་ལྷད་མེད་རྒྱུ་བཟང་སོ་བར་འཆའ་དུས་ཚག་ཚག་ཟེར་བ་དེ་ལེགས།

ཞ་ཉེ་ལ་དཀར་ནག་གཉིས་ལས། དཀར་པོ་ཧི་ཚ་ལ་སྦོ་འཁྱོག་ཀྱང་ཟེར། ཁ་དོག་དཀར་སྐྱ། སོ་བར་འཆའ་དུས་སག་སྒྲ་ཡོད་པ། སོལ་མེར་བསྲེགས་ན་དུ་བ་སྔོན་པོ་འབྱུང་བ་དེ་ཡིན། དེང་སང་ལག་ལེན་དུ་བརྡུང་ན་ཕྱེ་མར་འགྲོ་བ་ཁྲིབ་པ་དེ་ལ་བྱེད་སྲོལ་འདུག་པ་དེ་ལྟར་ལེགས།

ནག་པོ་ནི། ཞ་ཉེ་དངོས་ཡོངས་གྲགས་ལྷད་མེད་པ་དེ་དང་། གལ་ཏེ་ལྷད་ཡོད་ན་ལག་ལེན་བཞིན་ལྷད་བཏོན་བཞུ་བཏུལ་བྱས་པ་དེ་དགོས། བརྡུང་ན་གས་འཐོར་འགྲོ་བ་ནི་ལྕགས་རིགས་གཞན་འདྲེས་ཡོད་པའི་རྟགས་ཡིན་པས་མི་རུང་།

གཉིས་པ་ཁམས་བརྒྱད་ལའང་ངོ་བོ་མདོར་བསྟན་པ་དང་། བྱེ་བྲག་སོ་སོར་ངོས་བཟུང་བ་གཉིས་སོ། །

དང་པོ། ངོ་བོ་མདོར་བསྟན་པ།

ངོ་བོ་མདོར་བསྟན་པ། ཟ་བྱེད་ཀྱི་ཁམས་བརྒྱད་ནི། དེ་ཡང་བསྟན་བཅོས་དངུལ་ཆུ་གྲུབ་པ་ལས། ཆུ་སྒྱུར་རྡོ་དང་ལྷང་ཚེར་དམར། །གསེར་རྡོ་བ་བླ་ཁབ་ལེན་རྡོ། །ཕ་ཝང་སྔོང་རོས་དངུལ་རྡོ་བརྒྱད། །ཞིབ་པར་བརྟགས་ལ་དངུལ་ཆུར་བསྟེན། །ཞོ་ལྟར་ཐེར་ག་འཛིན་པར་འགྱུར། །ཞེས་བཤད་པ་ལས། ལྷང་ཚེར་དམར་པོ་ནི་གྲུབ་པ་དང་། གསེར་འགྱུར་ལ་དགོས་ཀྱི། བཙུད་ལེན་དང་སྨན་གྱི་སྐབས་སུ་ལྷང་ཚེར་ནག་པོ་བསྟུགས་པས་དེ་གཏོང་བའི་ཕྱག་ལེན་མཛད། དེས་ན་གསེར་རྡོ། དངུལ་རྡོ། ཁབ་

ལེན་ནོ། ཆུ་སྐྱུར་ནོ། བ་བླ། ལྤོང་རོས། ཕ་ལྷང་ལོང་བུ། ལྷང་ཚེར་བཅས་བརྒྱད་ཡིན་ལ། ཁམས་བརྒྱད་གྲས་སུ་ལྷང་ཚེར་མི་བརྩི་བ། མུ་ཟི་བཀྲུང་བར་བཤད་ཀྱང་དངུལ་ཆུ་བཙོ་བཀྲུའི་སྐབས་སུ་མཐར་མུ་དངུལ་མཉམ་སྦྱོར་དགོས་པས་ཐལ་སྨན་ལ་མུ་ཟི་མི་བསྲེ་བ་འདྲི་གྲུང་ཕྱུག་བཞེས་ཡིན།

གཉིས་པ། དེ་རྣམས་ཀྱི་བྲག་སོ་སོར་ངོས་བཟུང་བ།

གསེར་རྡོ་ནི། ངོས་འཛིན་མི་འདྲ་བ་འགའ་ཞིག་ཡོད་ཀྱང་། རྡོ་རིགས་ལྗི་བ། ཕྱི་ནང་གང་དུའང་གསེར་རྗེལ་ཙག་ཙིག་ཡོད་པ། དཀྱིབས་མ་ངེས་པ། བཞུས་ན་གསེར་འབབ་རྒྱུ་ཡོད་པ་དེ་དང་། ཡང་ན་ཡུགས་རྡོའང་ཟེར་གསེར་འབྱུང་བའི་ས་ནས་དོན་པ། རྗེའུ་མཆིན་ཁ་ཕྱི་འཇམ་ལ་འོད་ཅན་མོ་སྤྲལ་འདྲ་བ། བཅག་ན་ནང་དུ་སྦུལ་ཞིབ་ཡོད་པ། རྡོ་ལ་བརྡར་ན་རི་མོ་དམར་སྨུག་དོད་པ། འདི་གར་ཡོད་ལ་གསེར་ཡོད་པར་ངོས་འཛིན་ཞིང་། གསེར་འབྱུང་བའི་ས་བརྐོས་འཕྲོ་ལ་ཡུགས་ཟེར་བས་ཡུགས་རྡོ་ཟེར་བ་དེ་དང་། ཁག་གཅིག་གྲུ་བཞི་ཤོ་འདྲ་ལ་མཁྲིགས་པ་ཕྱི་ནང་གཉིས་ཀ་གསེར་མདངས་ཅན་ཞིག་འབྱུང་ཞེས་གསུང་པ་དེ་ཉིད་དེང་དུས་ལྕགས་རྡོ་སེར་པོ་ཡིན་པའི་ངོས་འཛིན་བྱེད་ཀྱི་འདུག ཡང་རྡོ་སྐྱ་སེར་སྣི་ལ་ཙལ་བ་འདྲ་བ། གསེར་ཅིག་འདྲེས་པ་བཞུས་ན་གསེར་འབབ་རྒྱུ་ཡོད་པ་དེ་དག་གང་ཡང་ཙང་ངོ་། །གང་ཡང་མ་སླེབ་པའི་རྡོ་ལྷད་རྣམས་ནི་ངེས་པར་དུ་བསལ་དགོས་སོ། །

དངུལ་རྡོ་ནི། རྡོ་རིགས་སྔོ་ནག་ལྗི་ལ་འོད་ཁྲམ་ཁྲོམ་ཡོད་པ། ཕྱི་ལ་རྡོ་རྩི་སྐྱ་བོ་དང་དངུལ་རྗེལ་ཙག་ཙིག་ཡོད་པ། བཅག་ན་ནང་དུ་དངུལ་མདངས་འཕྲོ་བ་དེ་ཡིན། དཀྱིབས་དང་ཚེ་ཆུང་མ་ངེས་པ་རྡོ་རིགས་ཀྱི་ཁྱད་པར་ལས་བཞུས་མ་ཐག་ནས་དངུལ་འབབ་པ་དང་། དང་པོ་ལྕགས་དང་། དེ་ནས་གཤའ་དང་། ཟངས་དང་། ཞ་ཉེ་གང་ཙང་འབབས་ཤིང་། སྐར་བཞུ་བཏུལ་བྱས་ན་སྔ་མ་དག་ལས་དངུལ་འབྱུང་བའང་ཡོད།

གཤའ་རྗེ་དང་། ལྕགས་རྗེ་སོགས་དང་འབྲུལ་སོ་ཡོད་པས་ཞིབ་པར་བརྟག་དགོས།

ཁབ་ལེན་རྗེ་ནི། སྔོ་ལ་མཁྲེགས་པ་དང་། ནག་ལ་སྐྱི་བ་སོགས་ཁ་དོག་དང་དབྱིབས་གཅིག་ཏུ་མ་ངེས་ཀྱང་བརྡུང་ན་ལྕགས་ཀྱི་དྲི་མནམ་པ། ལྕགས་ཀྱིས་བརྡུང་བ་དང་། ཕན་ཚུན་བརྡུང་ན་བ་སྤུ་ཟིང་བ། ཁབ་སོགས་ལྕགས་ལེན་ཐུབ་པ། ལྕགས་ལེན་ཆེ་ཆུང་གིས་བཟང་ངན་དབྱེ་བ་འབྱེད་ཆོག་མོད། དེ་ལ་རིགས་བཞི་ཡོད་པའི་འགུགས་བྱེད་དང་། གཙོད་བྱེད། འབིགས་བྱེད། སྐོར་བྱེད་བཅས་ལའང་རབ་འབྲིང་ཐ་གསུམ་གྱི་དབྱེ་བ་འབྱེད་པའང་ཡོད། འདིར་རབ་དང་འབྲིང་གཉིས་གང་རུང་དགོས་ལ་ངེས་པར་དུ་རྒྱུ་རྗེ་རིགས་ཡིན་དགོས་པ་ལས་ལྕགས་རིགས་བཙོས་མས་གཏན་ནས་མི་རུང་ལ། རྫས་སྦྱོར་བྱས་ནས་ཁབ་སོགས་ལྕགས་ལེན་མཁན་མང་དུ་འདུག་པས་ངེས་གཏན་ནས་མི་ཡོ།

རྒྱ་སྤྲུར་རྗེ་ནི། རྒྱ་ཚན་དངོས་མིན་པའི་རྒྱ་སྤྲུར་རྫིད་ལྡན་ཚུར་དྲི་མནམ་པ། བཏུང་ན་མ་ཞུ་བ་དང་། ཕོ་བ་སྨུག་པོ། བད་མཁྲིས་སོགས་སྨུག་ཐུབ་པས་ཕོ་ཆུར་གྲགས་པའི་ནང་དུ་ཡོད་པའི་ས་མིན་རྗེ་མིན་སོབ་སོབ་ཅན། ལྟེ་ལ་རེག་ན་སྤྲུར་ཞད་ཡོད་པ་དེ་ཡིན། མ་འཛོམས་ན་སྨྲལ་མདུང་འདྲེས་མས་ཚབ་རུང་།

བ་བླ་ནི། རབ་ཁ་དོག་དམར་ངམ་ཡོད་པ་སེར་ལ་དྭངས་པ། འབྲིང་འོད་ལྡན་རེམ་པ་ཕྱེ་རྒྱུ་ཡོད་པ་དེ་གཉིས་ལེགས། ཐ་མ་རྗེ་རུལ་ལྡ་བུ་སྔོ་ལྡང་འདྲེས་པ་དེས་མི་རུང་།

ཟྲང་རོས་ནི། དམར་སེར་ཤིན་ཏུ་དྭངས་པ་ཕྱི་ནང་མི་སྒྲིབ་པ་ལྡ་བུ་མོ་རིགས་སུ་བཤད་པ་དེ་བཟང་། སྨུག་ལ་སྣ་ཐུང་བ་ཕོ་རིགས་སུ་བཤད་པ་ཅུང་དམན་པ་དེས་ཀྱང་རུང་ངོ་། །

ཕ་ཝང་ལོང་བུ་ནི། དབྱིབས་གྲུ་བཞི་སྨུག་ལ་བཅག་ན་ནང་ལ་གསེར་འོད་འཕྲོ་བ་རྗེ་ལྷད་མ་འདྲེས་པ་དེའོ། །

ལྷང་ཚེར་ནག་པོ་ནི། གཞུང་གཞན་དུ་དཀར་སེར་དམར་སྔོ་རིགས་བཞིར་དབྱེ་ཞིང་།

རེ་རེར་ཡང་བཞི་བཞིར་བཤད་ཅུང་། འདིར་དགོས་པ་ནི། ཨབྷྱ་ཧ་ར་སྐེ་ལྷང་ཚེར་ནག་པོ་ཡིན་ལ། རྗོ་ཤེལ་འདྲ་བ་ནག་ལ་མཉེན་པ་ཕྱི་ནང་རིམ་པ་མང་པོ་ཕྱེ་རྒྱུ་ཡོད་པ་དེ་ཡིན།

སྨུ་ཟྀ་ནི། རིགས་དཀར་སེར་ལྗང་ནག་བཞི་ཡོད་པ་ལས། འདིར་དཀར་སེར་གང་ཅུང་དྭངས་ལ་ལྷད་མེད་པ་སྤྱོས་ཤེལ་དྭངས་མ་འདྲ་བ་དེ་དགོས། ས་རྗོ་བ་བླ་སོགས་ལྷད་འདྲེས་པ་དང་བསྐོལ་དུས་འཚིག་པ་སོགས་ཀྱི་སྐྱོན་ཡོད་ན་མི་གཏུབ་བོ། །

༢ ཉེར་མཁོའི་སྨ་གོན། ཉེར་མཁོའི་སྨ་གོན་ལ་བསྲེག་བྱ་དངོས་དང་། དུག་འདོན་དང་། སྲེག་བྱེད་སྲེག་སྟོད་བཅས་གསུམ་མོ། །

དང་པོ་བསྲེག་བྱ་དངོས་ནི། བཤད་མ་ཐག་པའི་ལྕགས་བརྒྱད་ཁམས་བརྒྱད་དེ་དག་ཡིན་པས་རྒྱུ་བཟང་ཞིང་ནོར་འཁྲུལ་མེད་པར་བཙལ་ལ། གསེར། དངུལ། ཟངས། གཤའ་དཀར། ཞ་ཉེ་དཀར་ནག་རྣམས་སྲང་གཤོག་སྲབ་མོ་བརྡུང་ལ་གླེགས་བུ་གྲུ་བཞི་ནར་སྟབས་ཅན་ཆེ་ཆུང་སྲིག་སྟོད་དང་མཐུན་པར་བཅད། ལྕགས་དང་། འཁར་བ། ར་གན་རྣམས་སེག་རྡར་གྱིས་ཕྱེ་མ་ཞིབ་མོར་བྱས་ལ་ལྕགས་ཕྱེ་སླར་ཡང་རྗོ་གཏུན་དུ་བརྡུང་།

གཉིས་པ་ལ། གཡའ་ཕྱི་དུག་འདོན་དང་སྲེག་བྱེད་ཀྱི་རྫས་གཉིས་སོ། །

དང་པོ་ཚང་སྦྱར་ནི། ནས་ཆང་ནར་སོན་ནས་རོ་ཤིན་ཏུ་སྒྱུར་བ་དེའོ། །

ནག་མཚུར་ནི། སྣམ་ཕྲུག་སོགས་ལ་ཚོས་རྒྱག་བྱེད་ཨ་རུ་དང་མཉམ་དུ་བསྲེས་ན་ཁ་དོག་ནག་པོར་འགྱུར་བ་རོ་ཤིན་ཏུ་སྐྱུར་བ་དེ་ལེགས།

སེར་མཚུར་ནི། དམར་ཚོས་རྒྱག་སྐབས་ཚོས་གདན་ནམ་སྐྱུར་ཁུར་ཅུང་བ་དེ་དགོས།

སྐར་བུའི་ཁནྡ་ནི། འབྲས་བུ་སྔོན་སྨད་བཏུས་པའི་ཁནྡ་ཕྱེ་རྒྱུད་ཁནྡའི་ལག་ལེན་

བཞིན་བཙོས་ནས་མ་ཚོག་མ་རུང་བར་ཆུ་ཐག་ཆོད་ངེས་དེ་བཟང་། ཅིས་ཀྱང་མ་འགྲུབ་ན་སྤར་ཐོག་ཕོན་ཆེན་སྦྱར་ཡོད་ངེས་དགོས།

དྲི་ཆུ་ནི། ལོ་བརྒྱུད་བྱིས་པ་རིགས་བཟང་ནད་མེད་ཀྱི་ཆུ་བོ། །

ཟར་མ་ནི། ཞིང་སྐྱེས་འབྲུ་རིགས་ཀྱི་འབྲས་བུ་དམར་ལེབ། ཆུ་ཚ་པོར་སྦང་ན་ཁུ་བ་འཕྱུར་བག་ཅན་སླང་ཐན་གྱི་ཁ་ཆུ་ལྷར་ནར་ནར་ཡོང་བ་དེ་ཡིན།

བྱུལ་ཏོག་ནི། ས་རྫོ་སོགས་ལྷད་མེད་པ་ཁ་དོག་དཀར་ཞིང་ལྩི་བ་དེ་ལེགས།

མར་རྙིང་ནི། འབྲི་མར་ལོ་ལོན་པ་དེ་དགོས། ལོ་མང་སོང་བའི་ཤིན་ཏུ་རྙིང་པ་ས་རུལ་འདྲ་བ་དེས་མི་རུང་།

ཨ་བར་སྐྱུར་གསུམ་ནི། རྒྱ་གར་ནས་བྱུང་བ་རུལ་སུངས་མེད་པ་དེ་ལེགས།

ར་འོ་ནི། འོ་རུལ་མ་ཡིན་པ་དགོས།

མི་ཚིལ་ལམ་འཕྱི་ཚིལ་ནི། གཞུང་དུ་མི་ཚིལ་གསུངས་ཀྱང་། ལག་ལེན་སྐབས་ཁུང་གནས་སྲེ་ཚན་འཕྱི་བའི་ཚིལ་བུ་སྦྱུད་པ་མང་བས་གང་རྙེད་རུལ་སུངས་མེད་པ་དགོས།

ཚ་ལ་ནི། གཏེར་ཁ་ནས་ཐོན་པ་ནག་ཁམས་མཁྲིགས་པ་ཕྱི་ལ་བྱུལ་རྩི་ཆགས་པ་དེ་དང་། ཡང་ན་དཀར་ལ་དྭངས་པ་རྩིང་རྫོབ་རང་བྱུང་བཙོས་ལྷད་མ་སོང་བ་དེ་དགོས།

མར་ནག་གམ་སྨུམ་ནག་ནི། པད་ཁ་སོགས་ནས་བཙིར་བའི་སྣུམ་བཙག་མ་བཅད་པ་དེ་ཡིན། སྣུམ་གཞན་གྱིས་མི་རུང་།

ཕྲི་ཁནྡ་ནི། བསེ་ཤིང་དཀར་པོའི་ཞོའམ་ཐང་ཆུ་ཁནྡ་གདུས་པ་ཟྭ་མར་རྙིང་པ་འདྲ་བ་དང་། ཐབ་རྫོག་འདྲ་བ་གཉིས་ཡོད་པས་གང་བྱུང་གིས་རུང་།

ཤུ་དག་དཀར་པོ་དང་རྩྭ་རམ་པ་ནི། མཆོག་དམན་གཉིས་ལས་བཙད་མཚམས་དཀར་ལ་དྲི་ཞིམ་པ། དབྱིབས་གཉེར་མ་སོགས་ནག་པོ་དང་འདྲ་ཞིང་མཁྲིགས་ལ་དྭངས་བ་ཚིགས་མཚམས་སྔོ་མདངས་ཙུང་ཟད་ཡོད་པ། བཙག་འཁྲོ་དཀར་ལ་བཞུན་

པ་དེ་མཆོག་དང་དམན་པ་དེ་བས་ཕྲ་ཞིང་། དཔྱིབས་ཕྱོགས་འདྲ་བའི་ཤ་དག་དཀར་པོ་རིགས་གཉིས་དང་། ཞིང་ནང་སྐྱེས་པའི་རྩྭ་རམ་པའམ་དུར་བ་ཞེས་པས་ཀྱང་ཉུང་ངོ་། །

ཡུང་བ་ནི། སྣ་སེར་རོ་ཁ་ལ་ཚ་བ་དེ་དགོས།

ར་མཆིན་ནམ་ར་ཤ་གསར་རྙིང་ནི། གང་ཉུང་གིས་ཆོག་ཀྱང་མ་ཉུལ་བ་དགོས། ར་ཐུག་གི་གཅིན་ནི་ཡུན་རིང་ཉར་ཚགས་བྱས་ནས་ཉུལ་སྐྱོན་སོང་བས་མི་ཉུང་།

དར་བ་ནི། བ་མཛོ་འབྲི་གསུམ་གང་ཉུང་གིས་ཆོག་ཀྱང་སོ་མ་དགོས།

གཉིས་པ་སྲིག་བྱེད་ཀྱི་རྫས་ནི། ཚ་ལ་དཀར་པོ་གོང་གསལ་རང་བྱུང་རིགས་གཉིས་གང་ཉུང་དགོས། བཟོས་མ་བྱེ་མ་ཀ་ར་འདྲ་བ་དེ་དམན་པས་ཐལ་བའི་ནང་དུ་འོད་རྩིག་ཅན་མང་པོ་ཞིག་འབྱུང་གཞི་བྱེད་པས་མི་ཉུང་།

མུ་ཟི་སེར་པོ་ནི། ས་རྫོའི་ལྷད་མེད་པ་གསེར་འདྲ་ཞེས་སེར་མདངས་ཆེ་བ་དེ་ལེགས། སེར་སྐྱ་མདོག་མི་གསལ་བ་ཞན། བསྐོལ་དུས་ཆོག་སྐྱོན་ཤོར་བ་སོགས་ཀྱིས་མི་ཉུང་། གོང་གི་ཚ་ལ་དང་མུ་ཟི་གཉིས་ནི་སྲིག་རྫས་ནང་གི་གལ་ཆེའི་ནུས་ལྡན་ཞིག་ཡིན་པས། ངེས་པར་དུ་སྦྱུས་ལེགས་དང་འཕོར་ཚད་ཀྱང་ཐལ་བསྲིགས་མང་ཉུང་དང་། དངུལ་ཆུ་བཙོ་བཀྲུ་ཆེན་མོ་དང་སྦྲེལ་ན་དངུལ་ཆུའི་བུངས་ལ་གཞིགས་པའི་གྲ་སྒྲིག་འདང་ངེས་བྱ་དགོས།

ལྤོང་རོས་ནི། ཁམས་བརྒྱད་ཀྱི་སྐབས་ལྟར་རོ། །

ཨ་ཉུ་ར་ནི། བདུད་རྩི་ཤ་མཐུག སྐེམ་པོ་སྤུལ་མང་། གསེར་མདོག་བཅས་གང་ཡང་ཉུལ་སུངས་མེད་པ་ངོ་བོ་ཡོངས་གྲགས་ཤེས་སླ། གང་ཡང་རྒྱ་གར་ནས་བྱུང་བ་ལེགས།

ཟར་མ་ནི། གོང་གསལ་ལྟར་རོ། །

ཏིལ་དཀར་ནག་ནི་ཞིང་སྐྱེས་ཀྱི་འབྲུ་རིགས་ལེབ་ཆགས་ངོ་བོ་གཅིག་ལ་ཁ་དོག

གིས་དཀར་ནག་གཉིས་སུ་དབྱེ། སྦྱིན་སྲེག་སྐབས་སྲེག་རྫས་རུང་བ་དེ་ཡིན།

ར་དཀར་མོའི་འོ་མ་ནི། ར་མ་དཀར་མོ་ནད་མེད་ཀྱི་འོ་མ་དགོས་པ་ལས་ནུ་མར་རྨ་ཐོར་ཅན་སོགས་ནད་ཅན་དང་། རེའུ་སྐྱེས་ཕྲལ་བཞོས་པའི་སྦྲི་སོགས་ཀྱིས་མི་རུང་།

བོང་དཀར་ནི། རྒྱ་གར་བོང་དཀར་གྱི་རྩ་བ་རོ་ཁ་བ་འབྲུལ་མེད་དེ་བྱུང་ན་རབ་དང་། མ་བྱུང་ན་སྔོ་བོང་དཀར་ སྤུས་ལེགས་བྱུངས་བསྐྱེད་ཀྱང་རུང་ངོ་། །

ཟེ་ཚྭ་ནི། ཁང་རུལ་གྱང་ཞབས་གད་ཕུག་སོགས་ཟེ་ཚྭ་ཆགས་སའི་ས་བསྐོལ་བཟོ་བྱས་པ་ལས་བྱུང་བའི་དཀར་ལ་དྭངས་པ་ཤེལ་ཁབ་འདྲ་བ་དེ་དགོས། ཅྱི་མ་ཀ་ར་འདྲ་བ་དེས་མི་རུང་། མདོར་ན་མེ་དང་འཕྲད་མ་ཐག་སུར་སྒྲ་དང་བཅས་ཡར་འགྲོ་བ་དེ་དགོས།

སྤར་བུའི་ཁཎྜ་ནི། གོང་གསལ་ལྟར་རོ། །དེ་ལྟར་སྲེག་བྱེད་དང་གཡའ་ཕྱི་དུག་འདོན་གྱི་རྫས་རྣམས་དང་། གཞན་ཡང་ལྕགས་བརྒྱད་བསྲེག་སྐབས་སྦྲང་གཤོག་དང་། རྫས་བཏུམ་བྱེད་རས་དཀར་དང་དཀྲི་བྱེད་རས་སྐུད། སིང་རས་དང་སོ་རས་གཙང་མ། ལྕགས་སྐུད་ཕྲ་སྦོམ་སྣ་ཚོགས་དང་སྲེག་ཐབ་ཀྱི་རྒྱུ་ཆ་ཞིག་ག་དང་། རྫ་ས་མི་ཐུབ་ངེས། དེང་སྐབས་རྒྱ་སྐད་ལ་ལན་ཧོའི་ཉིས་ཟེར་བ་དང་། ས་ཕག་མེ་ཐུབ་པ། ལན་ཧོའི་ཀྲོན་ཞེས་པའི་ས་རྒྱུ་དང་། ཐབ་ཟམ་ལྕགས་ཧྲིང་ཕྲ་སྦོམ་སྣ་ཚོགས་སོགས་ཉེར་མཁོའི་ཡོ་བྱད་ཅི་རིགས་པ་འདང་ངེས་གྲ་སྒྲིག་ཚགས་སུ་ཚུད་པར་བྱའོ། །

གསུམ་པ་སྲེག་སྣོད་དང་སྲེག་ཐབ་ནི། གསེར་དང་། གསེར་རྗེ་སོགས་ལྕགས་ཁམས་ཀྱི་རིགས་འདི་རྣམས་རྫས་སྦྱོར་དང་། མཐོང་བརྒྱུད་ལག་ལེན་ཟབ་མོའི་ཐབས་ནུས་ལ་བརྟེན་ནས་ཐལ་བར་བསྲེག་ནུས་པ་ཡིན། དེ་ཡང་སྲེག་བྱེད་ཀྱི་རྫས་སྦྱོར་ཚང་ལ་མ་ནོར་བ་ཡོད་ཀྱང་། སྲེག་སྣོད་དང་སྲེག་ཐབ་ཀྱིས་མེ་ཚན་ཤིན་ཏུ་ཆེན་པོ་བཟོད་ཐུབ་པ་ཞིག་མེད་ན། བསྲེག་བྱའི་ལྕགས་ཁམས་མ་ཚོག་རྫོན་ལ་སྲེག

སྣོད་དང་སྲིག་ཐབ་ཞིག་རྫོལ་དུ་འགྲོ་ཉེན་ཡོད་པས་དེ་གཉིས་ཀྱི་བཟོ་ཐབས་འདི་ཡང་ཤིན་ཏུ་གལ་ཆེ་བ་ཞིག་ཡིན་པས་གལ་ཆུང་སྣང་མེད་དུ་མི་འགྲོ་བར་བྱའོ། །

དེ་ཡང་དང་པོ་སྲིག་སྣོད་ནི། དེ་སྔོན་རང་གིས་ལྕགས་ཁམས་ཐལ་བཟོའི་ལག་ལེན་ལན་མང་བགྱིས་པའི་དུས་རིམ་ནང་སྲིག་སྐམ་དང་། སྲིག་སླང་མང་དག་གཅིག་བཀོལ་སྤྱོད་བྱས་པའི་ནང་ནས་ཆེས་བཟང་བ་ནི། ལྕགས་ལེབ་རྒྱུ་བཟང་ཞིང་སྐར་མ་གང་གི་མཐུག་ཚད་ཡོད་པ་ལས་བྱས་པ། དབྱིབས་ཟླུམ་པོ་མར་པར་འདྲ་བ་ལ་མ་ཚོད་ཀྱི་ཁ་མཚམས་ནས་ཕྱིར་འཁོར་གཞོག་ཞེང་སྐར་མ་༧༥ཙམ་སྐོར་མོར་ཡོད་པ་དང་། འཁོར་གཞོག་མན་ཆོད་ཐབ་འཛུལ་སྐར་མ་༡༨ཡོད་པ། མཐིལ་འོ་ཟོའི་མཐིལ་ལྟར་ཐད་ཀར་སྲིད་པ། མཐུག་ཚད་སྐར་མ་༢ཡོད་པ་ལ་ལྕགས་ལེབ་ཀྱི་ཁ་ཆོད་པར་བུ་ལྟར་སོ་བསྒྲིག་རྒྱུ་ཡོད་པ་བཟོས་ནས་མཐར་མ་ཆོད་ཀྱི་འཁོར་གཞོག་དང་། མཉམ་དུ་གཙུས་གཟེར་བརྒྱབ་སྟེ་དམ་པར་བསྟམ་རྒྱུ་ཡོད་པ་བཟོ། སླང་བཞག་བདེ་བའི་ཆེད་དུ་མ་ཚོད་ཀྱི་གཡས་གཡོན་གཉིས་སུ་ལྕགས་ལུང་ཚལ་སླང་གི་ལུང་ལྟར་བཀུག་པའི་ཁུང་དང་། ཡ་ཚོད་དཀྱིལ་དབུས་ཀྱི་མཛོ་སྣའི་ཁུང་བུ་གཉིས་ཐད་སྦྲོད་ཀྱིས་ལྕགས་རྟེང་བརྒྱུས་ནས་ཕན་ཚུན་ཁུར་ཐུབ་པ་ཞིག་བཟོས་ལ། ལྕགས་སྣོད་ཀྱི་སྦུབ་མཚམས་རྣམས་སུ་སློག་ཚ་སྤྲ་བརྟན་བརྒྱབ་སྟེ་གས་ཁུང་གཏན་ནས་མེད་པ་བྱ། དེའི་ནང་དུ་ཞིག་ཀ་དང་ཛྷ་ས་མི་ཐུབ་ངེས་རྫོ་རྒྱུས་བཅས་མཉམ་དུ་བསྲེས་པའམ། ཡང་ན་ལན་ཏོའི་ཉེས་ཟེར་བའི་ས་རྒྱུ་མི་ཐུབ་ཀྱིས་འདག་ཞལ་སྲབ་མཐུག་སྐར་གང་ཙམ་ཁྲབ་པར་བྱ། དཀྱིལ་གཞུང་ཐད་དྲང་གི་བར་ཚོད་སྲབ་མཐུག་སྐར་མ་ཕྱེད་དོ་ཙམ་ཁ་དང་འདྲ་མཉམ་བཟོས་ལ་སྤྱིའི་འཁོར་རྒྱ་སྐོར་མོའི་ཚངས་ཐིག་སྐར་མ་༦༠ཡོད་པ་ཞིག་དགོས། འདག་ཞལ་ཉེ་མར་སྐམ་ནས་གས་བསུབ་ཡང་ཡང་བྱ། མི་ལ་ཡང་ཡང་བསྐྱོས་ཏེ་མི་གས་པའི་ཐབས་ཅི་དྲག་བྱེད་དགོས་སོ། །གོང་གསལ་གྱི་སྲིག་སྣོད་དེ་ནི་ཤོང་ཚད་སྲིག་སྣོད་གཞན་ལས་ཆེ་

བས་སྦྲང་གཡོག་བཙུ་དྲུག་ནས་ཉི་ཤུའི་བར་འགྲོ་བས་ལས་ཚོད་ཆེ་བ་དང་། དེ་སྔོན་གསེར་ཐལ་བཟོ་སྐབས་ཆུ་ཚོད་༣༠ཡས་མས་བསྲེག་དགོས་ཀྱང་། འདིའི་ནང་དུ་དུས་ཚོད་རིང་ཤོས་ཆུ་ཚོད་༡༡ལས་མི་འགོར་བར་འགྲུབ་པས་དུས་ཚོད་དང་དངོས་པོའི་འགྲོ་གྲོན་ཆུང་བ་ཁམས་བདུན་སྲེག་སྐབས་འབར་གས་ཀྱི་ཉེན་ཁ་དང་འཇིགས་སྣང་མེད་པ་སྤྱབས་བདེ་ཞིང་ཐལ་བསྲེག་གི་སྒྲུས་ཚད་ལེགས་པ་བཅས་ཀྱི་དགེ་མཚན་ཤིན་ཏུ་ཆེ་བར་སྣང་བས་ཐལ་བཟོའི་ལག་ལེན་ལ་འཇུག་པའི་བློ་ལྡན་རྣམས་ཀྱིས་དཔྱད་བྱར་འོས་པ་འདི་ཡིན་ནོ། །

གཉིས་པ་བསྲེག་ཐབ་ནི། ཕྱི་དབྱིབས་ རླུང་ཐབ་སྤྱི་དང་འདྲ་བ་ལ་མི་གཏོང་ཡུན་རིང་ཞིང་མེ་ཤུགས་ཆེ་བ་དང་། སྲེག་སྣོད་གདོས་ཆེ་ཞིང་ལྡི་བ། བླུང་བཞག་ཐེངས་མང་དགོས་པས་རྩིག་རྒྱང་དང་རྩིག་ཞིང་ཆེ་ཙམ་གྱི་སྲ་བརྟན་ཞིག་དང་། འོག་ཏུ་རླུང་སྒོ་ཆུང་ངུ་རླུང་རང་བཞིན་གྱིས་རྟུབ་འོང་བ། ཐབ་ཁོག་ལ་ལན་རྩོའི་གྲོན་ཟེར་བའི་ས་ཕག་སྒྲིག་རྒྱུ་བྱུང་ན་རབ་དང་། མ་བྱུང་ན་རྫ་ས་མི་ཐུབ་དང་། རྡོ་རྒྱུས་བསྲེས་པའི་འདག་ཞལ་ལེགས་པར་བྱ། ཐབ་མིག་གི་ཁ་འཁོར་གཡས་གཡོན་གཉིས་སུ་སྲེག་སྣོད་གི་འཁོར་གཡོག་བསྐྱོན་ས་ལྕགས་ཕྱེད་སྲ་ཐང་གཉིས་གཏོང་རྒྱུ་དང་། འཁོར་གཡོག་དང་ཐབ་ཀྱི་བར་ནས་མེ་ལྕེ་ཕྱིར་མི་རྒྱུག་པ་བྱེད་དགོས། ཐབ་ཁོག་གི་ཟམ་རྒྱུད་ལྕགས་ཕྱེད་ཡང་སྲོམ་ལ་མེ་ཤུགས་ཐུབ་ངེས་དང་། དུ་ཁུང་དང་མེ་སྒོ་སྒྲིང་འོག་གཉིས་ལས་སྙིང་མའི་ཁ་ཞིང་སྦྲུག་མ་ཞིང་ཆུང་བ་ཞིག་ཐར་ངེས་དགོས། གཞན་ཡང་དེའི་ཉེ་ལོག་བདེ་སར་ལྕགས་ཁམས་གཡའ་དུག་འདོན་སྐབས་བཙོ་བཀྲུ་བྱ་བའི་ཐབ་དང་སྣོད་སོགས་ཀྱང་འདུ་བྱའོ། །

༣ ལག་ལེན་དངོས་བཤད་པ་ལ་ལྕགས་ཁམས་ཀྱི་ཡི་བསྲེག་ལུགས་དང་། སོ་སོའི་ཐལ་བཟོ་བཤད་པའོ། །

དང་པོ། ལྕགས་ཁམས་སྒྱི་ཡི་བསྲེག་ལུགས།

ལྕགས་ཁམས་སྒྱི་ཡི་བསྲེག་ལུགས་ནི་དེ་ཡང་ཁོ་བོས་ད་ཕན་དངུལ་ཆུ་བཙོ་བཀྲུ་ཆེན་མོ་དང་འབྲེལ་བའི་ཐལ་བཟོ་ལན་མང་བགྱིས་པའི་བསླབ་བྱ་དང་ཉམས་མྱོང་མི་འདྲ་བ་ཞིག་བྱུང་བ་རྣམས་ཀྱི་ལེགས་ཆ་དག་ཕྱོགས་གཅིག་ཏུ་བསྡེབས་ནས་ཟིན་བྲིས་སུ་འགོད་པ་ལ། ཐོག་མར་དུག་འདོན་དང་གཡའ་ཕྱི་བའི་རྫས་སྦྱོར་ཁཏྲ་དང་། མཚུར་སེར་ནག་རྣམས་ཆུར་ཞག་གཅིག་སྦྲངས་པའི་ཁུ་བ་དང་། ཆང་སྒྱུར། དྲི་ཆུ་རྣམས་དྭངས་སུ་བཅུག་པའི་གྲུངས་ཆུ་དགོས། དེ་སོགས་སོ་སོར་བཤད་པའི་འདོན་ཁུའི་ནང་དུ་སྦྲང་གཞོག་རྣམས་བཙོས་ལ་བཙོ་ཐེངས་རེའི་མཚམས་སུ་ཆུ་གཙང་གིས་ལན་གསུམ་བཞི་ལས་མི་འདྲ་བར་བཀྲུ་བཤལ་དག་པར་བྱས་ཏེ་སྦྲང་གཞོག་རེ་རེ་བཞིན་ཤིང་ལེབ་འཇམ་པོའི་ཐོག་བཞག་ལ་ལྷིབ་གཉེར་བསྲང་། རས་གཙང་སོགས་ཀྱིས་འབྲུད་བརྡར་བྱས་ཏེ་གཡའ་གཏན་ནས་མེད་པར་བྱ་བ་དང་། ལྕགས་རིགས་དང་ཁམས་བདུན་ཕྱེ་མ་རྣམས་ཆུད་ཟོས་སུ་མི་འགྲོ་བའི་ཆེད་དུ་རས་ཐུམ་བྱས་ནས་བཙོ་བཀྲུ་དག་པར་བྱ། བཙོ་བཀྲུའི་སྐབས་ཉི་མས་མ་ལྐོགས་པར་ཞག་རེ་བར་མཚམས་འཇོག་དགོས་བྱུང་ན་འདོན་ཁུ་གང་ཡིན་དེའི་ནང་དུ་བསྐྱལ་ནས་ཕྱིར་ནངས་ལྷོག་གཅིག་ཁོལ་བར་བཙོས་ལ་བཀྲུ་བཤལ་དག་པར་བྱ་དགོས་པ་ལས་རྗེན་པར་བཞག་ན་གཡའ་འཕེལ་འགྲོ་བས་མི་རུང་། སྲེག་རྫས་རིགས་རྣམས་སྐབས་བསྟུན་གྱི་སྐོར་ཐང་དང་། སྤར་གཅོག་རྫས་གཞན་བཅས་སློབ་དཔོན་གྱི་ཞལ་ཤེས་དམར་ཁྲིད་མཐོང་བརྒྱུད་ལས་ཤེས་པར་བྱའོ། །དེ་ནས་རྫས་རྣམས་སོ་སོར་བཤད་པའི་སྦྱང་ཁུས་གར་སླ་འབྲི་ཞོ་ཙམ་དུ་གཡོས་ནས་བཀྲུག་ཚད་ཀྱིས་ཚད་ལྷག་མེད་པར་སྦྲང་གཞོག་རེ་རེ་བཞིན་གྱི་ཕྱི་ནང་ཀུན་ཏུ་སྦྱབ་མཐུག་མེད་པར་ཁྱབ་པར་བྱུག་ལ། རེ་རེ་བཞིན་རས་དཀར་དྲི་མེད་ཀྱི་ཐུམ་བརྒྱབ་སྟེ་བསྐམས།

ལྕུགས་རིགས་ཕྱེ་མ་དང་རྫེ་རིགས་རྣམས་ནི་སྲིག་རྫས་དང་བསྲེས་ཏེ་སྒྲང་གཞོག་ལྟར་འཚོས་ལ་རས་གཙང་གིས་དྲིལ་བ་དང་མཐིལ་ཀྲུ་ཀྱོང་མོའམ་འཕང་ལོ་གང་བདེར་བཟློས་ཏེ་ལེགས་པར་བསྐམ། སྲིག་སྡོད་ཀྱི་ཞབས་སུ་གསོལ་ཤིང་གི་སོལ་ཕྱེ་ཞིབ་མོ་རིམ་པ་གཅིག་བཀོད། དེ་སྟེང་སྒྲང་གཞོག་རྣམས་སློང་བའམ་ལེབ་འཇོག་གང་བདེར་བཞག སྒྲང་གཞོག་ལྟེབས་རེའི་བར་དུའང་སོལ་ཕྱེ་ཉུང་ཙམ་རེ་དང་བཅས་བཀོད་ནས་སྲིག་སྡོད་ཁེངས་པར་བྱ། ཟུར་རྣམས་སུ་སོལ་ཕྱེ་ཐུར་མས་སག་བརྫངས་ནན་ཏན་དང་། སྟེང་དུའང་སོལ་ཕྱེ་བརྫངས་ནས་བར་གསེང་ཙུང་ཟད་མེད་པར་བྱས་ན་ཚིག་སླ་བ་དང་། ཐིགས་པོ་མི་འདྲིལ་བས་ཤིན་ཏུ་གནད་ཆེ། དེ་ནས་ཁ་ཁེབས་འགྲིགས་པར་བརྒྱབ་ལ་ཁ་མཚམས་རྩྭ་འདམ་གྱིས་བྱུགས། སྐམ་ཐག་ཆོད་པ་དང་གོང་གསལ་རླུང་ཐབ་ཏུ་བཙུགས་ཏེ་བེ་སོལ་གྱི་མེ་འཛམ་པོ་བཏང་། སྲིག་སྡོད་ཀྱི་ཁ་མཚམས་ནས་རླངས་པ་འཐུལ་བར་རྩྭ་འདམ་གྱིས་བསྐྱར་དུ་བྱུགས། ནང་གི་ཚ་རླངས་ཕྱིར་མི་ཤོར་བ་དང་ཕྱིའི་ཚ་དབལ་བསྐྱེད་ནས་ཚིག་སླ་བའི་ཕྱིར་དུ་ཁ་མཚམས་བྱེ་མ་རྣོན་པས་བཀག་པ་དང་། ཁ་ཁེབས་ཐོག་ཏུའང་སྲིད་པ་བྱེ་མས་གཡོགས། སྦུད་པ་ཏར་འབུད་མི་བྱེད་པར་དལ་བུས་མེ་ཤེད་ཆེར་བསྐྱེད། མུ་ཟེ་དྲི་ཡལ་ཚོས་ཚད་ཡིན་ཞེས་བཤད་ཀྱང་མུ་ཟེའི་དྲི་མ་ཡི་མེད་མི་ཡོང་བས་སོ་སོར་བཤད་པའི་ཡུན་ཚད་དང་སྦྱར་ལ་བསྲིག ཐོག་མ་ནས་མེ་ཤེད་ཆེ་ན་ཐིགས་པོར་འདྲིལ་བ་དང་། བར་དུ་མེ་ཆུང་ན་མི་ཚིག་པས་མེ་གཏོང་མཁས་པ་གལ་ཆེའོ། །བསྲིག་ཟིན་ནས་གྲང་དུ་བཅུག་ལ་དལ་བུས་ཁ་ཕྱེ་སྟེ་སྟེང་གི་སོལ་ཕྱེ་བསལ། སྡོད་གཞན་དུ་སྤོས་ལ་སོལ་ཕྱེ་རྣམས་སྤུར། འཕྲོས་རྣམས་རྫེ་གཞོང་དུ་ཚུད་ཟད་ཆུ་འདུལ་བྱས་ལ་ཆུ་གསིག་ཡང་ཡང་བྱས་པས་རྫས་རོ་སོགས་ཁ་ལ་དོན་པ་རྣམས་བཤལ་བཞུར་གཙང་མར་བྱས་ཏེ་བསྐམས་ནས་སྲང་ལ་བཏེགས་པས་ལྕུགས་རིགས་

དངོས་ལ་སྦྱར་མ་སྦྱིག་གོང་གི་སྦྱང་གྲངས་གང་ཡོད་བྲི་རྒྱུ་མེད་ཅིང་འཕར་ན་རྫས་རོའི་ཐལ་བ་ཡོད་རྟགས་ཡིན་པས་ཆུ་འདུལ་ཙུང་ཟད་བྱས་ལ་བསྐམ་སྟེ་ཐུམ་པོ་ཁ་བྱང་ལྡན་པར་བྱ། ལྕགས་རིགས་གང་ཡང་འཆིག་ལུགས་ལེགས་ན་རང་མདོག་ཉམས་ནས་ནག་པོ་ཤོག་ལྡེབས་ལྟ་བུ་སེན་མོས་བཙག་ན་དུམ་བུར་ཆག་འགྲོ་བ་དང་། སོ་བར་འཆའ་དུས་སག་སྒྲ་དང་བཅས་ཞིག་འགྲོ་བ་ནི་ཚོས་ཚད་ལེགས་པའི་རྟགས་ཡིན། གལ་ཏེ་མ་ཆོག་པ་འདུག་ན། མེ་ཆུང་བ་དང་། ཡུན་ཐུང་བ། གཉེན་པོ་ཉུང་བའི་སྐྱོན་གསུམ་གང་ཡིན་བརྟགས་ལ་གཉེན་པོ་ཉུང་ན་སྦྱིག་རྫས་བསྐྱེད། གཞན་གཉིས་ལ་དེ་ལུགས་བྱས་ཏེ་སྔར་བསྦྱིག ཕྱེད་ཆོག་ཕྱེད་མ་ཆོག་ན་གཉེན་པོ་ཕྱེད་ཆ་བསྐྱེད་པ་སོགས་རིག་པས་འཕྲུལ། མ་ཆོག་པའི་རང་མདོག་འོད་ཅན་འདྲེས་པ་དང་ཆོག་ཆེ་ནས་ཤོག་ཆོག་ལྟ་བུ་རེག་མི་བཟོད་པ་དག་ཀྱང་སྤང་བྱ་ཡིན། ཁམས་བདུན་ལྷང་ཚེར་བཅས་ཀྱི་མཐིབ་ཀྱུ་ཀྱོང་མོའམ་འཕང་ལོ་རྣམས་ནི་སྦྱིག་སྟོད་ཕྱེད་ཁྱིངས་ཙམ་བླུགས་ལ་སོལ་ཕྱེ་བཟྣངས་མི་དགོས། ཁ་ཁེབས་འཁྲིགས་པར་བརྒྱབ་ལ་བསྲེགས་ལུགས་དང་ཐལ་བ་ལེན་ལུགས། འཆིག་ཚད་སོགས་གོང་བཤད་ལྟར་ལ་རྗེ་རིགས་ཐལ་བ་རྣམས་ཆུ་གྲང་གིས་བཤལ་ཐེངས་གསུམ་བཞི་ཙམ་བྱ། ཐལ་སྨན་རྣམས་ཀྱི་སྐབས་སུ་རྣམ་གཡེང་སོགས་ཀྱིས་འཕྲལ་རྐྱེན་ཡོང་བས་དོན་མེད་ཀྱི་འགྲུལ་སྤྱང་བྱ་བ་སོགས་ལ་གཟབ་ཅིང་། ལྷག་པར་གསེར་ཐལ་ནི་ལམ་ལ་འགྲོ་མིན་མང་བས་འཕྲལ་རྐྱེན་བར་ཆད་མི་འོང་བར་ངེས་པར་ཡིད་གཟབ་དགོས་པ་གལ་ཆེ། བགེགས་བསྐྲད་སོགས་རིམ་གྲོ་རྒྱ་ཆེར་དགོས་པར་གསུངས་སོ། །

གཉིས་པ་སོ་སོའི་ཐལ་བཟོ་བཤད་པ་ལ་གཉིས། ལྕགས་བརྒྱུད་ཀྱི་ཐལ་བཟོ་དང་། ཁམས་བརྒྱུད་ཀྱི་ཐལ་བཟོའོ། །

དང་པོ་ལྕགས་བརྒྱུད་ཀྱི་ཐལ་བཟོ་ལ། ཟིན་བྲིས་སྔ་མ་རྣམས་སུ་གསེར་དངུལ་

ཟངས་ལྕགས་སོགས་ཀྱི་གོ་རིམ་བཞིན་བྲིས་འདུག་ཀྱང་། ཟངས་ཐལ་ནི་ལྕགས་རིགས་གཞན་ལས་འགྲུབ་སླ་བ། ཐལ་བཟློའི་ལས་ཀ་བདེ་བླག་ཏུ་འགྲུབ་མིན་གྱི་དོགས་སྐྲག་སེལ་ཞིང་སྤྲོ་བ་བརྟས་པ་དང་རྟེན་འབྲེལ་བཟང་བ་བཅས་ཀྱི་སྒོ་ནས་ཐོག་མར་ཟངས་ཐལ་ནས་དབུ་བཙུགས་པའི་ལས་ཀའི་གོ་རིམ་ལྟར་འགོད་པར་བྱའོ། །

དེ་འང་ལྕགས་བརྒྱད་ལས་དང་པོ། ཟངས་ཐལ་གྱི་ལག་ལེན་ནི། སྤྱིར་ལྕགས་ཁམས་ཐམས་ཅད་གཡའ་ཕྱི་དུག་འདོན་ལེགས་པར་བྱ་དགོས་པས་ཟངས་ཀྱི་དུག་འདོན་ནི། ཟངས་ཀྱིསྲང་གསོག་རྒྱ་མ་གང་ལ་མཚོན་ན། མཚུར་སེར་ནག་གིགྲུངས་ཆུ་རྒྱ་མ་གང་། ཆུང་སྐྱུར་རྒྱ་མ་གང་། སྔར་ཁཎ་གྲུངས་ཆུ་རྒྱ་མ་གང་བཅས་གཡའ་མི་འབྱུང་བའི་ཀུ་ཀུ་ཤའི་ཀ་ཊོ་རའམ་ཛ་སྟོད་དུ་བླུགས་ལ་ཆུ་ཚོད་གཅིག་རིང་བཙོ། ཁུ་བ་དོར་ལ་སྲང་གསོག་རྣམས་ཆུ་གྲང་གིས་ལན་གསུམ་སོགས་བཀྲུ་བཤལ་དག་པར་བྱ། གཡའ་ཕྱི་བ་ནི། ཆང་སྐྱུར་དུ་སྔར་ཁུ་ཙུང་ཟད་བླུགས་པའི་ནང་དུ་ཆུ་ཚོད་སྐར་མ་སུམ་ཅུ་རེ་བཙོས་ལ་ཁུ་བ་དོར། ཆུ་གྲང་གིས་ལན་གསུམ་བཀྲུ་བཤལ་བྱ། སྲང་གསོག་རྣམས་ལྤེབ་གཉེར་བསྲང་ལ་རས་སྣམ་གྱིས་ཕྱི་བརྡར་ལེགས་པར་བརྒྱབ་སྟེ་སླར་ཡང་ཆང་སྐྱུར་དང་། སྔར་ཁུར་སྔར་བཞིན་ལན་གསུམ་བཙོ། འདིས་མཚོན་ལྕགས་ཁམས་བཙོ་བཀྲུ་དགོས་རིགས་ཐམས་ཅད་བཙོ་ཐེངས་རེའི་མཚམས་སུ་བཀྲུ་བཤལ་ལན་གསུམ་གསུམ་དང་བཀྲུས་ཟིན་ནས་ལྤེབ་གཉེར་བསྲང་ལ་ཕྱི་བརྡར་ཡང་སྔར་བཞིན་བྱ་བ་བཅས་ཁྲོན་བཙོ་བཀྲུ་འདུད་བརྡར་ལན་བཞི་སོང་ནས་དམར་ནག་གི་གཡའ་དྲི་མེད་པ་ཟངས་མདོག་ཤིན་ཏུ་དྭངས་ལ་དཀར་ཤས་ཆེ་བ་ཞིག་བྱུང་ན་གཡའ་དུག་ཐོན་པའི་རྟགས་ཡིན་པས་དེ་ལྟར་ཞིབ་ཚགས་ནན་ཏན་བྱས་ལ་བསླམ།

སྲེག་ཐུས་དང་བསྲེག་ཚུལ་ནི། ཟངས་ལྤེབས་རྒྱ་མ་གང་ལ་རང་མཉམ་གྱི་ཚ་ལ་རྒྱ་མ་གང་། ཉིས་བསྒྱུར་གྱི་མུ་ཟི་རྒྱ་མ་དོ་ཡི་ཕྱེ་མ་བྲི་ཐེབས་ཙུང་ཟད་བཅས་

སྐམ་བསྲེས་ལེགས་པར་བྱས་རྗེས་ཆུ་གཙང་གིས་སྐྱོ་མ་གཡོས་ནས་སྦྲང་གཤོག་གི་གྲངས་དང་མཉམ་པར་མང་ཉུང་དང་ཆད་ལྷག་མེད་པར་ཆ་སྙོམས་པར་བགོ་བཤའ་བརྒྱབ་སྟེ། སྦྲང་གཤོག་རེ་རེ་བཞིན་དུ་སྦྱབ་མཐུག་མེད་པར་ཐེམས་ངེས་བྱུག །རས་དཀར་དྲི་མེད་ཀྱིས་ལེགས་པར་བཏུམ་ནས་སྐུད་པས་དཀྲི། སྐམ་ཐག་ཆོད་ནས་གོང་གསལ་སྲིག་སྡོད་ཀྱི་མཐིལ་དུ་སོལ་ཕྱེ་བཏིངས་བ་དང་སྦྲང་གཤོག་རྣམས་བཀོད། བར་གསེང་རྣམས་སུའང་སོལ་ཕྱེ་སག་བཙངས་ནན་ཏན་བྱས་ལ་ཁ་ཁེབས་བརྒྱབ་སྟེ་ཁ་མཚམས་ཚྭ་འདམ་གྱིས་བྱུག་པ་སོགས་ཞིབ་གསལ་གོང་སྨོས་ལྟར་བྱ། དེ་ནས་གཟའ་སྐར་འཕྲོད་སྦྱོར་ཤིས་ཤིང་དགེ་བའི་ཉིན་གྱི་ཞོགས་པར་སྲིག་སྣང་ཐབ་ཏུ་བཙུགས་ཏེ་མེ་སྦར། བསང་དང་གསེར་སྐྱེམས་ཕུལ། གུ་གུལ་དང་ཡུངས་ཀར་བདུག་ནས་གེགས་སྲུང་བྱ། མེ་འཇམ་ཆུ་ཚོད་གཉིས་ཙམ་བཏང་རྗེས་ཁ་མཚམས་ནས་རླངས་པ་འཕྱུལ་བྱུང་བ་དང༌། ཚྭ་འདམ་གྱིས་བསྐྱར་དུ་བྱུགས་ལ་བྱེ་མ་སྣོན་པས་བཀབ། སྟེང་ནས་ཀྱང་བྱེ་མ་གཡོགས་ལ་མེ་ཤུགས་ཆེ་ཙམ་བཏང་ནས་ཆུ་ཚོད་གཉིས་རིང་བསྲེགས་ཏེ་མེ་མཚམས་བཞག་ལ་སྲིག་སྣང་གྲང་བ་དང་ཁ་ཕྱེ་ནས་བལྟས་པས་ཟངས་ལེབ་རྣམས་ཀྱི་མདོག་ཕུག་རོན་གྱི་མགྲིན་པ་ལྟར་གྱུར་ནས་སེན་མོས་བཙག་རྒྱུ་ཡོད་པ་དང༌། སོ་བར་འཆའ་དུས་སག་སྒྲ་དང་བཅས་ཞིག་འགྲོ་བ་ནི་ཚད་ལྡན་ལེགས་གྲུབ་བྱུང་བ་ཡིན། དེ་ནས་ཟངས་རོ་རགས་པ་གྲི་སོགས་ཀྱིས་བསལ་རྗེས་རྡོ་གཞོང་དུ་སྐམ་འདུལ་བྱས་ལ་དང་པོ་ཆུ་དྲོན་གྱིས་ལན་གསུམ་བཤལ། དེ་རྗེས་ཆུ་གྲང་གིས་ཐེངས་མང་བགྲུ་བཤལ་བྱས་ཏེ་ཟངས་རོ་གཏན་མེད་དག་པར་བྱ། སྦྲང་གཤོག་གི་ཆག་དུམ་ཆུང་དུ་འདུག་ན་སླ་ངའམ་རྡོ་གཞོང་དུ་འདུལ། ཆུ་གསིག་ཡང་ཡང་བརྒྱབ་ནས་ཐལ་བ་ཟངས་རོའི་ནང་མི་ཤོར་བ་ཞིབ་ལས་ནན་ཏན་བྱའོ། །

གསེར་ཐལ་ལ་དང་པོ་དུག་འདོན་ནི། མགར་བ་མཁས་པས་བཞུ་བཏུལ་བརྟུང་

མཐར་ཚུལ་བཞིན་བྱས་པའི་སྦྲང་གཤོག་རྣམས་གཡའ་མེད་པའི་སྣོད་གུ་གུའི་ཤའི་ཀ་ཧོ་ར་ལྷ་བུའི་ནང་དུ། ཆང་སྐྱུར་ཆ་གཅིག །མཚུར་གཉིས་གྲུངས་ཆུ་ཆ་གཅིག་ཏེ་ཆ་མཉམ་པ་ལ་སྐར་བུའི་གྲུངས་ཆུ་ཙུང་ཟད་བླུགས་པའི་སྐྱུར་གསུམ་ཆུ་སྦྲང་གཤོག་ནུབ་ངེས་བླུགས་པའི་ནང་དུ་ཆུ་ཚོད་གཅིག་གི་ཡུན་བཙོས་ནས་སྣོད་དང་། ཁུ་བ་དེའི་ནང་ཞག་གཅིག་བསྐྱལ། སང་ནངས་པར་ཁུ་བ་དེའི་ནང་ལྷོག་གཅིག་ཁོལ་བར་བཙོས་ལ་ཁུ་བ་ཕྱིར་བཞུར། སྦྲང་གཤོག་རེ་རེ་བཞིན་རས་འཇམ་གཙང་མས་ཕྱི་བརྡར་དང་ཆུ་གཙང་གིས་བཀྲུ་བཤལ་ལན་མང་བྱ། སླར་ཡང་སྐྱུར་གསུམ་ཆུ་སྟ་མ་ལྷ་བུའི་ནང་དུ། ཆུ་ཚོད་སྐར་མ་༣༠ཙམ་རིང་བཙོ་ཞིང་ཁུ་བ་དོར་བ་དང་ཆུ་གྲང་གིས་ལན་གསུམ་གསུམ་བཤལ་བ་བཅས་ལན་གཉིས་བྱ། དེ་ནས་སྣོད་གཙང་གཡའ་མེད་དུ་ལོ་བརྒྱད་དྲི་ཆུའམ་སྐྱེས་དར་མ་ནད་མེད་ཀྱི་དྲི་ཆུ་གང་ཙུང་རྒྱ་མ་བཞི་ལྷ་བུའི་ནང་དུ་ཟར་མ་སྲང་བཞི་ཞག་གཅིག་སྦྲངས་པའི་ཁུ་བ་དར་ཚགས་སུ་དྲངས་པ་བླུགས། བུལ་ཏོག་དང་། ཚ་ལ་བཏུལ་མ་ཝོ་ལྷ་རེ་བཏབ་ལ་སྦྲང་གཤོག་རྣམས་ཆུ་ཚོད་སྐར་མ་༣༠རིང་ལན་གསུམ་བཙོ་ཞིང་བཙོ་ཐེངས་རེའི་མཚམས་སུ་ལན་གསུམ་གསུམ་བཀྲུ་བཤལ་བྱ། དེ་ནས་གཡའ་འཕྲོག་པའི་ཕྱིར་དུ་ཆང་སྐྱུར་ནང་ཚ་ལ་བཏུལ་མ་དང་། བུལ་ཏོག་ཕྱེ་མ་ཝོ་ལྷ་རེ་བཏབ་པའི་ནང་དུ་ཆུ་ཚོད་གཅིག་ཙམ་བཙོ་ཞིང་ཁུ་བ་དོར་ལ་ཆུ་གྲང་གིས་ཡང་ཡང་བཀྲུ་བཤལ་དང་གཡའ་གཏན་ནས་མེད་པ་ཤིན་ཏུ་དག་པར་བྱ་དགོས་པ་བཅས་ཁྱོན་བཙོ་བཀྲུ་ལན་བདུན་བྱས་ལ་བསྐམ།

སྲིག་རྫས་དང་བསྲིག་ཚུལ་ནི། གསེར་དང་རང་མཉམ་གྱི་ལྷོང་རོས། ཉིས་འགྱུར་གྱི་ཞན་ཐལ། བཞི་འགྱུར་གྱི་མུ་ཟི་བཅས་གཙོ་བོ་ཡིན་ཀྱང་དེ་སྙེང་ཚྭ་ལ་ཆུ་བཅད་མ་བཅད་ཕྱེད་ཆར་བྱས་པ་སུམ་འགྱུར། ཟར་མ་དང་ཏིལ་དཀར་ནག་ཕྱེད་ཆ་བཅས་བསྣན་པ་དང་། སྲིག་རྫས་རྣམས་སྐྱིད་འགྲོས་མ་སྤུར་ན་ཚིག་དཀའ་བར་

འདུག་པས་སྲིས་རྫས་སྐྱིད་འཁྱོལ་སྤར་ཚུལ་དང་། ད་དུང་རྫས་གཞན་བཅས་མཐོང་བརྒྱུད་ཕྱུག་ལེན་ལྟར་ཤེས་པར་བྱ། སྲིག་རྫས་རྣམས་བསྐམ་བསྲེས་ལེགས་པར་བྱས་ཏེ་ཏིལ་དཀར་ནག་ཞིབ་བཏགས་ཕྱེ་མ་ར་འོས་སྦྱངས་པ་དང་། ཟར་མ་ཆུ་ཁོལ་དུ་ཞག་གཅིག་སྦངས་པའི་ཁུ་བས་སྐྱོ་མ་འབྲི་ཞོ་ཙམ་བྱས་ནས། གོང་སྨོས་ལྟར་སྦྲང་གཤོག་རེ་རེ་བཞིན་རྫས་སྐྱོ་ཆད་ལྷག་མང་ཉུང་མེད་པར་ཐིམ་ངེས་བྱུག ཐུམ་བསྒྲིལ་བྱས་ཏེ་ཟུར་རྣམས་ཟར་ཁུས་སྦྱར་རྗེས་ཉི་མར་བསྐམ། གོང་གསལ་སྲིག་སྣོད་དུ་གསེར་ལྷེབས་བཀོད་ལུགས་དང་སག་བརྫངས་བྱེད་ལུགས། ཁ་ཁེབས་བརྒྱབ་ནས་ཚྭ་འདམ་དང་། བྱེ་མས་གཡོགས་ལུགས་བཅས་གོང་དུ་བསྟན་པ་ལྟར་བྱས་ཏེ་མེ་འཇམ་གྱིས་ཆུ་ཚོད་གཉིས་བསྲེགས་ལ་མེ་མཚམས་ཆུ་ཚོད་ཕྱེད་ཙམ་འཛོག་རྒྱུ་དེའང་གནད་ཤིན་ཏུ་ཆེ། དེ་ནས་མེ་ཤུགས་ཆེར་བསྐྱེད་ནས་ཆུ་ཚོད་བརྒྱད་རིང་བསྲེག་རྗེས་མེ་མཚམས་བཞག་ནས་སྲིག་སྣོད་གྲང་བ་དང་། ཁ་ཕྱེ་ནས་རྫས་རོ་བསལ། གསེར་ཐལ་ནི་ཐལ་བསྲེག་གཞན་ལས་རྫས་རོ་བསལ་དཀའ་བས་ཆུ་འདུལ་དང་། ཆུ་སིག ཆུ་བཤལ་ཡང་ཡང་བྱས་ཏེ་སྔར་མ་བསྲེག་སྐབས་ཀྱི་གསེར་རྒྱ་སྲང་གང་ཡོད་འཕར་འཕྲི་མི་ཡོང་བ་ཞིབ་ཚགས་ནན་ཏན་གལ་ཆེའོ། །

དངུལ་ཐལ་ལ་དུག་འདོན་ནི། སྣོད་གཙང་དུ་མཚུར་གཉིས་ཀྱི་གྲངས་ཆུ་དང་དྲི་ཆུ་བུངས་མཉམ་ལ་སྐར་ཞུན་ཙུང་ཟད་བླུགས་པའི་ནང་དུ་སྦྲང་གཤོག་རྣམས་ཆུ་ཚོད་གཅིག་ལ་བཙོས་ནས་ཁུ་བ་དོར། བཀྲུ་བཤལ་འདྲུད་བཏང་བྱས་རྗེས་སླར་བཙོ་བཀྲུ་སོགས་གོང་བཞིན་ལན་གཉིས་བྱ།

གཡའ་འདོན་པ་ལ། དྲི་ཆུའི་ནང་སྐར་བུའི་གྲངས་ཆུ་ཙུང་ཟད་བླུགས་པའི་ནང་དུ་བཙོ་བཀྲུ་ལན་གསུམ་བྱ། ད་དུང་དངུལ་མདོག་མི་ལེགས་པ་དང་གཡའ་ནག་ཡོད་ན་སྦྲང་གཤོག་རེ་རེ་བཞིན་སོལ་མེར་བསྲེག་ནས་ཆང་སྐྱུར་དང་སྐར་ཁུ་བསྲེས་པའི་ནང་

དུ་ལྕགས་ལ་ངར་གླུད་པ་ལྟར་གསུར་སྦྲ་གྲུགས་པ་བཙུག་ནས་དེ་འདྲ་ལན་ཁ་ཤས་བྱས་ན་དངུལ་མདོག་དཀར་པོར་འགྱུར་བ་ངེས། འདིའི་སྐབས་སྦྲང་གཞོག་རྣམས་ལྕགས་སྐམ་མམ། ལྕགས་དཔྱད་ཀྱིས་བཟུང་ན་དེར་ནག་ཐིག་ཆགས་འགྲོ་བས་ཟངས་ཀྱི་སྐམ་པའམ་ཤིང་སོགས་ཀྱིས་ལེན་ཐབས་བྱེད་དགོས་པ་དང་། ཟངས་དང་གཤའ་སོགས་ཀྱང་དེ་དང་འདྲའོ། །

སྲིག་རྫས་དང་བསྲེག་ཚུལ་ནི། དངུལ་དང་ལྷིད་མཉམ་གྱི་ཚ་ལ། ཉིས་འགྱུར་གྱི་མུ་ཟི་ཞིབ་བཏགས་ཕྱེ་མ། སྐྱར་ཁྱུའམ་ཆུ་གཙང་གིས་གར་སླ་ཝོ་ཙམ་བྱས་ལ། བྱུགས་ལུགས་སོགས་གོང་ལྟར་བྱས་རྗེས་མེ་ཤུགས་ཆུང་ངུས་ཆུ་ཚོད་གཉིས་བསྲེགས། དེ་ནས་ཆུ་ཚོད་གཅིག་རིང་མེ་མཆམས་བཞག སླར་མེ་ཤུགས་ཆེ་ཙ་བཏང་ནས་ཆུ་ཚོད་གཉིས་རིང་བསྲེགས་ནས་མེ་མཆམས་འཇོག་དགོས། ལར་གསེར་ནི་སྤུས་ཚད་ཇི་ཙམ་ལེགས་པ་དེ་ཙམ་གྱིས་འཆིག་དཀའ་བ་དང་དངུལ་ནི་དེ་ལས་ལྡོག་སྟེ་ཆིག་སླ་བས་བསྲེག་བྱ་དང་སྲིག་བྱེད་ཀྱི་བཟང་ངན་ལ་བསམ་གཞིགས་མཁས་ལ་རྣམ་དཔྱོད་ཀྱི་འཇུག་པ་ཡངས་པར་བྱེད་དགོས། མཐར་སྲིག་སྡོད་གྲང་ནས་ཐལ་བ་ལེན་ལུགས་སོགས་སྔར་ལྟར་བྱ།

ལྕགས་ཐལ་ལ་དུག་འདོན་ནི། ལོ་བརྒྱད་དྲི་ཆུར་བུལ་ཏོག་ཞོ་ལྔ་ཙམ་བཏབ་པའི་ནང་དུ་ལྕགས་ཕྱེ་བླུགས་ལ་ཆུ་ཚོད་གཅིག་རིང་བཙོ་ཞིང་ཁུ་བ་དོར་ནས་བཀྲུ་བཤལ་ཐེངས་གསུམ་བྱ་བ་བཅས་བཙོ་བཀྲུ་ལན་གསུམ་བྱ། འདི་དང་འོག་གི་མཁར་རག་ཕྱེ་མ་བཀྲུ་བཤལ་སྐབས་ཆུད་ཟོས་སུ་མི་འགྲོ་བའི་ཕྱིར་ཚགས་ལ་དྲངས།

གཡའ་ཕྱི་བ་ལ། ལྕགས་ཕྱེ་ནུབ་ངེས་ཀྱི་སྣུམ་ནག་ནང་དུ་མི་ཆོལ་དང་མ་འཇོམས་ན་འཕྱི་བའི་ཆོལ་དང་མར་ཉིང་སོ་སོ་ནས་མཐེ་བོང་ཙམ་རེ་བཏབ་པའི་ནང་དུ་བཙོས་ལ་སྣུམ་རང་ཐིམ་བྱ། དུ་བ་སྔོ་ཡལ་བྱུང་བ་དང་། ཆུ་བླུགས་ནས་སྐར་མ་སུམ་ཅུ་ཙམ་

བསྐོལ་ཏེ། སྨུམ་རོ་དག་ནས་ལྟུགས་མདོག་ནག་པོ་དེ་མེད་པར་བྱ་དགོས་པས་ཡང་ཡང་བགྲུ་བཤལ་དང་འབྱུད་བརྡར་འཕུར་ཕྱིས་ནན་དུ་བྱ།

སྦྱིག་རྫས་དང་བསྦྱིག་ཚུལ་ནི། རང་མཉམ་གྱི་ཨ་རུ་ར། ཉིས་འགྱུར་གྱི་ཚ་ལ། སུམ་འགྱུར་གྱི་ མྱུ་ཟེ་བཅས་ཀྱི་ཕྱེ་མ་དང་ལྟུགས་ཕྱེ་མཉམ་པོར་བ་རྒྱུའི་ནང་དུ་འདམ་ཐག་ཡུད་ཙམ་བྱས་ནས་ཟན་སླ་ཤོས་ཙམ་དུ་གྱུར་ཚེ་སྦྲང་གཤོག་གི་དབྱིབས་ལྟར་གྲུ་བཞི་ནར་སྤབས་སྲབ་མཐུག་སྐར་མ་ཕྱེད་ཙམ་ཡོད་པ་བཅོས་ལ་རས་གཙང་གིས་དྲིལ་ཏེ་བསྐམ་པ་དང་སྦྱིག་སླང་དུ་བཀོད་ལུགས་སོགས་སྔི་ལྟར་བྱ། མེ་འཇམ་ཆུ་ཚོད་གཅིག་ཙམ་བཏང་ནས་མེ་མཚམས་ཆུ་ཚོད་ཕྱེད་ཡུན་ཙམ་བཞག དེ་ནས་མེ་ཤུགས་ཆེར་བསྐྱེད་དེ་ཆུ་ཚོད་གསུམ་ལ་བསྦྱིགས་པས་འགྲུབ། རྫས་རོ་བསལ་ཚུལ་སོགས་གོང་བཞིན་ནོ། །

འཁར་ཐལ་ནི། འཁར་བ་དང་ཐོག་ལྕགས་མཉམ་བསྦྱིག་བྱས་ན་རུང་བས།

དང་པོ་དེ་གཉིས་ཀྱི་དུག་འདོན་ནི། མཚུར་གཉིས་ཀྱི་གྲུངས་ཆུ་དང་སྟར་ཆུ། དྲི་ཆུ་བཅས་བསྲེས་པའི་ནང་དུ་འཁར་བ་དང་ཐོག་ལྕགས་ཆ་མཉམ་གྱི་ཕྱེ་མ་ཆུ་ཚོད་གཅིག་རིང་བཙོས་ལ་ཁུ་བ་དོར། རས་ཚགས་ལ་དྲངས་ཏེ་བགྲུ་བཤལ་ལེགས་པར་བྱ་བ་བཅས་དེ་ལྟར་བཙོ་བགྲུ་ཐེངས་གསུམ་བྱ།

གཡའ་ཕྱི་བ་ནི། ཆང་སྐྱུར་དུ་ཚ་ལ་ཆུ་བཅད་ཞོ་ལྔ་ཙམ་བཏབ་པའི་ནང་དུ་ཆུ་ཚོད་གཅིག་རིང་བཙོས་ནས་ཁུ་བ་དོར། ཚགས་ལ་དྲངས་ནས་བགྲུ་བཤལ་བྱས་རྗེས་ཉི་མར་བསྐམ།

སྦྱིག་རྫས་དང་བསྦྱིག་ལུགས་ནི། ཉིས་འགྱུར་གྱི་ཚ་ལ་དང་སུམ་འགྱུར་གྱི་མྱུ་ཟེའི་ཕྱེ་མ་བཅས་བསྦྱིག་བྱའི་ཕྱེ་མ་དང་མཉམ་དུ་ཆང་སྐྱུར་གྱིས་འདམ་ཐག་བྱ་ཚུལ་སོགས་གོང་གི་ལྟུགས་ཕྱེའི་སྐབས་ལྟར་བྱས་ཏེ་མེ་འཇམ་གྱིས་ཆུ་ཚོད་གཅིག་རིང་བསྦྱིགས། དེ་

ནས་ཆུ་ཚོད་ཕྱེད་ཙམ་རིང་མེ་མཚམས་བཞག་ལ་སླར་མེ་ཤུགས་བསྐྱེད་དེ་ཆུ་ཚོད་གསུམ་རིང་བསྲེགས་པས་གྲུབ་པ་དེ་ཉིད་རྫས་རོ་བསལ་ཚུལ་སོགས་གཞན་ལྟར་རོ། །

རག་ཐལ་ནི། གཡའ་ཕྱི་དུག་འདོན་སྲེག་རྫས་སོགས་གོང་གི་འཁར་ཐལ་དང་འདྲའོ། །

གཤའ་ཐལ་ལ་དུག་འདོན་ནི། ཨ་བར་སྐྱུར་གསུམ་ཆ་མཉམ་ཐང་ཙམ་ཁྲོལ་བརྡུང་བྱས་པའི་ཕྱེ་མ་ཁྱོར་བ་གང་ཙམ་གཤའ་གཤོག་ཟུབ་རེས་ཀྱི་ཆུ་གཙང་དུ་བཏབ་པའི་ནང་སྦྲང་གཤོག་རྣམས་བཙོས་ནས་འདོན་ཁུ་ཁྱོར་བ་གང་ཙམ་ལས་མེད་པར་འཐག་ཏུ་བཞུག ཡང་འབྲས་གསུམ་ཆུ་དང་བཅས་པ་སྔ་མ་བཞིན་སབ་ནས་འཐག་པ་དེ་བཞིན་ལན་གཉིས་ཏེ་ལན་གསུམ་སོང་མཐར་ཆུ་གྲང་གིས་བཀྲུ་བཤལ་དག་པར་བྱ།

གཡའ་འདོན་པ་ནི། སྟར་ཁུ་དང་ཡོ་བརྒྱད་དྲི་ཆུ་གཤའ་གཤོག་ཟུབ་རེས་ཀྱི་ནང་དུ་ཆུ་ཚོད་གཅིག་བར་བཙོ། ཁུ་བ་དོར་ལ་བཀྲུ་བཤལ་བྱ། ཡང་དེ་བཞིན་སྟར་ཁུ་དང་དྲི་ཆུར་ལན་བཞི་བཙོ་ཞིང་བཙོ་ཐེངས་རེའི་བར་དུ་ཆུ་གྲང་གིས་ལན་གསུམ་རེ་བཀྲུ་བཤལ་དང་ལྷེབ་གཉེར་བསྲུང་ཞིང་ཕྱི་བརྡར་བྱས་པས་གཡའ་གཏན་ནས་མེད་པར་བྱ།

སྲེག་རྫས་དང་བསྲེག་ཚུལ་ནི། གཤའ་གཤོག་དང་ལྷིད་མཉམ་གྱི་ཚ་ལ། སུམ་འགྱུར་གྱི་མུ་ཟི་ཞིབ་བཏགས་ཕྱེ་མ་དེ་ཨ་རུ་ར་རྡོག་བདུན་གྱི་རུས་པ་དོར་ལ་རྫོབ་བརྡུང་བྱས་ནས་བསྐོལ་བའི་ཁུ་བ་དྭངས་མ་དེས་ཟན་སླ་ཤོས་ཙམ་སྦྲུས་ཏེ་གཤའ་གཤོག་ལ་བྱུགས་ལུགས་སོགས་སྤྱི་འགྲོས་ལྟར་བྱ། མེ་ཤུགས་ཆུང་ངུའི་སྒོ་ནས་ཆུ་ཚོད་གཅིག་བསྲེགས་ཏེ་མེ་མཚམས་ཆུ་ཚོད་སྐར་མ་༥༠ཙམ་འཇོག དེ་ནས་མེ་ཤུགས་ཆེ་བས་ཆུ་ཚོད་གསུམ་བསྲེགས་པས་འགྲུབ། ལར་གཤའ་ཐལ་འཚིག་ལུགས་སྦྲང་གཤོག་གཞན་ལྟར་ཚ་མཉམ་ཡོང་དཀའ་བས་མེ་ཤུགས་ཆེ་ཆུང་གི་ཚོད་ལེགས་པར་ཤེས་དགོས།

བཀྲུ་བཤལ་བྱེད་སྟངས་སོགས་རིགས་འགྲེའོ། །

ཞ་ཉེའི་ཐལ་བ་ནི། སྤྱིར་ཞ་ཉེ་དཀར་ནག་གཉིས་ཀྱི་ཐལ་བཟོ་བྱ་ཚུལ་དང་འདྲ།

ཐོག་མར་ཞ་ཉེ་ནག་པོའི་དུག་འདོན་ལ། ལྷད་བྲལ་ཞ་ཉེའི་སྦྲང་གཞོག་རྒྱ་མ་གང་རེ་ལ་ཤྲི་ཁཎྜ་ཞོ་དོ། ཡུང་བའི་ཕྱེ་མ་སྲང་བཞི་བཏབ་སྐྱེ་ཆུ་གཙང་སྦྲང་གཞོག་ནུབ་ངེས་ཀྱི་ནང་དུ་སྦྲང་གཞོག་རྣམས་ཆུ་ཚོད་གཅིག་བཙོས་ནས་ཁུ་བ་དོར་ལ་བཀྲུ་བཤལ་བྱ། སླར་ཡང་ཤྲི་ཁཎྜ་དང་ཡུང་བའི་ཕྱེ་མ་གཉིས་སྔར་ལྟར་བཏབ་པའི་ཆུར་གོང་བཞིན་ཆུ་ཚོད་རེ་བཙོ་བ་དང་བཀྲུ་བཤལ་དག་པར་བྱ་བ་ལན་གསུམ་བཅས་བཙོ་བཀྲུ་ཕྱི་བརྗར་ལན་བཞི་བྱ།

གཡའ་ཕྱི་བ་ནི། ཆང་སྐྱུར། སྟར་ཁུ། མཚུར་གཉིས་ཀྱི་གྲུངས་ཆུ་བཅས་ཆ་མཉམ་པའི་ནང་དུ་ཨ་བར་སྐྱུར་གསུམ་ཆ་མཉམ་སྲང་དོ་ཐང་གི་རྡིང་ཞིབ་ཙམ་བརྡུངས་པའི་ཕྱེ་མ་བཏབ་པའི་ནང་དུ་སྦྲང་གཞོག་རྣམས་འདོན་ཁུ་རང་ཐིམ་བར་དུ་བཙོ། སླར་འབྲས་གསུམ་ཕྱེ་མ་དང་སྐྱུར་གསུམ་ཆུ་སྔར་བཞིན་སབ་ལ་ཆུ་རང་ཐིམ་བྱ། མཐར་ཆུ་གྲང་གིས་བཀྲུ་བཤལ་གཡའ་དུག་དག་པར་བྱ།

སྲེག་རྫས་དང་བསྲེག་ཚུལ་ནི། རང་དང་ལྷིད་མཉམ་གྱི་ལྷོང་རོས་དང་། ཉིས་འགྱུར་གྱི་མུ་ཟི་ཞིབ་པར་བཏུལ་བའི་ཕྱེ་མ་ར་འོས་སྦྲུས་ལ་བྱུགས་ལུགས་དང་། ཐུམ་ལུགས། སྲེག་སྣོད་དུ་སག་བརྫོངས་བྱེད་ལུགས་སོགས་གོང་གི་ཟངས་སོགས་དང་འདྲ་ལ། མེ་འཇམ་གྱིས་ཆུ་ཚོད་གཅིག་དང་། མེ་ཤུགས་བསྐྱེད་ནས་ཆུ་ཚོད་གཉིས་ཙམ་བསྲེག་ནས་ཀྱང་རྗེས་རྫས་རོ་བསལ་བར་བྱའོ། །

ཧི་ཚའམ་ཞ་ཉེ་དཀར་པོ་ནི། སེག་ཏར་གྱིས་ཕྱེ་མ་བྱས་ལ། དུག་འདོན་གཡའ་ཕྱི་སྲེག་རྫས་བཅས་ཞ་ཉེ་དང་འདྲ་ལ་སྲེག་རྫས་རྣམས་ཧི་ཚའི་ཕྱེ་མ་དང་མཉམ་དུ་སྐམ་བསྲེས་བྱས་ལ་ར་འོས་སྦྲུས་ཏེ་ཐུམ་ལུགས། བསྲེག་ལུགས་བཅས་གོང་གི་འཕར་རག་སོགས་ཀྱི་སྐབས་ལྟར་བྱས་པས་འགྲུབ་པོ། །

གཉིས་པ་ཁམས་བརྒྱད་ཐལ་བཟོ་ལ།

དུག་འདོན་ནི། གསེར་རྡོ། དངུལ་རྡོ། ཁབ་ལེན་རྡོ། ཕ་ཝང་ལོང་བུ་ཆུ་སྐྱུར་རྡོ་བཅས་རྫིང་ཞིབ་སྲན་མ་ཕྱེད་གཤག་ཙམ་དང་ནས་འབྲུ་ཙམ་བརྡུང་། ཁམས་ལྔ་སོ་སོ་ནས་ཆ་མཉམ་རྒྱ་མ་རེ་རེ་སྟེ་བསྡོམས་རྒྱ་མ་ལྔ་ལ་མཆོན་ན། མཚུར་གཉིས་ཀྱི་གྲུངས་ཆུ་དྭངས་མ་སོ་སོ་ནས་རྒྱ་མ་དོ་རེ་བླུགས་ནས་ཆུ་ཚོད་སྐར་མ་སུམ་ཅུ་ཙམ་གྱི་རིང་བསྐོལ་ནས་གཡོགས་ཀྱིས་བསྲུམ་ལ་ཞག་གཅིག་བསྙལ། ནངས་པར་ཆུ་དེའི་ནང་ལྡོག་གཅིག་བསྐོལ་ནས་རྡོ་ཕྱེ་མ་ཐོར་བར་ཚགས་ལ་དྭངས་ནས་མཚུར་ཆུ་ཕྱིར་བཞུར། ཆུ་གྲང་གིས་ལན་གསུམ་ཙམ་བཀྲུ་བཤལ་དག་པར་བྱ། སླར་ཆུ་གཙང་རྡོ་ཕྱེ་ནུབ་ངེས་ནང་དུ་ཟེ་ཚྭ་དང་བུལ་ཏོག་སོ་སོ་ནས་སྲང་རེ་བཏབ་ལ་རྡོ་རྣམས་དང་ལྷན་ཅིག་བླུགས། ཐུར་ཚོད་བླངས་ལ་སུམ་ཆ་གཉིས་མ་འཐབ་བར་དུ་བསྐོལ། དེ་ནས་ཁུ་བ་ཕྱིར་དོར་ལ་ཆུ་གཙང་གིས་བཀྲུ་བཤལ་དག་པར་བྱས་ཏེ་གྲིབ་སྐམ་བྱ།

བ་སླ་དང་། ཞོང་རོས་གཉིས་དུག་འདོན་གཅིག་པས། སོ་སོར་ཧྲོབ་བརྡུངས་ནས་འབྲུ་ཙམ་བྱས་ཏེ་སང་རས་གཉིས་བརྩེགས་ཀྱིས་རས་ཐུམ་བྱ། རྡོ་གཉིས་སོ་སོར་རྒྱ་མ་རེ་རེ་སྟེ་བསྡོམས་རྒྱ་མ་གཉིས་ལ་མཆོན་ན། གུ་གུ་ཤའི་ག་ཧོ་རའི་ནང་དུ་ར་འོ་རྒྱ་མ་གསུམ་ལ་འཛོམས་ན་ར་མཆིན་དང་། མ་འཛོམས་ན་ར་ཤ་གསར་རྙིང་གང་ཉུང་སྲང་གསུམ་ཙམ་འཕངས་པའི་ནང་དུ་རྡོ་སྐྱན་གཉིས་ར་འོ་ཕྱེད་ཐག་གི་བར་དུ་བསྐོལ། ར་ཤ་དང་འོ་མ་གཉིས་གར་དུག་ཡོད་པས་སྲོག་ཆགས་ཀྱི་ཁར་མི་འགྲོ་བའི་སར་སྦ། ཐུམ་པོ་ཁ་ཕྱེས་ལ་རྡོ་གཉིས་ཆུ་གྲང་གིས་ཡང་ཡང་བཀྲུ་བཤལ་བྱས་ཏེ་གྲིབ་སྐམ་བྱ། དེ་གཉིས་དང་གོང་གི་ཁམས་ལྔ་བཅས་ཁམས་བདུན་ཆ་མཉམ་ཞིབ་བཏགས་ཕྱེ་མ་བཟོ།

སྲིག་རྫས་ནི། ཁམས་བདུན་པོའི་ལྗིད་མཉམ་གྱི་ཟེ་ཚྭ་དང་། བཞི་ཆ་གཅིག་གི་

རྒྱ་གར་བོང་དཀར་དང་། མ་བྱུང་ན་སྔོ་བོང་དཀར་ཟུས་པ་དམན་པས་ཡོག་པོ་ཙམ་བཏང་། དེའང་ཁམས་བདུན་ཆ་མཉམ་གྱི་ཕྱེ་མ་རྒྱ་མ་བདུན་ལ་མཚོན་ན། ཟེ་ཚྭ་རྒྱ་མ་བདུན། བོང་དཀར་ཕྱེ་མ་རྒྱ་མ་གང་དང་སྲང་བདུན་དང་ཞོ་ལྔ། ཁམས་བདུན་ཕྱེ་མ་བཅས་སྐམ་བསྲེས་ལེགས་པར་བྱས་ལ། མཚུར་གཉིས་ཀྱི་གྲུངས་ཆུས་སྐྱོ་མ་གར་སླ་ཞོ་ཙམ་གཡོས་པར་སྦྲུམ་ནག་སྲང་བཞི་ཙམ་བླུགས། འདམ་འཐག་ཉིན་གསུམ་བྱས་ཏེ་ཟན་སླ་ཤོས་ཙམ་བྱུང་ཚེ་མཐེབ་དཀྱུ་བཟོས་ལ་བསྐམས་པ་དང་། སྲིག་སླང་བར་ཆོད་གཡས་གཡོན་གཉིས་སུ་མཐེབ་ཀྱུ་ལྔ་བཅུ་དྲུག་ཅུ་ཙམ་བླུགས་ལ་ཁ་ཆོད་བརྒྱབ། སྐབས་འདིར་ལག་ལེན་མཐོང་བརྒྱུད་ཀྱི་ཞལ་ཤེས་མེད་ན་འབར་གས་ཀྱི་ཉེན་ཁ་ཆེར་ཡོད་པས་ཞལ་ཤེས་མན་ངག་ཟུར་གསལ་ལྟར་ཤེས་པ་གལ་ཆེ། བྱེ་མ་རློན་པས་ཚ་རླངས་བསུབ་ལ་མེ་ཤུགས་ཆེ་རུ་བཏང་སྟེ་སྐྱི་འཁྲོས་ལྟར་ཆུ་ཚོད་ལྔ་ཙམ་བསྲེགས་པས་འགྲུབ་བོ། །དེའང་མཐེབ་ཀྱུ་རྣམས་གཅིག་ལ་གཅིག་འབྲིལ་ཁ་དོག་ཁམ་ནག་ཅིག་བྱུང་ན་འཚོག་ལེགས་པའི་རྟགས་ཡིན་ནོ། །དེ་ནས་ཆུ་གྲང་གིས་བཀྲུ་བཤལ་དག་པར་བྱས་ལ་བསྐམས་རྗེས་ཞིབ་བརྟུངས་ཚགས་སུ་དྲངས་ཏེ་བཞག

ལྷང་ཚེར་ནག་པོ་དུག་འདོན་ནི། རྗེ་ལྟད་རྣམས་བསལ་ཏེ་གྲིས་སྲུབ་མོར་གཤག །དེ་ནས་སླ་ངའི་ནང་དུ་དཀར་སོབ་མ་སོང་བར་བཛོས་ནས། སླར་ཡང་ཤིན་ཏུ་སྲབ་པ་གཤག་མི་ཐུབ་པ་མ་བྱུང་བར་དུ་གཤག ཛ་སྣོད་དུ་ར་ཐུག་གི་གཅིན་དང་དར་བ་ཕྱེད་ཆར་བླུགས་པའི་ནང་དུ་བཏབ་ལ་ཞག་བདུན་ཙམ་དྲོད་ལ་བསྙོལ་ཏེ་བསླལ། བསླལ་ཆུ་གཉིས་བརྗེ་མི་དགོས། ཞག་གྲངས་ཚང་བའི་ནངས་པར་ར་ལུགས་ཀྱི་ཐང་ཁུག་ནང་བླུགས། ཁུ་བ་མང་ཆེ་ན་ཕྱིར་བཞུར་ལ། ཆུ་ཚོད་བཅུ་གཉིས་རིང་མནྱེ། འདྲལ་འདྲིལ་བྱུང་ན་རྗེ་གཞོང་དུ་བསྒྱུར་ནས་སླར་ཐང་རྐྱལ་དུ་བླུགས། སྐམ་ཞད་བྱུང་ན་ར་ཐུག་གི་ཆུ་དང་དར་བ་རན་པར་གསབ་ལ་ཞོ་ལྟར་མ་ཞུར་བར་དུ་མནྱེ། དེ་ནས་གྲིབ་

སྐམ་བྱས་ཏེ་ཞིབ་བཏགས་ཚགས་སུ་དྲངས།

སྲེག་རྫས་ནི། བཞི་ཚའི་མུ་ཟི། བརྒྱད་ཚའི་སྐར་ཁཎ་ཡིན་པས། ལྔང་ཚེར་རྒྱ་མ་གཅིག་ལ་མཚོན་ན། མུ་ཟི་སྲང་གཉིས་དང་ཞོ་ལྔ། སྐར་ཁཎ་སྲང་གང་དང་ཞོ་གསུམ། དེ་སྙིང་ཟི་ཚ་དང་ཚ་ལ་ཆུ་མ་བཅད་པ་ཞོ་ལྔ་རེ་འདེབས། དེའང་སྐར་ཁཎ་ཆུ་གཙང་དུ་སྦྲངས་པའི་ཁུ་བར་ལྔང་ཚེར་དང་། མུ་ཟི་བཏབ། དེ་སྙིང་ཟི་ཚ་དང་ཚ་ལ་བཏབ་ལ་འདམ་འཐགས་ལེགས་པར་བྱས་ཏེ་མཐེབ་ཀྱུ་བཟོས་ནས་བསྐམས་པ་དང་། སྲེག་སྣང་གི་བར་ཚོད་གཡས་གཡོན་དུ་མཐེབ་ཀྱུ་ལྔ་བཅུ་དྲུག་ཙུ་ཙམ་བླུགས་ནས་ཁ་ཚོད་རྒྱག་ལུགས་དང་མེ་གཏོང་ལུགས་གོང་གི་ཁམས་བདུན་ལྟར་བྱས་ཏེ་ཤིང་སོལ་ཡིན་ན་ཆུ་ཚོད་བརྒྱད་ཙམ་བསྲེག་པས་འགྲུབ། དེ་ནས་ཆུ་འདུལ་དང་ཆུ་བཤལ་དག་པར་བྱས་ཏེ་ཞིབ་འདུལ་ཚགས་སུ་དྲངས་ལ་བཞག །ལར་རྗོ་སྨན་སྤྱི་དང་ལྷག་པར་ལྔང་ཚེར་འདི་འཚོག་ཆེ་ཙམ་བྱུང་ན་ལེགས་པ་ཡིན།

མུ་ཟི་དུག་འདོན་ནི། མུ་ཟི་ལྷད་མེད་ཁྲམ་ཁྲུམ་བརྡུང་ལ། ཤུ་དག་དཀར་པོ་རྒྱ་གར་མའམ། མ་རྙེད་ན་ལྷུམ་ས་ལེ་ལྡོང་པ་དང་། ཙྭ་རམ་པ་ཚལ་ཙམ་བརྡུངས་ནས་བཙོས་པའི་ཁུ་བ་ཟྲར་དུ་བཏོན་པའི་ནང་དུ་ཆུ་ཚོད་གསུམ་ཙམ་བཙོས་ནས་ཁུ་བ་དེའི་ནང་ཞག་གསུམ་བསྐྱལ། དེ་ནས་ལྗོག་གཅིག་ཁོལ་བར་བཙོས་ནས་ཁུ་བ་ཕྱིར་དོར། སང་རས་ཉིས་ལྟེབ་ཀྱི་ཁུག་མ་ལྷ་བུར་བླུགས་ལ་ཁ་དམ་པོར་བཅིངས་པ་དེ་ཉིད་སྣར་སྲོ་རས་ཀྱི་ཁུག་མར་བཙུག་སྟེ་ཁ་ལེགས་པར་བསྡམས་ནས་རང་འབབ་ཆུ་བོ་ཕ་ལ་དྲངས་པ་ལྷ་བུའི་འོག་ཏུ་ཞག་ལྔ་བདུན་གང་རུང་བཞག་སྟེ་བླུགས་སྟོད་ལ་བུག་རྗོལ་སོགས་སྐྱོན་ཡོད་མེད་བརྟགས་ལ་སྙིང་འོག་ཡང་ཡང་བརྗེ། མདོག་དཀར་ཞིང་མུ་ཟིའི་དྲི་སངས་ན་དུག་ཐོན་པའི་རྟགས་ཡིན་པས་ཚུར་བླངས་ཏེ་སྣར་ས་ཞག་བྱེ་མ་སོགས་ཡོད་ན་བཀྲུ་བཤལ་ཞིབ་ཚགས་བྱ། ཤིན་ཏུ་གཙང་མར་བཟོས་རྗེས་ཐལ་རྡུལ་མ་ཤོར

བར་གྲིབ་སྐམ་བྱས་ལ་ཞིབ་ཏུ་བརྡུངས་ནས་དར་ཚགས་སུ་བྲངས་པ་དེ་ཉིད་ཁམས་བརྒྱད་གྲལ་དུ་གཏོང་བའམ་དངུལ་ཆུ་འཐག་སྐབས་སུ་རང་མཉམ་སྦྱོར་བར་བྱའོ། །

༤ དགོས་པ་བསྟན་པ། དགོས་པ་ནི། དེ་ལྟར་ལྕགས་ཁམས་འདི་རྣམས་ཀྱི་ཡོན་ཏན་ཡང་། རྒྱུད་ཕྱི་མ་ལས། ཞི་བྱེད་ཀུན་གྱི་ལོག་གནོན་རིན་པོ་ཆེ། །ཁྲག་མཁྲིས་བད་ཀླུང་བཞི་བརྒྱ་རྩ་བཞིའི་ནད། །མགོ་དང་བྱང་ཁོག་ཡན་ལག་རྨ་རྣམས་དང་། །དམུ་འོར་མཛེ་འབྲས་གག་ལྷོག་གཉན་ནད་དང་། །ཀླུ་གཉན་རྒྱལ་པོ་ལ་སོགས་འབྱུང་པོའི་གདོན། །རིན་པོ་ཆེ་ཡིས་མི་སེལ་གང་ཡང་མེད། །ནད་གཞི་མེད་པའི་མི་ལ་བཅུད་ལེན་འགྱུར། །ཞེས་སྤྱིར་བསྟན་པ་དང་། བྱེ་བྲག་བཤད་རྒྱུད་ནུས་པ་རྐྱང་སེལ་སྐབས། གསེར་གྱིས་ཚེ་རིང་རྐས་སྲ་དབྱིག་དུག་སེལ། །ཞེས་སོགས་ཀྱིས་མཚོན་ལྕགས་རིགས་རྣམས་དང་། རྗེ་སྨན་སོ་སོའི་ནུས་པ་རྒྱུད་དང་བྲང་སྲོང་རྣམས་ཀྱི་མན་ངག་ལས་རྒྱ་ཆེར་བཤད་པ་དང་། ཐལ་སྨན་རྗེ་འཇམ་བར་མའི་སྦྱོར་སྡེར་བཤད་པ་ལྟར། དེ་དག་ཀྱང་གཡའ་དུག་འདོན་པ་དང་། ཐལ་སྨན་དུ་བསྒྲུབས་པས་སོ་སོའི་དུག་གིས་གནོད་པ་མི་འབྱུང་ཞིང་། འཇམ་ལ་ནུས་པ་དང་ལྡན་པ་སྐྱེ་དྲི་མེད་ཤེལ་ཕྲེང་ལས། གསེར་གྱི་ཐལ་བས་རིན་ཆེན་དབྱིག་དུག་སེལ། །དངུལ་ཐལ་ཤ་རོ་གཙོད་ཅིང་ཆུ་སེར་སྐེམ། །ཟངས་ཐལ་རྣག་དང་ཆུ་སེར་སྐེམ་པའི་མཆོག །ལྕགས་ཐལ་མཆིན་པའི་དུག་སེལ་དམུ་རྫིང་སྐེམ། །ཞེས་སོགས་གསུངས་པ་དེ་རྣམས་སྤྱིར་རིན་ཆེན་ཚ་གྲང་གི་སྦྱོར་བ་རྣམས་དང་། མང་སྦྱོར་ཆེན་མོ། དབང་རིལ་ཤེལ་དཀར་མཆོད་རྟེན། རཏྣ་བསམ་འཕེལ་གསོས་སྨན་སྦྱོར་ཁྱད་པར་ཅན་རྣམས་ཀྱི་གྲོགས་སུ་འགྲོ་ཞིང་། བྱེ་བྲག་རིན་ཆེན་གྲང་སྦྱོར་ཆེ་འབྲིང་ཆུང་གསུམ་གྱི་སྦྱོར་བར་མེད་དུ་མི་རུང་བ་མ་ཟད་རིལ་ནག་ཆེན་མོ་ལ་ཨཥྚ་ཏ་རའི་ཐལ་བ་གསང་བའི་སྨན་གཅིག་ཟབ་ཁྱད་ཅན་དུ་བསྟན་པ་དང་། ཁྱད་པར་དུ་དངུལ་ཆུ་བཅུད་ཀྱི་རྒྱལ་པོ་སྒྲུབ་པར་བྱེད་པའི་གཙོ་བོ་ཟ་འཆིང་གི་ཐལ་བ་རྣམས་ཡིན་ཞིང་། དེ་

དག་དང་བཅུད་རྒྱལ་ལྡན་ཅིག་སྦྱར་བའི་ཡོན་ཏན་ཡང་། ཟླ་དྭ་ལི་པས་མཛད་པའི་དངུལ་ཆུ་གྲུབ་པའི་བསྟན་བཅོས་ལས། གསེར་ནི་དངུལ་ཆུར་བསྲེས་གྱུར་ན། །ཡོན་ཏན་བྱེ་བར་འགྱུར་བར་བཤད། །དངུལ་དང་བཅུད་རྒྱལ་བསྲེས་གྱུར་ན། །ཡོན་ཏན་ཁྲི་ཚོ་འགྱུར་དུ་བཤད། །ཟངས་དང་དར་ཡ་ཀན་སྦྱར་བས། །ཡོན་ཏན་ཁྲི་ཚོ་ཕྱེད་དུ་འགྱུར། །ལྕགས་དང་དངུལ་ཆུ་བསྲེས་གྱུར་ན། །སྟོང་ཕྲག་འགྱུར་དུ་ནུས་པ་འདོན། །ཞེས་དང་། ལྷང་ཚེར་བྱིན་པའི་སྟོབས་ཀྱིས་ནི། །ཡོན་ཏན་བརྒྱད་འགྱུར་ཐོབ་པར་འགྱུར། །མུ་ཟི་དང་ནི་སྦྱར་བ་ཡིས། །ཡོན་ཏན་དྲུག་འགྱུར་ཐོབ་པར་འགྱུར། ། ཞེས་སོགས་རྒྱ་ཆེར་གསུངས་པ་ལྟར། །འདི་དག་ཚུལ་བཞིན་སྦྱར་བས་ནད་གདོན་ཆེན་པོ་ཐོགས་མེད་དུ་འཇོམས་ཤིང་ཚེ་དང་བློ་གྲོས་འཕེལ་བའི་བཅུད་ལེན་མཆོག་ཏུ་གྲུབ་པ་ཡིན་ནོ། །

སྐར་སྐབས་པ། རྒྱུད་དོན་རྒྱ་མཚོ་ཆེ་ལ་འཇུག་པའི་གྲུ། །དེད་དཔོན་ཚེ་རིག་འཛིན་པས་ཉེར་བསྐུལ་ནས། བཙོ་སྦྱང་རིན་ཆེན་གླིང་དུ་ཕྱིན་པའི་མོད། །འདོད་འབྱུང་ནོར་བུའི་དོ་ཤལ་ཅི་དགར་ཐོབ། །གསེར་སོགས་ས་ཡི་བཅུད་འགྱུར་ཟ་འཆིང་ཁམས། །འབྱུང་བཞི་རྫས་ཀྱི་ནུས་པས་ལེགས་བཏུལ་ནས། །ཉེས་གསུམ་ཟུག་རྔུ་འཇོམས་པའི་བདུད་རྩི་རུ། །སྒྲུབ་པར་བྱེད་པའི་ཆོ་ག་རྣམ་གསལ་བྱས། །ཞེས་བར་སྐབས་ཀྱི་ཚིགས་སུ་བཅད་པའོ། །

གཉིས་པ། དངུལ་ཆུ་བཙོ་བཀྲུ་ཆེན་མོའི་ལག་ལེན་མཐོང་བརྒྱུད་ཇི་བཞིན་འགོད་པ།

དེ་ལ་འབྱུང་ཁུངས་དང་། ངོ་བོ། མིང་གི་རྣམ་གྲངས། ལག་ལེན་དངོས། བཅང་ཚུལ། བསླབ་བྱ། ཕན་ཡོན་བསྟན་པ་བཅས་བདུན་ལས།

གཅིག འབྱུང་ཁུངས་བསྟན་པ།

འབྱུང་ཁུངས་ནི། རྒྱུད་རྡོ་རྗེ་མཁའ་འགྲོ་ལས། འདས་པའི་དུས་ན་སྔོན་བྱུང་

བ། །བསྐལ་པ་དང་པོ་བདེ་བ་ཆེ། དེར་ནི་རྡོ་རྗེ་སེམས་དཔའ་ཆེ། །ལྷག་པ་འདི་ནི་ལྷ་གཅིག་བཞུགས། །ལྷ་མིན་གྲུབ་པ་སོགས་མཐོང་སྟེ། །ལྷ་ཡི་ཚོགས་རྣམས་སྐྲག་གྱུར་ནས། སངས་རྒྱས་ཐམས་ཅད་འདུས་ནས་ནི། །མྱུར་དུ་ང་ལ་བསྐུར་བར་བྱེད། །ཐིག་ལེར་ཞུ་ལས་ལྷ་མོ་ཆེ། །བདུད་ཀྱིས་ཀུན་ཏུ་གཏོར་བ་ནི། །ཐམས་ཅད་རྫོངས་པར་བྱེད་པ་ཡི། །དངུལ་ཆུ་ཞེས་ནི་བྱ་བར་གྲགས། །ཞེས་གསུངས་པ་དང་། ལོ་རྒྱུས་ཐུན་མོང་དུ་གྲགས་པར། སྔོན་བདུད་རྩིའི་ཆེད་དུ་རྒྱ་མཚོ་སྲུབ་པའི་སྐབས། ཐོག་མར་ནག་པོ་བཙེགས་པ་ཞེས་བྱ་བའི་སྐྱེས་བུ་ཐམས་ཅད་འཇིགས་པར་བྱེད་པ་ཞིག་དོན་པ་ཚངས་པས་གཟིར་བས་བརྟན་གཡོ་ལ་ཐིམ་པ་རྒྱུ་དང་མི་རྒྱུ་བའི་དུག་རྣམས་སུ་ཐིམ་པ་ལས་མི་རྒྱུ་བའི་དུག་གི་གཙོ་བོ་དངུལ་ཆུ་སླུ་བརྒྱད་ཀྱིས་ཟོས་པས་ཤི་བའི་རོ་ཟ་བྱེད་བརྒྱད་ཡིན་ལ། དུག་གི་བཙུན་མོས་ནང་དབྱེན་བྱས་ནས་དུག་ལ་ཆང་དང་དྲི་ཆུ་བྱིན་པས་སྨྱོས་པའི་ཚེ། དྲང་སྲོང་བརྒྱད་ཀྱིས་བཀྱིག་ནས་མེས་མཐར་ཏེ་བསད། སྲིག་པ་བཀྲུས་ཤིང་བཙོས་ཏེ་སྲུང་བས་བདུད་རྩིར་གྱུར། ཆང་ནི་སྐྱུར་གསུམ། དྲི་ཆུ་ནི་ཀླུ་ར་རྣམས། དྲང་སྲོང་བརྒྱད་ནི་འཆིང་བྱེད་བརྒྱད། སྲེག་བྱེད་མེ་ནི་ཚ་བ་གསུམ་དང་མེ་དངོས་རྣམས་སུ་འགྱུར་བའི་རྟེན་འབྲེལ་གྱི་མཐུ་ལས་ལག་ལེན་འདི་བྱུང་བའི་ཚུལ། རྗེ་མཉམ་ཉིད་རྡོ་རྗེས། དུག་བཀྲུ་སྦྱངས་ནས་སླུས་ཟོས་རི་བྱིས་སྦྱང་། །བསད་པ་མཆོག་གྱུར་རང་གི་བཙུན་མོས་བསད། །ཅེས་རིག་བྱེད་ཀྱི་གཏམ་བརྒྱུད་སོགས་ཀྱིས་བསྟན་ཏོ། །

གཉིས། ངོ་བོ་བཤད་པ།

དང་པོ་ངོ་བོ་ནི། རང་བྱུང་དང་བཟོས་པ་ལས་བྱུང་བ་གཉིས་ལས། དང་པོ་རང་བྱུང་ནི། རྒྱ་མཚོ་དང་ཆུ་སླུང་འགའ་ཞིག་གི་འགྲམ་ནས་འབབ་པ་དང་། དངུལ་ཆུའི་རྡོ་ཡོད་པའི་རི་ནས་འབྱུང་བ་སྟེ་རིགས་གཉིས་ཡོད། གཞུང་ལས། ཆུ་གཏེར་ལས་བྱུང་དམན་པ་སྟེ། དེ་བཞིན་རི་ནས་བྱུང་བ་མཆོག །ཅེས་གསུངས་པ་ལྟར་རོ། །

གཉིས་པ་བཟློས་པ་ནི། བཟོ་ཚུལ་མང་དུ་བཤད། རྡོ་ལས་བྱུང་བ་དང་། སྒྲོག་ཆགས་ལས་བྱུང་བ་དང་། སོ་ལྤུམ་ལས་བྱུང་བ་གསུམ་དུ་འདུས། རིགས་ལ་རྣམ་གྲངས་བཞིར་བཤད་པ་ཡོད་ཀྱང་དེང་སྐབས་དངུལ་ཆུའི་རྡོ་བཞུ་བཏུལ་བྱས་པ་ལས་བྱུང་བ་དཀར་ཞིང་གཡོ་བའི་རྩོད་པ་མཐོང་མང་ཞིང་སྦྱོང་བྱའི་དངུལ་ཆུའང་བཤད་མ་ཐག་པ་དེས་ཟིན་བས། འདི་ལ་ཡང་ལྷི་འབིགས་རྩེ་ཡི་དུག་གསུམ་ཡོད་པ་ཡིན་ནོ། །

གསུམ། མིང་གི་རྣམ་གྲངས་བསྟན་པ།

གསུམ་པ་མིང་གི་རྣམ་གྲངས་ནི། ཁམས་ཆེན་པོ་དང་། བཙུད་ཀྱིས་ལེན་པ། དབང་ཕྱུག་ཐིག་ལེ། བདུད་རྩི་དར་ཡ་ཀན། ཟླ་བ་གཡོ་བའི་རྒྱལ་པོ། ཆུ་སྨན་རལ་གྲི་རིག་གཙོད། མཚལ་སྐྱེས། དུག་རལ་འབར་བ་རྩེ་དགུ །རྒྱ་གར་སྐད་དུ། མ་ཧཱ་རྷཱ་ཏུ། པུ་ཧྲ། རྷཱ་ཏུ། པ་ར་དཿ རྒྱ་ནག་སྐད་དུ། ཧུས་ཡིན་སོགས་མང་དུ་སྣང་ངོ་། །

བཞི། ལག་ལེན་དངོས་བཤད་པ།

ལག་ལེན་དངོས་ལ་བཙོ་བཀྲུའི་དགོས་ཁྱད་དམ་རྒྱུ་མཚན། ཉེར་མཁོའི་སྔ་གོན། བཙོ་བཀྲུ་དངོས་བཅས་གསུམ་མོ།།

༡.དགོས་ཁྱད་དམ་རྒྱུ་མཚན་ནི། སྟོད་སྨན་གཞོན་ནུ་གསོས་ཀྱིས། དེ་ལ་གཡའ་དང་ལྷི་འབིགས་རྩུབ། །མ་བསལ་གསེར་ལ་ལྕགས་འདྲེས་བཞིན། །ཞེས་དང་། དུག་དང་མ་ཕྲལ་སྲོག་འདོར་ཞིང་། །སྟོབས་འཕྲི་ཟུག་རྫུ་དྲག་པོ་འབྱུང་། །མི་དྲོད་ཉམས་ཤིང་དམུ་སྐྲན་སྐྱེད། །མདོག་སྔོ་ལུས་སྐམ་རྨ་གསོ་དཀའ། །རྙིལ་ཆད་སོ་འབུད་མིག་འགྲིབ་སོགས། །ཉེས་པ་དུ་མ་འབྱུང་བར་འགྱུར། །ཞེས་པ་ལྟར་དངུལ་ཆུ་ནི་བཅུད་ལེན་དང་སྨན་ཐམས་ཅད་ཀྱི་རྒྱལ་པོ་ཡིན་ཅིང་། ནུས་པ་གཞན་ལས་ཁྱད་པར་དུ་འཕགས་ཀྱང་། གཡའ་དང་ལྷི་འབིགས་རྩུབ་ནུས་ཀྱི་དུག་ལེགས་པར་མ་ཐོན་པ་ནི། བརྟན་གཡོའི་དུག

ཐམས་ཅད་ཀྱི་གཙོ་བོ་ཡིན་པས་ཁོང་དུ་བསྟེན་ན་ཆེ་སྟེ་སྲོག་ལ་རྒོལ། ཆུང་སྟེ་ན་ཚ་སྣ་ཚོགས་སྐྱེད་པར་བྱེད་པ་དེའི་ཕྱིར་གཡའ་སྦྱོང་བཙོ་བཀྲུའི་སྒོ་ནས་དུག་ལེགས་པར་བཏོན་ཏེ་བདུད་རྩིར་བསྒྲུབ་པ་ནི་དགོས་པ་ཁྱད་པར་ཅན་ནོ། །དུག་དེ་ཉིད་ཐྲལ་ཞིང་སྦྱོང་བའི་ཚུལ་ཡང་། དཔལ་དུས་ཀྱི་འཁོར་ལོ་ལས། གསེར་ལ་ཉི་མ་ཁབ་ལེན་ལྕུགས་དང་པ་ཏ་ལས་སྐྱེས་ལྕུགས་ནི་མགླི་ཀ་ཡིས་གདབ་པར་བྱ། ས་བོན་ཕྱེད་ཀྱིས་ཀྱང་ནི་དྲི་མ་དག་དང་བྲལ་བའི་དངུལ་ཆུ་བསྐོངས་པ་སྲང་ནི་དྲུག་ཏུ་བྱ། བ་ཡི་དར་བ་དྲག་པོའི་རྩེ་མོ་ཅན་གྱིས་བསད་ནས་འདིར་ནི་དྭངས་མ་བཟུང་བར་བྱ་བ་ཉིད། དཔལ་ལྡན་གོང་བུ་ཁབ་ལེན་ཉིད་དུ་སླར་ཡང་བསྐོལ་བ་དག་ནི་ཧེ་སྲིད་ཕྱེད་ཀྱི་ཚད་དུའོ། །རབ་ཏུ་བླངས་ཏེ་དག་པའི་ཀ་ར་སྲང་བརྒྱད་ཡང་ན་དགུ་ནི་བསྲེ་བ་ཉིད་དུ་བྱ། །ཞེས་གསུངས་པ་དང་། དེའི་འགྲེལ་པ་མི་ཕམ་གྱི་དུས་འཁོར་འགྲེལ་ཆེན་རྡོ་རྗེ་ཉི་མའི་སྣང་བ་ཞེས་བྱ་བ་ལས། དག་པའི་གསེར་སྦྱང་བ་ལ་ཉི་མ་ཟངས་རྡོ་ཁབ་ལེན་ལས་བྱུང་བའི་ལྕུགས་དང་པ་ཏ། ལྕང་ཚེར་ལས་སྐྱེས་ལྕུགས་ནི་རྡོ་ལྕུགས་ཁྱད་པར་ཅན་ཡིན་ནོ། །ལྕང་ཚེར་ལས་སྐྱེས་པའི་ལྕུགས་མ་རྙེད་ན་ལྕང་ཚེར་ནག་པོ་བཏུལ་བས་ཚབ་ཏུ་རུང་བར་བཤད། མགླི་ཀ་རྡོ་གསེར་ཟིལ་གྱི་ཕྱེ་མ་དང་གསེར་ཟངས་ལྕུགས་འདི་རྣམས་ཆ་མཉམ་པ་ཡིས་གདབ་པར་བྱ། གསེར་དག་པ་དེ་བཅུད་ལེན་གྱི་ས་བོན་ཡིན། དེ་གཉིས་དངུལ་ཆུ་དེ་ཡི་ཕྱེད་ཀྱིས་ཀྱང་ནི་ཞི་ཀའི་གོང་བུར་བླུགས་ལ་སྦྱང་བར་བྱ། དྲི་མ་དག་དང་བྲལ་བའི་དངུལ་ཆུ་སོ་ཕག་གི་ཕྱེ་མ་དང་། མཚུར། བ་ཚྭ། ལན་ཚྭ། དུག་དང་། སྐྱུར་གསུམ། མུ་ཟེ། ཚྭ་ར་རྣམ་གསུམ་སོགས་སྣ་ཚོགས་པའི་རྫས་ཀྱིས་ཉིན་བདུན་ནམ་བཅུར་བཀྲུ། རྡོ་སྣོད་དང་སླ་ཧེལ་ནང་དུ་དངུལ་ཆུ་མཉེ་སྦུབ་བྱ། དྲི་མ་བྲལ་བ་བེར་ཀ་འཛིན་པའི་ཚད་དུ་འགྱུར་བར་བྱ། དག་པའི་དངུལ་ཆུ་དེ་གསེར་དང་ལྷན་ཅིག་བསྐོངས་པ་སྲང་ནི་དྲུག་ཏུ་བྱ། དེ་ནས་བ་ཡི་དར་བ་མར་དང་བྲལ་བ་དྲག་པོའི་རྩེ་མོ་ཅན་གྱི་མེ་དྲག་པོས

བསད་ནས་འདིར་ནི་སྙིགས་མ་བཙག་ནས་ཕྱུར་ཁུ་དྭངས་མ་བཟུང་བར་བྱ་བ་དེ་ཉིད་ཀྱི་ནང་དུ། ཟླ་འབིགས་རྡོ་ཡི་དུག་དང་བྲལ་ཞིང་བདུད་རྩི་ཡོན་ཏན་གྱི་དཔལ་དང་ལྡན་པ་གསེར་དང་འདྲེས་པའི་དངུལ་ཆུའི་གོང་བུ་དེ་ཁབ་ལེན་གྱི་རྡོའམ་རྡོ་སྣོད་གཞན་གྱི་ནང་དེ་ཉིད་དུ་སླར་ཡང་བསྐོལ་བ་དག་ནི་ཇི་སྲིད་ཁུ་བ་ཕྱེད་ཀྱི་ཚད་དུ་བསྐོལ་བར་བྱའོ། །དེ་ནས་གསེར་དང་དངུལ་ཆུའི་ལྡེ་གུ་དེ་རབ་ཏུ་བླངས་ཏེ་ལྷད་དག་པའི་ག་ར་སྲང་བརྒྱད་ཡང་ན་མི་དལ་བའི་སྤྱོད་ལམ་ཅན་ལ་ཟས་འཇུ་བའི་དབང་གིས་དགུ་ནི་འཇུ་སྟོབས་ཆུང་བ་ལ་བདུན་སོགས་ཅི་རིགས་པར་བསྲེ་བ་ཉིད་དུ་བྱའོ། །ཞེས་སོགས་གསུངས་པ་ལ་བརྟེན་ནས་སློབ་དཔོན་རྣམས་ཀྱིས་ཕྱག་ལེན་ཅི་རིགས་པ་མཛད་དོ། །

༢.ཉེར་མཁོའི་སྔ་གོན་ལ། གཡའ་དུག་སོགས་འདོན་བྱེད་ཀྱི་རྫས་དང་། ཉེར་མཁོའི་ཡོ་བྱད་གཉིས་སོ། །

གཡའ་དུག་འདོན་བྱེད་ཀྱི་རྫས་ནི། གཞི་དངུལ་ཆུ་སྲུས་ལེགས་སྲང་གྲངས་གང་བྱེད་བྲི་ཐེབས་དང་བཅས་པ། པི་ལིང་བྱེ་རིལ་མ་སྲུས་ལེགས་དང་མ་འགྲུབ་ན་ལྕོ་མོན་ནས་བྱུང་བ་དེས་ཀྱང་རུང་། སྣ་སྐྱ་དང་། སྣ་དམར། ཕོ་རིལ་བཅས་ཞིབ་བརྡུང་ཚགས་སུ་དྲངས་པ་དང་། མཚོ་ཚྭ་གྲུབ་བཞི་རྒྱ་བཟང་བ་དེའང་ལོ་ལོན་རྙིང་པ་བྱུང་ན་ལེགས། བྱང་བུལ་ཁ་དོག་དཀར་ཞིང་ཟླ་བ་ས་རྡོ་སོགས་ཀྱི་ལྷད་མེད་པ། བྱིས་པ་ལོ་བརྒྱད་ནད་མེད་ཀྱི་དྲི་ཆུ་སྙོད་གཙང་དུ་བསགས་པ་ཐལ་རྡུལ་རུལ་སྐྱོན་མེད་པ། རྟ་གསེབ་སྔོན་པོའམ། ནག་པོ་གང་རུང་གི་ཆུ་དང་། བ་དམར་ཟལ་གྱི་ཆུ། མ་བྱུང་ན་བ་སེར་སྐྱའི་ཆུས་ཀྱང་རུང་། སྐྱེས་པ་དར་མ་ལོ་ཉི་ཤུ་རྩ་གྲངས་ལ་སླེབ་པ་ནད་མེད་ཀྱི་དྲི་ཆུ་བཅས་རུལ་སུངས་མེད་པ། རྒྱ་ཚྭ་ཕྱི་ངོས་ལ་བྲག་རྩི་ཆགས་པ་རྡོ་གཞན་འབྱར་བ་བཟོས་མ་མིན་པའི་རང་བྱུང་རོ་ཤིན་ཏུ་ཚ་བ་ཟླ་འབིགས་སྨམ་བྱེད་པ་དེ་

བཟང་། བཟོས་མའི་རིགས་དམན། རྒྱམ་ཚྭ་རྒྱ་མཚོ་ཆེན་པོ་ནས་བྱུང་བའི་དབྱིབས་གྲུ་བཞི་སྔོ་དྭངས་ཤེལ་ལྟར་ཕྱི་ནང་མི་སྒྲིབ་པ་དེ་བཟང་། ཅེས་ཀྱང་མ་འགྲུབ་ན་ཚྭ་ཆེན་གྲུ་བཞི་དེས་ཚབ་རུང་ཙམ་མོ། །ཁ་རུ་ཚྭ་སྨྲ་ཞིང་མཁྲེགས་པ་ཕོ་ཅོང་འདྲ་བ་འོད་དང་ལྡན་ཞིང་ཁ་དོག་དམར་སྔོ་ནག་སྨུག་སོགས་ཅི་རིགས་ཡོད་ཀྱང་། ཕྱི་རུ་རྡོ་རྫི་ཆགས་པ་དང་། ར་གཞོབ་ཀྱི་དྲི་དང་མུ་ཟིའི་དྲི་བྲོ་བ་རང་བྱུང་ཡིན་པས་བཟང་། བཟོས་མའི་རིགས་དམན། མཛེ་ཚྭ་ནི་གྲོག་རོང་གད་ཞབས་སུ་ཆགས་པའི་ཡ་བཀྲ་རའི་འོག་གདན་དུ་སྐྱ་སོབ་ཚྭ་ལྟར་ཆགས་པའི་རོ་ལན་ཚྭ་ཞིང་མངར་ཤས་ཡོད་པ་ཞིག་དང་། བྲག་ངོས་སུ་མཚུར་ལྦུ་ལྟར་ཆགས་པ་གཉིས་འབྱུང་བ་གཉིས་ཀས་རུང་། ཟེ་ཚྭ་ནི་ལྩུགས་ཁམས་སྲིག་རྫས་སྐབས་ལྟར་དང་། ཡ་བཀྲ་ར་བྲག་རལ་གད་ཕུག་ཏུ་ཆགས་པའི་ཁ་དོག་དཀར་འཇམ་བག་ཕྱེ་འདྲ་བ་བཅང་ན་འཁྲུག་སྒྲ་འབྱིན་པ་ཡང་ཞིང་རོ་ལན་ཚ་ལ་མངར་ཤས་ཅན་དེ་བཟང་། ཐལ་བྱུལ་དང་མ་ནོར་བ་གཅེས། ཆང་སྐྱུར་ནི་ནས་ཆང་ནར་སོན་རོ་ཤིན་ཏུ་སྐྱུར་བ་དང་། ནག་མཚུར་སྣུམ་ཕྱུག་སོགས་ལ་ཆོས་རྒྱག་བྱེད་ཨ་རུ་དང་མཉམ་དུ་བསྲེས་ན་ཁ་དོག་ནག་པོར་འགྱུར་བ་རོ་ཤིན་ཏུ་བསྐ་སྐྱུར་ལྡན་པ་དེ་ལེགས། སེར་མཚུར་ནི་དམར་ཆོས་རྒྱག་སྐབས་ཆོས་གདན་ནམ་སྐྱུར་ཁུ་རུང་བ་དེ་དགོས་པ་ལས། མཚུར་གྱི་རོ་ཉུས་ཆུང་བ་དང་རྫས་གཞན་དང་འདྲེས་ན་མི་རུང་། རྫ་གསར་ལོངས་མ་སྤྱོད་པའི་ཕྱེ་མ་དང་། ཡང་ན་རྫ་གྲོས་ཀྱང་རུང་། ནས་ཆང་གསར་འཇམ་རོ་མངར་སྐྱུར་ཁ་གསུམ་དང་ལྡན་པའི་གར་ཆང་། སྔོག་སྐྱ་ནི་རྟིང་པ་དཀར་པོ་མ་རུལ་མ་སུངས་པའི་རློན་པ་དང་། སྐམ་པོ་སྤུས་ལེགས། ནོར་ཤའམ་ཟོག་ཤ་ཚོན་པོ་གསར་པ་རུལ་སུངས་མེད་པ་དང་། རྙིང་པ་ལོ་ཤ་འཁྱགས་སོབ་རླུང་ལྷག་གིས་མ་སེང་བ། འབྲི་མར་ལོ་ལོན་སྤུས་ལེགས་དགོས་ལ་ཤིན་ཏུ་རྙིང་པ་ས་རུལ་འདྲ་བས་ནི་མི་རུང་། ཕོ་ཅོང་ལ་རིགས་མང་ཡང་རྡ་སོ་བཅགས་པ་ལྟར་མཁྲེགས་ཤིང་ལྷི་བ་དེ་ལེགས། མོ་ཅོང་མདོག་

ཅུང་སེར་ལ་དྲིག་པ་ཆགས་པ་དབྱིབས་ཤེལ་ཁབ་གཤིབས་པ་འདྲ་བ་ཅུང་སྙི་བ་དེ་དང་མཉིད་ཅོང་ཞིའང་རབ་འབྲིང་སོགས་དབྱེ་བ་མང་ཡང་། ཅོང་ཞི་འབྱུང་བའི་བྲག་ལས་བྱུང་བ་ནར་དབྱིབས་ཅན་བཅག་ན་ནང་དུ་རི་མོ་སྣར་དབྱིབས་ཅན། ཁ་དོག་ཁམས་ཞད་ཅུང་ཟད་ཡོད་པ་དེར་བྱེད། འཇུ་བྱེད་ཀྱི་ཆོལ་ལ་མི་ནད་མེད་གྱིར་ཤི་བའི་ཆོལ་དགོས་པ་གསུངས་ཀྱང་དེང་སྐབས་མང་ཆེ་བས་འཕྲོ་ཆོལ་སྤྱོད་བདེ་བར་དགོངས། གཅན་གཟན་གྱིས་ཟོས་འཕྲོ་མིན་པའི་ར་ནད་མེད་བཤས་པའི་ཆོལ། ཁུང་གནས་སྐྱེ་ཚན་གྱི་འཕྲོ་བའི་ཆོལ་དང་གཅན་གཟན་གྱི་ཟོས་འཕྲོ་མིན་པའི་ནོར་ལུག་གང་ཡང་བཤས་པའི་རུས་པ་མ་བཙོས་པའི་རྐང་མར། བ་མཛོ་འབྲི་གསུམ་གང་རུང་གི་འོ་མའི་ཁ་སྤྲིས། པད་ཁའི་སྨུམ་བཙག་བཅད་གྲོ་ཟན་སོགས་མ་བཙོས་པ། བཙན་དུག་མཐོང་བ་གསུམ་ལྡན་གྱི་འབྲི་ཆོལ་མ་བྱུང་ན་ལེགས། འདི་ཞིབ་འདུལ་བྱས་ནས་ཚགས་སུ་དྲངས་པའི་ཕྱེ་མ་ཆང་བཟང་གིས་འདམ་འཐག་ཉིན་གཅིག་བྱས་ལ་འཕང་ལོ་བཟོས་ཏེ་ཉི་མར་སྐམ། སླར་ཞིབ་འདུལ་བྱས་པའི་ཕྱེ་མ་དགོས། དན་རོག་དང་དན་ཁྲ། རུས་སྦལ་མ་བཅས་རིགས་གསུམ་གང་རུང་གི་སྨུམ་དང་། བོང་དམར་རྒྱ་གར་ལྷོ་མོན་ནས་འབྱུང་བའི་རྩ་བ་དབྱིབས་ལ་ཕུག་འདྲ་བ་མཐེ་བོང་ཙམ་ནས་ལུག་རིལ་ཙམ་གྱི་ཆེ་ཆུང་ལ་བཅད་ཁ་ནག་ཅིང་། མཁྲིགས་པ་རྩེ་ཤིན་ཏུ་ཁ་བ་དེ་མཆོག །བཙོ་བཀྲུ་དང་རིལ་ནག་ཆེན་མོའི་སྐབས་འདི་རང་མེད་ཐབས་མེད། གཞན་ཡང་གེགས་སྲུང་ལ་གུ་གུལ་དང་ཡུངས་དཀར། དངུལ་ཆུའི་དུག་སྲུང་ལ་གར་ཆང་དང་། ཤ་རྗེང་། སྣག་པ། མུ་ཟིའི་ཕྱེ་མ་དང་ར་ཆོལ་བཅས་དང་། མུ་ཟིའི་དུག་སྲུང་ལ་ཤུ་དག་དཀར་པོའམ་རྩྭ་རམ་པའི་གདུས་ཁུ་མང་ཙམ་བཅས་དགོས། དེ་ལྟར་འདུལ་སྦྱོང་སོགས་ལ་ཉེར་མཁོའི་རྫས་རྣམས་གཞི་དངུལ་ཆུའི་བུངས་ལ་དཔག་པའི་འདང་ངེས་ཕྲི་ཐེབས་དང་བཅས་པ་གྲ་སྒྲིག་ཚགས་སུ་ཚུད་པ་ཅིས་ཀྱང་གལ་ཆེའོ། །

ཉེར་མཁོའི་ཡོ་བྱད་ནི། དངུལ་ཆུ་གཡའ་ཕྱི་སྐབས་ཀྱི་འཕྱུར་སྣོད་ཁ་ཤའམ་སླ་ཏེལ་

ར་ལྷགས་སོགས་ཀྱི་ཐང་ཁུག་བུག་རྫོལ་མེད་པ། དངུལ་ཆུའི་འཕོར་ཚད་ལ་གཞིགས་པའི་ཁ་གྲངས་དང་། ཆེ་ཆུང་དངུལ་ཆུ་སྲང་བཞི་བཅུ་ཡས་མས་དང་། ཚ་བ་གསུམ་ཀྱི་མ་དོ་ཙམ་བཅས་ཤོང་ངེས་ལ་ཁ་སྒྲོག་སྦྲ་ཐང་རང་འགྲིགས་བསླལ་སྟོད་ལྕགས་རྫའམ་གུ་གུ་ཤའི་ག་ཧོ་ར་ལྷ་བུ་གཡའ་མེད་པའི་སྟོད་བཟང་ཁ་ཆོད་རང་འགྲིགས་ཡོད་པ་དང་། རྡོ་རྒྱུ་སྲ་མཁྲེགས་ཕྱུས་ལེགས་ལས་བཟོས་པའི་གཏུན་སྐོར་མོ་དཔངས་ལ་སྐར་མ་སུམ་ཅུ་སོ་ལྔ་ཁ་ཞེང་མཐུག་ཚད་སྐར་མ་དྲུག གཏིང་ཟབ་ཚད་སྐར་མ་ཉེར་བཞི་དང་ནང་གི་མཐིལ་ཞེང་སྐར་མ་ཉི་ཤུ་ཐམ་པ་ཙམ་ཡོད་པ་གྲུ་ཟུར་མེད་པའི་ཤིན་ཏུ་འཇམ་པ། མདོར་ན་རྫས་དང་དངུལ་ཆུ་འཕོར་བསྐྱོད་བདེ་བ་དང་། ཕྱི་ངོས་སུའང་དཀྲུག་རིས་མེད་པ། དེའང་དངུལ་ཆུའི་འཕོར་ཚད་ལ་གཞིགས་པའི་ཁ་གྲངས་དང་། དེ་མཚུངས་རྡོ་མདེལ་ངོས་འཇམ་ལ་ཆེ་ཆུང་ཀྱི་མ་གང་ཙམ་ཡོད་པ་ཤིང་གི་ཡུ་བ་འཇམ་སྦྱོང་རིང་ཐུང་འདོམ་གང་ཙམ་བསྐར་བ་རྡོ་གཏུན་དང་གྲངས་མཚུངས། དགྲ་སྦྱོད་སྐབས་ཀྱི་འདུལ་གཞོང་ལའང་གོང་བཞིན་རྡོ་རྒྱུ་ཕྱུས་ལེགས་མི་ཐུབ་ལས་བྱས་པའི་རྡོ་གཞོང་སྐོར་དབྱིབས་ཅན། དཔངས་སུ་སྐར་མ་ཉེར་ལྔ། སྐོར་མོའི་ཚངས་ཐིག་སྐར་མ་བཞི་བཅུ་ཞེ་དྲུག་གཏིང་ཟབ་ཚད་སྐར་མ་བཅུ་བདུན། སྲབ་མཐུག་སྐར་མ་དྲུག་ཡོད་པ་ནང་འཇམ་ཞིང་གྲུ་ཟུར་མེད་པ། ཁོང་ཡངས་པ། ཕྱི་ངོས་ལའང་དཀྲུག་རིས་མེད་པ་ལ་གོང་བཞིན་གྱི་རྡོ་མདེལ་ཡུ་བ་བསྐར་བ་གྲངས་མཚུངས་བཅས་དངུལ་ཆུའི་བུངས་ལ་དཔག་པའི་ཁ་གྲངས་དགོས། དེ་སྟོན་དབྱིབས་གྲུ་བཞི་ནར་སྐབས་གཞོང་པ་འདྲ་བ་སྦྱིད་པ་མང་ཡང་སྐོར་དབྱིབས་དེ་ལེགས་པར་ཉམས་མྱོང་ཡིན། བཙོ་སྟོད་རྡོ་ཁོག་ནི་རྡོ་མཉེན་མི་ཐུབ་སྐྱེ་ལུང་རྡོ་ལས་བཟོས་པའི་རྡོ་ཁོག་པར་བུའི་དབྱིབས་ཅན་ཁ་ཅུང་དོག་པ། མཐིལ་ཡངས་པ་ལ་ལྟོ་བ་ཅུང་ལྡིར་བ། མགྲིན་པ་ཆག་གང་མཚམས་སུ་ཁ་སྒྲོག་ཐེབས་ངེས་ཀྱི་དགྲི་ཁ་ཡོད་པ། མཐིལ་ཀྱོང་ཀྱོང་མིན་པ་ཁོད་སྙོམས་པ་ཞབས་

མཐིལ་གྱི་མཐུག་ཚད་སྐར་མ་གསུམ་ཙམ་དང་། ལྡེབས་ལ་སྐར་མ་གཉིས་ཙམ་ཡོད་པ། ཁོང་ཚད་དངུལ་ཆུ་རྒྱ་མ་ལྔ་བཅུ་ཙམ་དང་། ཅོང་ཞི་དང་བཙོ་ཁྲུ་བཅས་རྒྱ་མ་ཉི་ཤུ་ཡས་མས་ཁོང་ལ་སྟོང་ཆ་སུམ་ཆ་གཅིག་ཙམ་ཡོད་པ་ལ་རྡོའི་ཁ་ཚོད་དམ་འཁྲིགས་དཀྱིལ་དུ་བཙོ་ཁྲུ་གསབ་སའི་བུག་པ་ལ་སྣར་ཁ་ཚོད་དང་ལྡན་པ་ཆགས་དོགས་ཀྱིས་ཐེབས་ཁྲོལ་གཅིག་གཉིས་བཅས་དགོས་ཤིང་གསར་པ་ཡིན་ན་སྨུམ་མཐུག་པོར་བྱུགས་ཤིང་མེར་བསྲོས་ལ་བཏུལ། དེའང་མཐིལ་རྡོལ་བ་དང་ཆག་དོགས་ཀྱིས་རྡོ་རྫའི་མཐིལ་དུ་ལྕགས་ལེབ་རྒྱ་གྲམ་ཡོད་པའི་ཤན་ཆ་རྒྱབ་ན་ཉེན་སྐྱོན་ཆུང་ཞིང་བླང་བཞག་བདེ་བ་ཡིན། བཙོ་ཐབ་ཀྱང་གོང་གསལ་བཙོ་སྣོད་ལ་གཞིགས་པའི་ལྕགས་སྒྲིད་རྐང་གསུམ་ཅན་སྒྲིད་བུ་དང་བཙོ་སྣོད་རྡོ་རྫའི་མཐིལ་དང་འཁྲིགས་ངེས་བར་གསེང་མེད་པའི་དངུལ་ཆུ་ལྡིད་ཚད་ཐེགས་ངེས་ཀྱི་སྲ་བརྟན་ཞིག་དགོས། དངུལ་ཆུ་བཙོ་སྐབས་བཙོ་ཁྲུའི་ཚད་འཛལ་བྱེད་ལྕགས་ཀྱི་ཚད་ཐུར་ཏ་ཅང་སྲོམ་པོ་མིན་པ་བཙོ་སྣོད་ཀྱི་དཔངས་ལས་རིང་ཙམ་ཚད་རྟགས་དང་ལྡན་པ་ཞིག ལྕགས་ཁྲིའི་སྣོད་གཡའ་མེད་ཁ་ཤས་དང་། སྦྱར་གསུམ་ཆུ་སོགས་བཀྲུངས་སྣོད་རྫ་ཁོག་ཆེ་ཙམ་ཁ་ཤས། གུ་གུ་ཤའི་ག་ཧོ་ར་དང་། གུ་གུ་ཤའི་སྲེར་མ། ལྕགས་སླང་། ལྕགས་སྐྱོགས། ལྕགས་ཁེམ་བཅས་སོ་སོར་དངུལ་ཆུའི་བྱུངས་ལ་གཞིགས་པའི་ཁ་གྲངས་དང་། ཁྲོ་གཏུན་དང་རྡོ་གཏུན། རྫ་སྣོད་ཆུང་བ་ཁ་ཤས། རྒྱ་མ་ཆེ་ཆུང་ཁ་ཤས། དེའང་འཇོགས་རྒྱ་བྱུང་ན་བདེ། ཚགས་རས་དང་ཚགས་སྐམ་རྩིང་ཞིབ་སྣ་ཚོགས། ཏ་ཛ་ལས་བཟོས་པའི་སྦུ་ཐེ་སྲ་ཞིང་བརྟན་པའི་སྙན་ཕྱུག་གང་མང་། རྡོ་དང་སོལ་བ་མ་འདྲེས་པའི་ཤིང་ཐལ་འཇམ་པོ་ཚགས་སུ་བྲངས་པ་དང་སྲིན་བལ་དཀར་གཙང་རྒྱ་མ་ཁ་ཤས། །རྡོ་གཏུན་གྱི་གྲངས་ལ་གཞིགས་པའི་འདུལ་སྒྲོམ་ལྕགས་ཤིང་གང་རུང་གིས་མཐོང་བརྒྱུད་ལྟར་བཟོས་པ་དང་། འདུལ་ཁང་ཕུབ་བྱེད་ཐག་པ་སྤུས་ལེགས་དང་རས་སྲབ་སྔོན་པོ་འོས་འཚམས། འདུལ་སྟེགས་

མཐོ་དམན་རན་པ་རྗེ་གདུན་གྱི་གྲངས་དང་མཉམ་པ། ལག་རས་དང་། འདག་རྫས་རྗེ་སོལ་སྤུས་ལེགས་དང་། དེ་མིན་འབུད་ཤིང་སྐམ་པོ་མང་ཙམ། ལྡི་བ་སེར་ག་མ་ཉིན་མཚན་བཅུ་བཞི་ལ་འབུད་རྒྱུ་འདང་ངེས་བཅས་གྲ་སྒྲིག་ཚགས་སུ་ཚུད་པར་བྱའོ། །

༣.བཙོ་བསྒྱུ་དངོས་གཞིའི་བྱ་བ་ནི། དམིགས་སུ་བསྐུན་པའི་དངུལ་ཆུ་བཙོ་བསྒྱུ་ཆེན་མོའི་འདུལ་སྒྲོང་ཁང་མཐོ་ཞིང་ཁྱོན་ཡངས་པ་དཀར་ཞིང་གཙང་བ། ཁོར་ཡུག་གཙང་ཞིང་ཁྲི་དང་བུད་མེད་སོགས་ཀྱི་འགྲུལ་སྐྱུང་བདེ་བའི་ལྟུགས་རི་སྒོ་ཆེན་དང་བཅས་པ་ལ་གད་བརྡར་སོགས་ཐུན་མོང་གི་གཙང་སྦྲ་ལེགས་པར་བྱས་ཏེ། མི་གཙང་གྲིབ་རིགས་དང་དོན་མེད་ཀྱི་འགྲིམ་འགྲུལ་སོགས་མཚམས་ལེགས་པར་བཅད་པའི་དབེན་ཞིང་ཉམས་དགའ་བའི་གནས་སུ། དངུལ་ཆུའི་ལས་ལ་འཇུག་མཁན་གྱི་སྨན་པ་རྣམས་ནས་བསང་དང་གསེར་སྐྱེམས། ས་ཆོག་གེགས་སྐྱུང་། གནས་ཁང་བྱིན་རླབས་སོགས་གནའ་རབས་ཀྱི་ཕྱག་སྲོལ་མ་ཉམས་པར་མཛད་ནས་ཁ་རས་དང་སྨན་གོས་རྣམས་གྱོན། ཤ་ཆང་དང་སྒོ་ཟི་ར་ཚོལ་སོགས་དུག་སྐྱུང་གི་རྫས་བཅས་ཉེ་བའི་སྔོན་འགྲོ་རྣམས་ལེགས་པར་བསྒྲེན།

བཙོ་བསྒྱུའི་ལག་ལེན་དངོས་ལ་འཇུག་པ་ལ་གསུམ། གཡའ་སྦྱོང་བ་དང་། ལྡི་འབིགས་བཙོ་བསྒྱུས་འདུལ་བ། དཔྱ་དང་སྤྲད་ནས་རང་གཟུགས་བསྒྱུར་བའོ། །

༡.གཡའ་སྦྱོང་བ། དང་པོ་ལ་གཉིས། གཡའ་ཕྱི་བ་དང་གཡའ་ཁུ་འདོན་པའོ། །

(༡) གཡའ་ཕྱི་བ། ཉིན་ཐོག་མར་དངུལ་ཆུ་གཡའ་ཕྱི་བའི་རིམ་པ་ལ་འཇུག་པ་ཡིན་པས། གཞི་དངུལ་ཆུ་རྒྱ་སྲང་ལྔ་བརྒྱ་ལ་མཚོན་ན། ཞོགས་པ་ཆུ་ཚོད་བརྒྱད་པའི་ཐོག་ གློ་གསལ་རིག་པ་བགྲ་བའི་སྨན་པ་ཉི་ཤུ་ཙམ་ཆེད་དུ་བཀོད་སྒྲིག་བྱས་ནས་མི་གཉིས་རེ་ལ་དཀར་རྩི་ཅན་གྱི་ག་ཏོ་ར་ཆེ་ཆུང་གསུམ་རེ། དཀར་སྔེར་རེ་རེ། ལྟུགས་ཁེམ་ཆེ་ཆུང་གཉིས་རེ། སྨན་ཕྱུག་རེ་རེ། འཕྱུར་སྡོད་ཐང་ཁུག་སྣ་ཐང་ཁ་སྒྲིག་རང

འཁྲིགས་རེ་དང་། རྡོ་གཏུན་རྡོ་རིལ་དང་བཅས་ཆ་ཚང་བཙོ་འཁྲེམས་བྱ། སྣ་སྣོ་དང་མཁུར་ཚོས། རྣ་དྲུང་རྣམས་སུ་ར་ཚིལ་དང་། མུ་ཟིའི་ཕྱེ་མ་བྱུག་པ་སོགས་དུག་སྲུང་གི་ཚ་ག་སྔོན་དུ་སོང་ནས། གཞི་དངུལ་ཆུ་བཟང་ཞིང་རྗོད་པ་ བྲི་ཐེབས་བཅས་བསྡོམས་རྒྱ་སྲང་ལྔ་བརྒྱ་ལ་མཚོན་ན་གཡའ་ཕྱི་བའི་རྫས་ནི། སྣ་པི་ཕོ་གསུམ་ཞིབ་བཏགས་ཕྱེ་མ་ཡིན་པས་རྩ་བའི་ཚད་གཞི་ནི་དངུལ་ཆུ་སྲང་བརྒྱ་རེ་ལ། སྣ་དམར་སྲང་བརྒྱད། པི་པི་ལིང་སྲང་བཅུ་གཅིག ཕོ་རིལ་སྲང་བཅུ་རེའི་ཚད་གཞི་དང་། དེ་ལས་ཉུང་མང་ནའང་ལེགས་པ་དང་། སྨན་ཕྱེ་རྩིང་ན་སྨན་དངུལ་ཕྱེ་དཀའ་བས་ཤིན་ཏུ་ཞིབ་པར་དགོས་པར་གསུངས་པས། གཞི་དངུལ་ཆུ་སྲང་ལྔ་བརྒྱ་ལ་སྣ་དམར་ལ་སྣ་སྐྱ་ཉུང་ཟད་བསྲེས་པའི་ཕྱེ་མ་རྒྱ་མ་བཞི་དང་སྲང་ལྔ། པི་པི་ལིང་རྒྱ་མ་དྲུག་དང་ཕོ་རིས་རྒྱ་མ་ལྔ་དང་སྲང་ལྔ་བཅས་ཞིབ་བཏགས་ཚགས་སུ་དྲངས་པ་ལྡུགས་ཁོག་ཆེ་བ་ཞིག་གི་ནང་དུ་བླུགས་ནས་སྐམ་བསྲེས་འདྲེས་པར་བྱས་ནས་ཆུ་ཁོལ་གྱིས་ཞྭན་ཉུང་ཟད་ཕབ་ལ་འདྲུལ་འདྲིལ་མེད་པ་ཕྱེ་འཕུར་ཙམ་སྦྲུས་ཏེ་འཕུར་སྟོད་བཅུ་ལ་སོ་སོར་ཆ་མཉམ་པར་བགོས་ནས་བླུགས། དེ་སྟེང་དངུལ་ཆུ་རྒྱ་སྲང་ལྔ་བཅུ་རེ་བླུག་ནས་ཁུག་མའི་ཕྱེད་སྟོད་ཙམ་ནས་ཁ་དམ་པོར་བཅིངས་ལ་ཁུག་མ་རེ་རེ་བཞིན་ག་ཧོ་རའི་ནང་དུ་བཞག སྨན་དངུལ་ཐྲད་ནས་བར་སྟོང་ཡུན་རིང་འཇོག་མི་ཉུང་བས་དེ་མ་ཐག་ཏུ་མཉེ་མཁན་རྣམས་དཀྱིལ་གྲུང་བཅས་ཏེ་ག་ཧོ་ར་པང་དུ་བཞག་ནས་མཉེ་མཁན་རེས་མོས་ཀྱིས་དལ་བུས་རྒྱུན་མ་ཆད་པར་མཉེ། ཤུགས་ཆེ་ན་དངུལ་ཆུ་ཁུག་མའི་ཁ་དང་སྦུབ་ནས་ཕྱིར་དོན་པ་དང་སིབ་འགྲོ་ཉེན་ཆེ་བས་ཤེད་ཆེ་ཆུང་རན་པ་དང་། ཡིད་གཟབ་བྱ་དགོས། གལ་ཏེ་ཕྱིར་དོན་བྱུང་ན་དེ་འཕྲལ་ཁ་ཕྱེ་སྐྱེ་སྣར་ནང་དུ་བླུགས་ལ་འཕུར། དགོང་མོ་ཆུ་ཚོད་དགུ་པར་ཐང་ཁུག་རྣམས་ལྡུགས་ཁོག་ཆེ་བ་ཞིག་གི་ནང་སྒྲོགས་གཅིག་ཏུ་བཞག་ལ་ཁེབས་དང་ལྡན་པར་བསྐལ། ཉིན་གཉིས་པར་ཞོགས་པ་ཆུ་ཚོད་བརྒྱད་པར་ཐང་ཁུག་རེ་རེ་

བཞིན་ཀ་ཧོ་རའི་ནང་དུ་བཞག་སྟེ་སྲ་ཉིན་ལྟར་མཉེ་མཁན་སོ་སོར་རྩིས་སྤྲོད་ནས་དལ་བུས་རྒྱུན་ཆད་མེད་པར་མཉེ་འཕུར་བྱ། དགོང་མོ་བསླལ་ལུགས་ཀྱང་སྲ་ཉིན་ལྟར་བྱའོ། ཉིན་གསུམ་པར། ཞོགས་པ་སྔར་བཞིན་འཕུར་སྟོད་རྣམས་སོ་སོར་རྩིས་སྤྲོད་བྱས་ཏེ་ཆུ་ཚོད་སྐར་མ་སུམ་ཅུའི་རིང་མཉེ་འཕུར་བྱ། ཡར་དུས་ཚོད་རིང་ཐུང་ཡང་དངུལ་ཆུ་མང་ཉུང་ལ་དཔག་དགོས་པས་ཁུག་མ་ཁ་ཕྱེ་ནས་བལྟས་པས་གཡའ་ཕྱི་བའི་རྡུལ་རྣམས་མདོག་ལྗང་ནག་ཏུ་སོང་ཚེ་ཚད་ལོན་པ་ཡིན་པས་དེ་ནས་འཕུར་སྟོད་རྣམས་ཁ་སྒྲོག་བཀྲོལ་ཞིང་ཁ་ངོས་སུ་འབྱུར་བའི་དངུལ་ཞིབ་རྣམས་ལྩགས་ཁེམ་གྱིས་བླངས་ཏེ་ལག་གཡོན་པས་འཕུར་སྟོད་ཀྱི་ཁ་གཟབ་ནན་གྱིས་དམ་བཟུང་བྱས་ལ། ལག་གཡས་པས་འཕུར་སྟོད་ཀྱི་ཞབས་ནས་བཟུང་སྟེ་ཀ་ཧོ་རའི་ནང་དུ་ག་ལེར་བཙིར་བས་དངུལ་ཆུ་མང་ཆེ་བ་སྣན་ཕྱེ་དང་མ་འདྲེས་པ་ལེན་ཐུབ་པས་དེ་ལྟར་འཕུར་སྟོད་རེ་རེ་བཞིན་གྱི་དངུལ་ཆུ་རྣམས་བླངས་ནས། རྡུལ་རོའི་ནང་འདྲེས་པའི་དངུལ་ཞིབ་རྣམས་ནི་རྡུལ་རོ་རྣམས་ཉུང་དུ་ཉུང་དུར་བྱས་ཏེ་ལྩགས་ཁེམ་རྒྱབ་ངོས་ཀྱིས་དབུར་བ་དང་། ཕག་ཟེའི་འཕུར་བསྒྲུབ་ཡང་ཡང་བྱས་པས་དངུལ་ཆུ་སྲོ་མ་ཙམ་དང་ཏིལ་འབྲུ་ལྟ་བུའི་ཚུང་དུ་རྣམས་ཀྱང་ཕྱོགས་གཅིག་ཏུ་འདྲིལ་བ་དེ་དངུལ་ཆུ་ཕྱིངས་དང་བསྡོངས། སྣན་རོ་དང་དངུལ་ཆུ་འདྲེས་ནས་ལེན་དཀའ་བ་བྱུང་ཚེ། ཆུ་ཉུང་ཙམ་བླུགས་ལ་མཉེ་འཕུར་ཡུད་ཙམ་བྱས་ནས་སྔར་ལྟར་ལེན། དེ་ནས་རྡུལ་རོ་རྣམས་ཀ་ཧོ་རར་ཉུང་ཙམ་རེ་བླུགས་ཏེ་ཆུ་གསིག་རྒྱག་པ་དང་། ཆུ་ཁོལ་གྱིས་སྟོད་གཅིག་ནས་གཅིག་ཏུ་བཞུར་བས་དངུལ་ཆུ་སྲོ་མ་ལྟ་བུ་མང་པོ་དང་། ཐེ་མ་ལྟ་བུ་དཀར་ཤས་ཅན་སྟོད་ངོས་སོགས་སུ་འགོས་པ་རྣམས་སོ་སོར་སྐམ་དུ་བཅུག །ཁྲིན་བལ་དང་མཛུབ་མོས་ནན་འཕུར་བྱས་པས་རིལ་བུ་འདྲིལ་བ་རྣམས་ཕྱིངས་དང་བསྡོངས། ད་དུང་ཆུའི་ཁར་ཞག་ལྟ་བུ་དང་། ཐྲུ་བ་ལྟ་བུའི་དཀར་ཅིག་བྱུང་བ་རྣམས་དང་། སྟོད་ངོས་སུ་ཐྲིས་མ་ལྟ་བུར་འགོས་པ་རྣམས་

ཀྱང་སྲིན་བལ་གྱིས་བླངས་ཏེ་ཉི་མར་སྐམ་ལ་ཤིང་ཐལ་བཟང་པོ་ཁུང་ཙམ་བཏབ་སྟེ་འཕུར་བཀྲབ་བྱས་པས་དངུལ་ཆུ་གང་ཡོད་རིལ་བུ་འདྲིལ་བ་དེ་རིགས་དངུལ་ཆུ་ཕྱིངས་དང་བསྡོངས་ཏེ་ཆུ་ཁོལ་གྱིས་བཀྲུ་བཤལ་དག་པར་བྱ། སྨན་རོ་བཤལ་ཆུ་རྣམས་ཀྱང་འཕྲལ་དུ་མི་འཐོ་བར་ཞག་གཅིག་དྭངས་སུ་གཞུག་ཅིང་ཕྱི་ཉིན་བཤལ་བཞུར་ཡང་ཡང་བྱས་ཏེ་དངུལ་ཆུ་ཡོད་མེད་བརྟག་ཞིབ་ནན་ཏན་བྱས་ཏེ་དངུལ་ཞིབ་ཡོད་ན་སྔར་བཞིན་བླངས་ལ་མཐར་རྫས་རོ་དང་བཤལ་ཆུ་ལ་དུག་ཡོད་པས་སྲོག་ཆགས་ཀྱི་ཁར་མི་འགྲོ་བའི་ས་དོང་དུ་སྦ། འདི་དག་གི་སྐབས་སུ་ཆུ་གྲང་ཐུགས་ན་དངུལ་ཆུ་འཐོར་བ་དང་ཕྱི་མི་ཐུབ་པས་དང་པོ་ནས་ཆུ་ཚན་ཁོ་ན་སྦྱོད་དགོས་པ་དང་། བཙོ་བ་ལ་མ་ཐུག་བར་དངུལ་ཞིབ་སྐམ་དགོས་སྐབས་ཉི་མ་མ་གཏོགས་མེར་བསྲོས་ན་འཕུར་འགྲོ་བས་མེར་མི་བསྲོ་བ་དམ་ཚིག་ཡིན། སྣོད་སྤྱད་ཁེམ་སོགས་ཀྱང་ཟངས་དང་གཤའ་དངུལ་རྣམས་ལ་འགོས་འགྲོ་བས་སྤང་བར་བྱ། འདི་དང་འོག་གི་ཙྭ་བུལ་གྱི་སྐབས་སོགས་ཐོག་མཐའ་ཀུན་ཏུ་དཀའ་ཚེགས་ལ་མི་ལྟ་བར་ལས་ཀ་ཞིབ་ཚགས་དལ་ཞིང་གཏུག་རིང་བ་དང་། རྟོག་དཔྱོད་ཕྲ་ཞིབ་ཀྱིས་བྱ་བ་ཐང་ལྷོད་མེད་པ་མཐར་ཐོན་པ་གལ་ཆེ། མཐར་དངུལ་ཆུ་ཧྲི་ཙམ་བྲི་ཡོད་མེད་ རྒྱ་མར་བཀྲུག་སྟེ་ཕྱོགས་གཅིག་ཏུ་བསྡོམས། སྔར་གྱི་ཟིན་བྲིས་རྣམས་སུ་དངུལ་ཆུ་རྒྱུ་ཞན་པ་དང་སྣད་འདྲིས་པ་སོགས་ལ་གཡའ་ཕྱི་བའི་སྐབས་ཉིན་གཉིས་འདི་ལ་ཤིན་ཏུ་བྲི་བ་འབྱུང་ཞེས་གསུངས་ཀྱང་། དེ་སྔོན་ལག་ལེན་ཐེངས་འགའི་སྐབས་ཡིད་གཟབ་དང་། ཞིབ་ཚགས་ནན་ཏན་བྱས་པས་དེ་ལྟར་བྲི་བ་མ་བྱུང་། མཐར་དངུལ་ཆུ་རྣམས་ཕྱོགས་གཅིག་བསྡོམས་ལ་རྒྱ་མར་བཀྲུགས་ཤིང་ཐོ་འགོད་ལེགས་པར་བྱ། ཉིན་གསུམ་པའི་ཉིན་གུང་ཆུ་ཚོད་དང་པོ་ཙམ་ནས་རྗེ་གདུན་བཅུ་ལ་དངུལ་ཆུ་ཆ་སྙོམས་བགོས་ཐོབ་སོ་སོར་བླུགས། དེ་སྟེང་དངུལ་ཆུ་སྲང་རེ་ལ་ཚྭ་བུལ་གང་ཙང་ཁྱོར་བ་ཁ་བཅད་རེ་བླུགས་དགོས་པར་གསུངས་པས། མཚོ་ཚྭ་དང་བྱང་

བྲུལ་ལམ་མ་བྱུང་ན་ལན་ཚྭ་རྒྱ་བཟང་བ་དག་གིས་ཀྱང་ཉུང་ལ་གང་ཡང་རྙིང་པ་བྱུང་ན་བཟང་ཞིང་དེ་སྔོན་ཚྭ་བྲུལ་ཕྱེད་ཆ་བྱེད་པའི་ཕྱུག་ལེན་དང་རྩ་བའི་ཚད་གཞི་དངུལ་ཆུ་སྲང་གང་ལ་ཚྭ་བྲུལ་ཕྱེད་ཆ་བྱས་པ་སྲང་རེའི་ཚད་དུ་བྱེད་པ་ལྟར་དངུལ་ཆུ་ཏ་ལམ་སྲང་ལྔ་བཅུ་རེ་རྡོ་གཏུན་རེར་བྱས་པས། དེ་རེ་རེར་ལན་ཚྭ་ལེགས་པ་ཞིབ་འདུལ་བྱས་པ་རྒྱ་སྲང་ཉེར་ལྔ་བྱང་བྲུལ་སྤུས་ལེགས་ཞིབ་བཏགས་ཕྱེ་མ་རྒྱ་སྲང་ཉེར་ལྔ་རེ་བཅས་བསྡོམས་ཚྭ་བྲུལ་འདྲེས་མ་རྒྱ་སྲང་ལྔ་བཅུ་བཏབ་སྟེ་མཐོང་བརྒྱུད་ལྟར་ཞུབ་པའི་འདུལ་ཁང་དུ་བསྐྱི་འདུལ་བྱ། དགོང་མོ་ལས་མཚམས་བཞག་པ་དང་། རྡོ་གཏུན་སོ་སོར་རས་དཀར་གཙང་གིས་ཁེབས་བརྒྱབ་ལ་བཞག ཉིན་བཞི་པར། ཞོགས་པའི་ཆུ་ཚོད་བརྒྱད་པར། འདུལ་མཁན་རྣམས་ནས་དུག་སྲུང་གི་སྣ་གོན་སོགས་སྔར་ལྟར་བྱས་ཏེ་དགོང་དྲོའི་ཆུ་ཚོད་བཞི་པའི་བར་བསྐྱི་འདུལ་བྱ། ཚྭ་དངུལ་དབྱེར་མེད་དུ་འདྲེས་ནས་ཚྭ་བྲུལ་གྱི་མདོག་སྔོ་ནག་ཏུ་གྱུར་ནས་དུལ་བའི་རྟགས་ལེགས་པར་བྱུང་རྗེས་ཚ་དངུལ་འདྲེས་མ་དེ་ཀ་ཏོ་རའི་ནང་བཏོན། སྣོད་ཀྱི་ཕྱོགས་གཅིག་ཏུ་ལྕགས་ཁེམ་རྒྱབ་ངོས་ཀྱིས་དབྲུར་ནས་ཕྱོགས་གཅིག་ཏུ་གཟུར་བས་དངུལ་ཆུ་མང་ཆེ་བ་རྣམས་འདྲིལ་ཡོང་བས་ལྕགས་ཁེམ་གྱིས་བླངས། དེ་ནས་ཚྭ་བྲུལ་ཕྱེ་མ་བཤལ་སྣོད་དུ་ཕྱུང་ཙམ་རེ་བླུགས་ནས་ཆུ་གསིག་རྒྱག་ལུགས་དང་། བཤལ་བཞུར་བྱེད་ལུགས་སོགས་གོང་གི་ཚ་བ་གསུམ་གྱི་སྐབས་བཞིན་བྱས་ཏེ་ཚྭ་དངུལ་ཕྱེ། དངུལ་ཆུའི་ནང་དུ་ས་རྗེ་སོགས་ཀྱི་སྙིགས་མ་ཕྱེ་དཀའ་བ་བྱུང་ན་རས་ཆང་བཟང་གི་ཚགས་སུ་བྲངས། ཚྭ་དངུལ་དང་བཤལ་ཆུ་དྭངས་སྙིགས་ཕྱེས་ལ་བཤལ་བཞུར་ཡང་ཡང་བྱས་ཏེ་དངུལ་ཞིབ་སྲོ་མ་ཙམ་དང་། སྣོད་ངོས་སུ་འབྱར་བའི་གཡའ་ཞག་ལྟ་བུ་དང་སྲིས་མ་ལྦུ་བའི་ཉམས་ཅན་རྣམས་ཀྱང་གོང་བཞིན་བླངས་ཏེ་དངུལ་ཆུ་ཕྱིངས་དང་བསྡོངས་ཏེ་བཀྲུ་བཤལ་དག་པར་བྱ། དེ་ནས་དགོང་རེ་བཞིན་འདུལ་མཁན་རེ་རེ་བཞིན་གྱི་དངུལ་ཆུ་རྒྱ་བཀྲུག་རྩིས་ལེན་ཐོ་འགོད་

ཞིབ་ཚགས་བྱེད་དགོས། འདི་ནས་བཟུང་བཙོ་ཆེན་མ་རན་བར་དུ་དངུལ་ཆུ་རྐྱང་པ་འཛོག་མི་རུང་། བཞག་ན་གཡའ་འཕེལ་བས་དངུལ་ཆུ་ཕྱོགས་གཅིག་ཏུ་ཀ་ཊོ་ར་ཆེ་བ་གཅིག་ཏུ་བླུགས། དེ་སྟེང་སྐར་བུའི་གྲངས་ཆུ་དྭངས་མ་ཚན་མོ་ཉུང་རིམ་ཙམ་བླུགས་ལ་ཁ་ཚོད་བརྒྱབ་སྟེ་བཀྱིགས་སར་འབོལ་གདན་སྟེང་དུ་བསྐྱལ། དེ་སྟེང་གེགས་སྲུང་དུ་བྱིན་ལྡན་སངས་རྒྱས་སྨན་གྱི་བླ་ཡི་སྐུ་བརྟན་བཞུགས་སུ་གསོལ། འདིས་མཚོན་ནས་དངུལ་ཆུ་ཞག་པོར་བསྐྱལ་དགོས་པའི་སྐབས་རྣམས་སུ་དེ་ལྟར་བྱའོ། །

(༢) གཡའ་ཁུ་འདོན་པ་ལ་དངོས་དང་ཞར་བྱུང་གཉིས། དང་པོ་ལའང་ནང་གསེས་བརྒྱད་ལས། ཉིན་ལྔ་པ། ཞོགས་པའི་ཆུ་ཚོད་བརྒྱད་པར་དངུལ་ཆུའི་སྟེང་གི་སྐར་ཆུ་གྲུད་དུ་ཕྱེ་ནས་ཆུ་ཚན་གྱིས་ལན་གཉིས་གསུམ་དག་པར་བཀྲུ། སླར་དངུལ་ཆུའི་སྟེང་དང་ཟུར་དུ་ཆུ་ཐིགས་ཕྲན་བུ་ཡོད་པ་རྣམས་ཤྲིན་བལ་གཙང་མས་བླངས་ཏེ་ཆུ་གཏན་ནས་མེད་པར་བྱ། འདི་མན་ཆད་ནངས་རེ་བཞིན་དེ་ལྟར་བྱའོ། །དེ་ནས་རྫོག་གཏུན་བཅུ་ལ་དངུལ་ཆུ་ཆ་མཉམ་བགོས་ཐོབ་སོ་སོར་བླུགས། དེ་སྟེང་དངུལ་ཆུ་སྲང་རེ་ལ་ན་ར་ཀླ་ར་སྐྱེ་ལོ་བརྒྱད་དྲི་ཆུ་དྭངས་མ་ཚན་མོ་སྲང་གང་རེ་བླུགས། དེའི་ཁར་དངུལ་ཆུ་སྲང་བཅུ་རེ་ལ་བྱང་བུལ་ཕུལ་ལེགས་ཞོ་ལྔ་རེ་བཏབ། དེ་མཚམས་རྫོ་གཏུན་རེ་ལ་སྐར་ཁཆ་གྱི་གྲངས་ཆུ་ཚན་མོ་རྒྱ་སྲང་བཅུ་གསུམ་ཙམ་བླུགས་ནས་དེ་འཕྲལ་རྒྱུན་མ་ཆད་པར་དལ་བུས་འདུལ། འདི་ནས་སྨུམ་ཆུའི་བར་གྱི་འདོན་ཆུ་རྣམས་དྲོད་ཡོད་ཙམ་བསྐོལ་ནས་རྒྱག་དགོས་པ་དང་། སྔ་ཉིན་ནས་དྭངས་སུ་བཅུག་པའི་གྲངས་ཆུ་དྭངས་མ་དགོས་པ་ལས་སླིགས་མ་བླུགས་ན་དངུལ་ཆུ་འཕྲོར་ཞིག་གི་སྐྱོན་དུ་འགྱུར་བས་མི་བླུགས། ཆུ་ཚོད་བཞི་རེའི་མཚམས་སུ་འདོན་ཁུ་རྣམས་ཐངས་རེ་བརྗེ་དགོས་པས་ཐོག་མར་དངུལ་ཆུའི་སྟེང་དུ་གང་ཡོད་ཀྱི་འདུལ་ཆུ་ལྷུགས་སྐྱོགས་ཀྱིས་གང་ལོན་གཙུས་ལ་བཏོན། དེ་འཕྲོས་དངུལ་ཆུ་དང་འདོན་ཆུ་མཉམ་དུ་བཤལ་སྣོད་དུ་བླངས་

ཏེ་ཆུ་ཚན་གྱིས་བཀྲུ་བཤལ་དག་པར་བྱ། རྡོ་རིལ་དང་རྡོ་གཏུན། སྣོད་ཇོས་སོགས་སུ་འཕྱར་བ་དང་བཤལ་ཆུའི་ནང་དུ་ཤོར་བའི་དངུལ་ཞིབ་རྣམས་སྔར་བཞིན་ཞིབ་ཚགས་ཀྱིས་བླངས་ཏེ་བྱིངས་དང་བསྡོངས། སླར་རྡོ་གཏུན་སོ་སོར་བླུགས་ནས། དྲི་ལྟར་ཐུལ་གསུམ་གྱི་ཚད་སྔར་བཞིན་བླུགས་ལ་འདུལ། དེ་ལྟར་བརྡེ་བཀྲུ་ཐེངས་གསུམ་བྱས་ཏེ་དཀོང་མོའི་ཐེངས་གསུམ་པའི་འདོན་ཁུ་རྣམས་རིམ་གྱིས་བཏོན་ཏེ། དངུལ་ཆུ་རྩ་བ་ནས་མ་ཤོར་བ་དང་བཀྲུ་བཤལ་དག་པར་བྱ། དངུལ་ཆུའི་ཁ་དང་ཟུར་དུ་ལུས་པའི་ཆུ་རྣམས་སྨིན་བལ་གྱིས་ཡང་ཡང་བླངས་ཏེ་བསྐལ་ལུགས་སོགས་གོང་བཞིན་ནོ། །ཉིན་དྲུག་པ། ཞོགས་པ་ཆུ་ཚོད་བརྒྱད་པར་དངུལ་ཆུ་བསྐལ་སྣོད་ནས་སྔར་ཁུ་ཕྱིར་བཞུར། ཆུ་ཚན་གྱིས་ལན་བཞི་ལྔ་ཙམ་བཀྲུ་བཤལ་དག་པར་བྱའོ། །སྔར་བཞིན་རྡོ་གཏུན་བཅུ་ལ་ཆ་མཉམ་བགོས་ཐོབ་སོ་སོར་བླུགས། དངུལ་ཆུ་སྲང་རེ་ལ་ཨ་ཤྭཀླ་ར་སྐྱེ་ཧ་གསེབ་སྤོན་པོའམ་ནག་པོ་གང་ཙུང་གི་ཆུ་སྲང་རེའི་ཚད་ཡིན་པས། ཧ་གསེབ་སྤོ་ནག་གཉིས་གང་ཙུང་གི་ཆུ་དྭངས་མ་དྲོད་ཡོད་སྲང་རེ་དང་། རྡོ་གཏུན་རེར་སྔར་ཆུ་དྲོན་མོ་སྲང་བཅུ་གསུམ་རེ་ཡང་བླུགས་ནས་སྦྱ་ཉིན་བཞིན་འདུལ། ཆུ་ཚོད་བཞི་རེའི་མཚམས་སུ་བརྡེ་བཀྲུ་ཐེངས་རེ་སྐྱེ་ཕྲིན་འདོན་ཁུ་བརྡེ་བཀྲུ་ཐེངས་གསུམ་བྱས་ལ་དཀོང་མོ་བསྐལ་ལུགས་སོགས་སྔར་ལྟར་བྱ། ཉིན་བདུན་པ། ཞོགས་པ་ཆུ་ཚོད་བརྒྱད་པར་སྔར་དངུལ་ཕྱིས་ལ་ཆུ་ཚན་གྱིས་དག་པར་བཀྲུ། རྡོ་གཏུན་རྣམས་སུ་དངུལ་ཆུ་བགོས་ཐོབ་སོ་སོར་བླུགས། དངུལ་སྲང་རེ་ལ་གོ་བཀླ་ར་སྐྱེ་བ་དམར་ཟལ་གྱི་ཆུ་དྭངས་མ་ཚན་མོ་སྲང་རེ་དང་། རྡོ་གཏུན་རེར་སྔར་ཆུ་དྲོན་མོ་སྲང་བཅུ་གསུམ་རེ་བླུགས་ནས་འདུལ། ཆུ་ཚོད་བཞི་རེའི་མཚམས་སུ་འདོན་ཁུ་བརྡེ་བཀྲུ་ཐེངས་རེ་སྐྱེ་ཕྲིན་བརྡེ་བཀྲུ་ཐེངས་གསུམ་བྱ། འདིའི་སྐབས་དངུལ་ཆུ་ཤིན་ཏུ་ཞིབ་པ་ཐལ་ཁུ་ལྟར་ཞིག་འགྲོ་བས་བཀྲུ་བཤལ་སྐབས་གཟབ་ནན་བྱ་རྒྱུ་གལ་ཆེའོ། །དཀོང་མོ་བསྐལ་ལུགས་སོགས་གོང་ལྟར་བྱ། ཉིན་བརྒྱད་

པར། ཞོགས་པ་ཆུ་ཚོད་བརྒྱད་པར་སྣར་དངུལ་ཕྱེས་ནས་དག་པར་བཀྲུ། རྫོ་གདུན་བཅུ་ལ་དངུལ་ཆུ་ཆ་སྙོམས་བགོས་ཐོབ་སོ་སོར་བླུགས། དེ་སྐྱེང་ས་ཛི་ཀ་ཀླ་ར་སྐྱེ་མཚུར་ནག་གྲུངས་ཆུ་ཚན་མོ་དངུལ་ཆུ་ལས་སོར་གསུམ་འཕགས་པ་སྐྱེ་དོན་དུ་དངུལ་ཆུ་ནུབ་ངེས་བླུགས་ནས་འདུལ། འདིའི་སྐབས་འདོན་ཁུར་ས་དང་བྱེ་མ་ཤོར་ན་དངུལ་ཆུ་བྲི་ཉེན་ཆེ་བས་གྲུངས་ཆུ་ཤིན་ཏུ་དྭངས་པ་གལ་ཆེ། བཛྲ་བཀྲུ་ལན་གསུམ་དང་། རྒྱ་བཀྱུག་རྩིས་ལེན་ཐོ་འགོད་བསྐལ་ལུགས་གོང་ལྟར་རོ། །ཉིན་དགུ་པ། ཞོགས་པ་ཆུ་ཚོད་བརྒྱད་པར་སྣར་དངུལ་ཕྱེས་ལ། དངུལ་ཆུ་སྲང་རེ་ལ་གཙྪ་ཀླ་ར་སྐྱེ་སྐྱེས་དར་མའི་དྲི་ཆུ་དྭངས་མ་དྲོད་ཡོད་སྲང་རེ་དང་། དེ་སྐྱེང་དངུལ་ཆུ་སྲང་བཞི་རེ་ལ་ཚ་ལ་ཞོ་ལྔ་རེ་བཏབ་པའི་ནང་དུ་འདུལ། འདོན་ཁུ་བཛྲ་བཀྲུ་ཐེངས་གསུམ་སོགས་སྤྱི་འགྲོས་ལྟར་བྱས་ལ་བསྐལ། ཉིན་བཅུ་པ། ཞོགས་པ་ཆུ་ཚོད་བརྒྱད་པར་སྣར་དངུལ་ཕྱེས་ལ་བཀྲུ། རྫོ་གདུན་སོ་སོར་བགོས་ནས། དེ་སྐྱེང་བ་ཚྭའི་ཆུ་ཞེས་ཚྭ་སྣ་གང་འཛོམས་ཀྱིས་ཚོག་པས། རྒྱ་ཚྭ། རྒྱམ་ཚྭ། ཁ་རུ་ཚྭ། མཛེ་ཚྭ། ཐེ་ཚྭ། ཡ་བཀླ་ར་སོགས་སོ་སོར་ཞིབ་འདུལ་བྱས་པ་སྲང་གསུམ་རེ་མཉམ་བསྲེས་བྱས་པ་དང་། ལན་ཚྭ་དང་བྱང་བུལ་ཆ་མཉམ་གྱི་ཕྱེ་མ་རྫོ་གདུན་རེར་ཞོ་ལྔ་རེ་སྐྱེ་བཀྲུ་ཐེངས་གསུམ་ལ་ཞོ་བཅོ་ལྔ་ལྷང་ངེས་གྲུད་དུ་བཞག དེ་ནས་རྫོ་གདུན་རེར་སྣར་བུའི་གྲུངས་ཆུ་ཚན་མོ་རྒྱ་མ་གང་དང་སྲང་ལྔ་རེ་ལྷང་ངེས་ཕྱོགས་གཅིག་བླུགས་པའི་ནང་དུ་ཚྭ་སྣ་རྣམས་ནས་སྲང་དྲུག་རེ་དང་། ཚྭ་བུལ་གཉིས་ནས་སྲང་ལྔ་རེ་སྐྱེ་སུམ་ཆ་རེ་བཏབ་སྐྱེ་འདྲེས་པར་དཀྲུགས། སྣར་བུ་དང་མཉམ་པའི་ཆུ་གྲང་བསྲེས་ནས་གདུན་སོ་སོར་ཆ་མཉམ་བགོས་ཐོབ་བླུགས་ལ་འདུལ། ཆུ་ཚོད་བཞི་རེའི་མཚམས་སུ་འདོན་ཁུ་བཛྲ་བཀྲུ་དང་ཚྭ་སྣ་སོགས་འདུལ་ལུགས་གོང་བཞིན་བྱ། དགོང་མོ་བཀྲུ་བཤལ་ལེགས་པར་བྱས་ཏེ་བསྐལ། ཉིན་བཅུ་གཅིག་པ། ཞོགས་པ་ཆུ་ཚོད་བརྒྱད་པར་སྣར་དངུལ་ཕྱེས་ལ་དངུལ་ཆུ་ལེགས་པར་བཀྲུས་ནས་རྫོ་གདུན་སོ་སོ་ཆ་མཉམ་བགོས་

ཐོབ་བླུགས། སྐར་ཆུ་དང་བ་ཆུ་ཆ་རེ་རེ། ཚང་སྐྱུར་ཆ་གཉིས་མཚུར་ཆུ་ཆ་བཞི་སྟེ། རྡོ་གཏུན་བཅུ་ལ་སྐར་ཆུ་དང་བ་ཆུ་སོ་སོ་ནས་རྒྱ་མ་དོ་རེ། ཚང་སྐྱུར་རྒྱ་མ་བཞི། མཚུར་གཉིས་གྲུངས་ཆུ་རྒྱ་མ་བརྒྱད་བཅས་བསྡོམས་རྒྱ་མ་བཅུ་དྲུག་རྡོ་གཏུན་སོ་སོར་ཆ་མཉམ་བགོས་པའི་ནང་དུ་འདུལ། ཉིན་གཅིག་ལ་ཐེངས་གསུམ་བཟེ་བཀྲུ་བྱེད་པ་སོགས་སྔར་ལྟར་དང་། ལྷག་པར་དུ་འདི་ཉིན་བ་ཆུ་དང་མཚུར་ཆུས་དངུལ་ཆུ་ཤིན་ཏུ་ཞིག་འགྲོ་བས་བཀྲུ་བཤལ་སྐབས་ཧ་ཅང་གཟབ་དགོས་སོ། །ཉིན་བཅུ་གཉིས་པ། ཞོགས་པ་ཆུ་ཚོད་བརྒྱད་པར་དངུལ་སྐར་ཕྱེས་ལ་བཀྲུས་ཏེ་དངུལ་ཆུ་རྡོ་གཏུན་སོ་སོར་བགོ། སོ་ཕག་ཆུ་ཞེས་ཐ་གསར་པ་ཡོངས་མ་སྤྱད་པའི་དུམ་བུ་ཞིབ་བཏགས་ཚགས་སུ་དྲངས་པའི་ཕྱེ་མ་རྡོ་གཏུན་རེ་ལ་འདོན་ཁུ་བཟེ་ཐེངས་རེར་ཐུར་མགོ་ཆེ་ཚོད་ཙམ་སྟེ་རྡོ་གཏུན་བཅུ་ལ་ཁྱོན་སོ་ཕག་ཕྱེ་མ་རྒྱ་མ་ལྔ་བཟེ་ཐེངས་གསུམ་ལྔང་ངེས་ཀྱི་ཆུ་ཁོལ་ནང་དུ་བཏབ་སྟེ་ཞག་གཅིག་བསྒྲང་དུ་བཅུག དེའི་དྭངས་མ་རྡོ་གཏུན་རེར་རྒྱ་མ་གང་དང་སྲང་བཞི་རེ་ལ་སྐར་ཁུའི་གྲུངས་ཆུ་རྒྱ་མ་གང་དང་སྲང་བཞི་རེ་སྟེ། ཆ་མཉམ་བཅས་རྡོ་གཏུན་སོ་སོར་བླུགས་ནས་འདུལ། བཟེ་བཀྲུ་ཐེངས་གསུམ་སྔར་ལྟར་བྱ་བ་བཅས་དངོས་གཞི་ལེགས་པར་གྲུབ་པའོ། །

གཉིས་པ། ཞར་བྱུང་ལ་བཞི་སྟེ། ཉིན་བཅུ་གསུམ་པ། ཞོགས་པ་ཆུ་ཚོད་བརྒྱད་པར་སྐར་དངུལ་ཕྱེ་བ་སོགས་བྱས་ནས་རྡོ་གཏུན་རེར་ཚང་བཟང་པོའི་གྲུངས་ཆུ་རྒྱ་མ་ཕྱེད་དོ་བླུགས་པའི་ནང་དུ་འདུལ། འདིའི་སྐབས་དངུལ་ཆུ་ཤིན་ཏུ་ཞིབ་པར་ཞིགས་ནས་སིབ་འཐོར་ཞག་ལྟར་དུ་གྱུར་ནས་དབྱེ་བ་ཕྱི་དཀའ་བས་ཚ་བུལ་དང་བ་ཆུའི་སྐབས་ལྟར་ཧ་ཅང་གཟབ་ནན་བྱེད་དགོས་པས། ཡོང་སྐབས་མེད་སྐབས་ཉིན་གུང་བཟེ་བཀྲུ་ལན་རེ་སྟེ་འདོན་ཁུ་གསབ་བཀྲུ་ལན་གཉིས་བྱས་པས་ཆོག དགོང་མོ་གཙང་བཀྲུ་བྱས་ཏེ་བསྐལ། ཉིན་བཅུ་བཞི་པ། ཞོགས་པ་ཆུ་ཚོད་བརྒྱད་པར། སྐར་དངུལ་

ཕྱིས་ལ་དག་པར་བཀྲུས་ནས་གར་ཆང་ནང་འདུལ་བ་དང་། བཙེ་བཀྲུ་སོགས་གོང་ལྟར་བྱ། ཉིན་བཅོ་ལྔ་པ། སྔོག་སྐྱུ་སྐམ་རྔོན་གང་ཡང་ཏུང་བ་རྒྱ་མ་དོ་ཤུན་པ་ཕྲལ་བ་ཚོལ་བརྟུང་བྱས་པ་བཙེ་ཐེངས་རེ་ལ་ཇོ་གདུན་རེར་རྒྱ་མ་གང་དང་ཕྱེད་རེ་སྣེ་ཁྱོན་བཙེ་ཐེངས་བཞི་ལ་འདང་ངེས་ཀྱི་ཚོད་དང་སྦྱར་བའི་ཆུ་གཙང་ནང་དུ་བཏབ་སྣེ་ལྕོག་གཅིག་ཁོལ་ཙམ་བཙོས་ནས་གྲང་དུ་བཅུག་རྗེས་རས་ཚགས་སུ་ལན་གཉིས་གསུམ་དྲངས་ནས་སྙིགས་རོ་དོར། ཞག་གཅིག་དྭངས་སུ་བཅུག་པའི་གྲངས་ཆུ་དེ་ཆ་བཞིར་བགོས་པའི་ཆ་གཉིས་ཀྱིས་དེ་ཉིན་སྔ་ཕྱི་དྲོ་འདུལ། བཙེ་མཚམས་སུ་བཀྲུ་བཤལ་སོགས་སྔ་ཉིན་དང་མཚུངས། ཉིན་བཅུ་དྲུག་པ། ཞོགས་པ་ཆུ་ཚོད་བརྒྱད་པར། སྔར་དངུལ་ཕྱིས་ནས་གཙང་བཀྲུ་བྱ། ཇོ་གདུན་སོ་སོར་བགོས་ཐོབ་བླུགས། སྔ་ཉིན་ལྟར་སྔོག་ཆུ་ཆ་གཉིས་སོ་སོའི་ནང་དུ་སྔ་ཕྱི་དྲོ་འདུལ་བ་སོགས་སྔ་ཉིན་དང་མཚུངས། ཉིན་བཅུ་བདུན་པ། ཞོགས་པ་ཆུ་ཚོད་བརྒྱད་པར། སྔར་དངུལ་ཕྱིས་ནས་ཚགས་ཤ་གསར་རྙིང་སོ་སོ་ཚོལ་དོར་བ་རྒྱ་མ་གང་རེ་ཇོ་གདུན་རེ་ལ་བཙེ་གསབ་ཐེངས་གཉིས་འདང་ངེས་ཀྱི་ཆུ་གཙང་ནང་དུ་བཙོས་པའི་ཁུ་བ་རས་ཚགས་ལ་དྲངས་ནས་གྲངས་སུ་བཅུག་པའི་དྭངས་མ་དྲོད་ཡོད་རྒྱ་མ་གང་དང་ཕྱེད་བླུགས་ནས་འདུལ། བཙེ་བཀྲུ་བྱས་ནས་བསྐྱལ། ཉིན་བཅོ་བརྒྱད་པ། ཞོགས་པ་ཆུ་ཚོད་བརྒྱད་པར་སྔར་ཆུ་ཕྱེ་བ་སོགས་བྱས་ཏེ་མར་རྙིང་རྒྱ་མ་གང་ཆུ་གཙང་བཙེ་ཐེངས་གཉིས་འདང་ངེས་ཀྱི་ནང་དུ་བཏབ་སྣེ་ཆུ་ཚོད་ཕྱེད་ཙམ་བསྐོལ་ཏེ་མར་སྙིགས་རྣམས་དོར་ལ་གྲངས་སུ་བཅུག གྲང་རྗེས་ཞག་མང་པོ་ཡོད་པ་རྣམས་ཀྱང་དོར། སྣུམ་འོད་ཐར་ཐོར་ཡོད་པའི་དྭངས་ཆུ་ཚན་མོ་ཇོ་གདུན་རེ་ལ་རྒྱ་མ་གང་དང་སྲང་གསུམ་རེ་བླུགས་པའི་ནང་དུ་འདུལ། ཉིན་གུང་བཙེ་བཀྲུ་ཐེངས་གཅིག་བྱ། དེའི་སྐབས་སྣུམ་དངུལ་འདྲེས་པ་ཇོ་གཞོང་དང་། འདུལ་ཐོ་ལ་འབྱར་བ་སོགས་ཕྱི་དཀའ་བས་ཆུ་ཁོལ་གྱིས་ཡང་ཡང་བཤལ་ཞིང་ཉི་མར་བསྐྱོ་བ་དང་། ཤིང་ཐལ་དང་

སྲིན་བལ་གྱིས་ལེན་ཐབས་སོགས་དངུལ་ཆུ་ཆུད་ཐོས་སུ་མི་འགྲོ་བའི་ཐབས་ལ་འབད་པ་གལ་ཆེ་བར་འདུག་པས། དགོང་མོ་སྔ་ཙམ་ནས་འདུལ་མཚམས་བཞག་སྟེ་སྟུམ་དངུལ་ཕྱེ། སློ་རྡེ་གཅིག་སྒྲིམ་གྱིས་བཀྲུ་བཤལ་ལེགས་པར་བྱས་ལ། དངུལ་ཆུའི་ཐུར་དང་སྙིང་གི་ཆུ་ལྷག་སྲིན་བལ་སྐམ་གཙང་གིས་བླངས་ཏེ་དངུལ་ཆུ་རྒྱ་མར་བཀྲུག་ནས་རྡེས་ལེན་ཐོ་འགོད་སོགས་སྤྱི་འགྲོས་ལྟར་བྱ། དེ་ལྟར་གཡའ་ཁྲུ་འདོན་པའི་ཉིན་བརྒྱུད་ཞར་བྱུང་དང་བཅས་པ་ཉིན་རེ་བཞིན་གྱི་རྒྱ་བཀྲུག་རྡེས་ལེན་ཐོ་འགོད་བྱས་མཐར་ཕྱོགས་གཅིག་ཏུ་བསྡོམས། གོང་གསལ་ཚང་སྒོག་ཤ་མར་བཞིས་ཉིན་དྲུག་འདུལ་རྒྱུ་འདི་གཞུང་གི་དངོས་བསྟན་མིན་ཡང་། དར་མོའི་ལུགས་ཛྙ་ཙ་རའི་མན་ངག་ཡིན་པར་བཤད་ཅིང་དངུལ་ཆུ་ཉུང་ངུ་སྦྱང་བཙུ་མན་ཆད་འདུལ་སྐབས་འདི་རྣམས་མི་དགོས་སོ། དེ་ལྟར་གཡའ་དུག་འདོན་པའི་ཚོ་ག་ལེགས་པར་གྲུབ་པས་དངུལ་ཆུ་རང་མདོག་སྔོན་ཟླ་ལྟར་དཀར་ཞིང་སྔོད་ནས་བྱོ་བླུགས་ཀྱི་སྐབས་སུའང་སྔར་གཡོ་ཞིང་འཕྱོར་བ་ཤིན་ཏུ་རྐྱོད་པའི་རྣམ་པ་གྱུར་ནས་དལ་ཞིང་གཡུང་བ་དང་། དཀར་རྡེ་ཙན་གྱི་ག་ཧོ་ར་སོགས་ཀྱི་སྔོད་ངོས་ལ་འགོས་པ་ཞིག་ཡོད་པ་དེ་ནི། །སྔ་རབས་ཡིག་ཆ་རྣམས་ནས་གཡའ་དུག་ལེགས་པར་ཐོན་པའི་ཚད་དུ་བཤད་དོ། །དགོང་མོ་སྔར་ཆུ་བསླལ་ལུགས་སོགས་སྔར་བཞིན་བྱའོ། །དེ་ནས་དངུལ་ཆུ་བཙོ་བ་དང་། དགྲ་དང་སྦྲིད་པའི་སྔ་གོན་དུ་ཐབ་ཁང་དང་། འདུལ་ཁང་གཉིས་ཀ་གནམ་མི་མཐོང་ཞིང་། འཁྲིམ་འགྲུལ་སྤྱི་དང་ཁྱད་པར་ཕྱི་དང་བུད་མེད་ཀྱི་འགྲུལ་བ་ཉེ་སྐོར་དུ་མི་འབྱུང་བར་བྱ། ཐབ་ཁང་དུ་མེ་མཆེད་འགོས་ཀྱི་ཉེན་གཞི་མེད་པའི་གནས་སུ་འཛིམ་སྙེགས་གྲུ་བཞི་ལྕགས་རི་ཁོར་ཡུག་དང་བཅས་པ་ལ་རྒྱ་ཁྱོན་སྤྱི་ཁྲི་༡དང་སྐར་མ་༣༠མཐོ་ཚད་སྐར་མ་༡༠ཙམ་ཡོད་པར་ཞལ་བ་འཇམ་པོ་གས་སྲུབ་མེད་པར་བྱས་པའི་དབུས་སུ་ལྕགས་ཀྱི་མེ་ཐབ་ཁང་གསུམ་གཡོ་འགྱུལ་མེད་པ་ཤིན་ཏུ་བརྟེན་བ་བཙོ་སྣོད་འགྲིག

ངེས་སོགས་ཉེ་བའི་སྔ་གོན་རྣམས་བྱ།

༢.ལྷི་འབིགས་བཅོ་བཀྲུས་འདུལ་བ་ལ། བཅོ་ཆེན། བཅོ་འབྲིང་། བཅོ་ཆུང་གསུམ་མོ།

(༡) བཅོ་ཆེན་ནི། ཉིན་བཅུ་དགུ་པ། ཞོགས་པ་ཆུ་ཚོད་བདུན་པ་ནས་སྔར་དངུལ་ཕྱིས་སྐྱེ་ཆུ་ཁོལ་གྱིས་ཡང་ཡང་བཤལ། དངུལ་ཆུའི་ཟུར་གྱི་ཆུ་རྣམས་སྤྱིན་བལ་སྐམ་པོས་གཞིབ་ལ་བཙིར་བས་ཆུ་ཡི་ནས་མེད་པར་བྱ། བཅོ་སྡོད་རྡོ་རྫ་དེ་ཐབ་ཏུ་ཡ་ཡོ་མེད་པར་བརྟན་པར་བཙུགས། གུ་གུལ་དང་། ཡུངས་དཀར་གྱིས་བདུག བསང་དང་གསེར་སྐྱེམས་འབུལ་བ་སོགས་སྔོན་དུ་སོང་ནས། རྡོ་རྫའི་མཐིལ་དུ་ཙོང་ཞི་ལེགས་པ་རིགས་གསུམ་ནས་དང་འབྲས། ཡུངས་དཀར་ཙམ་གྱི་རྩིང་ཞིབ་ཅན་ཁྲམ་ཁྲམ་བརྡུངས་པ་སྲབ་མཐུག་སོར་གང་ལྷག་ཙམ་སྒོམས་པར་བཀོད། དེ་སྟེང་འཇུ་བྱེད་ཀྱི་ཚིལ་ལྔ་ཞེས་པ། མི་ཚིལ་དང་། ར་ཚིལ། འཕྱི་ཚིལ། ནོར་ལུག་གི་རྐང་མར། འོ་མའི་ཁ་སྤྲིས་རྣམས་སྲང་གསུམ་རེ་ཆ་མཉམ་དང་། མི་ཚིལ་མ་འཛོམས་ན་གཞན་དེའི་ཚབ་བུངས་བསྐྱེད། དེ་རྣམས་ཙུང་ཟད་བརྡུངས་ལ་ཀ་ཀོ་རར་བཞུས་པའི་དྭངས་མ་ལྷུགས་སྟོད་ཐང་ཐང་ཞིག་ཏུ་ལེབ་མོར་བསྒར་བ་སྲང་གསུམ་ཁོད་སྙོམས་སུ་བཀོད། དེའི་སྟེང་དངུལ་ཆུ་རྣམས་ལྷུགས་སྐྱོགས་ཡུ་བ་སྲ་ཐང་ཞིག་གིས་དལ་བུས་བླུགས། དེ་ནས་སྦྱར་གསུམ་ཆུ་ཞེས་པ་མཚུར་སེར་ནག་གཉིས་ཀྱི་གྲུངས་ཆུ་རྒྱ་མ་ལྔ་དང་སྲང་དོ། །སྐྱར་བུའི་གྲུངས་ཆུ་རྒྱ་མ་ལྔ་དང་སྲང་དོ། །ཆང་སྦྱར་རྒྱ་མ་ལྔ་དང་སྲང་དོ། །བཙས་ཚན་མོ་ཚགས་ལ་དྲངས་ནས་ཤིན་ཏུ་དྭངས་པ་རྡོ་རྫའི་ནང་གི་དཔངས་ཚད་ཐུར་གྱིས་ཚད་བླངས་ལ་སུམ་ཆ་གཉིས་མན་ཙམ་གང་བར་བླུགས། སུམ་ཆ་གཅིག་ལྷག་ཙམ་སྟོང་པར་བཞག ཚིལ་ཞུན་དང་། སྦྱར་གསུམ་ཆུ་འཕྲོ་མ་རྣམས་སོ་སོར་ཟུར་དུ་ཚགས་བྱ། ཆུའི་མཚམས་ཐུར་ཚོད་ལ་རྟགས་བརྒྱབ། སྣངས་པའི་མཉམ་དུ་དངུལ་ཆུ་མི་འགྲོ་བའི་ཕྱིར་རས་རྐང་བཟང་

གིས་རྡོ་རྗེའི་ཁ་བསྐུམས་ལ་མགྲིན་པའི་འགག་ནས་དམ་དུ་སྡོམ། དེའི་སྟེང་ཁ་ཆོད་བརྒྱབ་
སྟེ་སླར་རས་དཀར་ཉིས་ལྟེབས་ཁ་ཆོད་ལྟར་དཀྱིལ་དུ་བུག་པ་མཐེ་བོང་ཤོང་ཙམ་ཡོད་པས་
བསྐུམ་ལ་རྡོ་རྗེའི་མགྲིན་པ་ནས་ལེགས་པར་སྡོམ། དཀྱིལ་གྱི་བུག་པ་གཙོད་ལེན་བདེ་བའི་
ཤིང་ཧྲིལ་པོ་རས་གཙང་གིས་བསྐུམས་པ་དམ་དུ་བཙང་། རྡོ་རྗེ་དང་ལྕུགས་ཐབ་གཉིས་
ཀ་བརྟན་བརླིང་ཡོད་མེད་ལེགས་པར་བརྟག ཚད་ཐུར། མེ་སྐམ་སོགས་གྲ་སྒྲིག་ལེགས་
པར་བྱས་ལ་ཆུ་ཚོད་བརྒྱད་པ་ཙམ་ནས་བཙོ་ཐབ་འོག་ཏུ་ལྷི་བ་སེར་ཀ་མའི་མེ་ཆུང་དུ་
ཞིག་བཏང་སྟེ་ཆུ་ཚོད་གཅིག་ཙམ་སོང་རྗེས་སིབ་སིབ་ཁོལ་བ་དང་། མེ་ལྷི་ཕྱིར་འཐེན།
དེ་ནས་བཟུང་མེ་ཚ་ཆེས་ན་དངུལ་ཆུ་སྟེང་དུ་འཕུར་བ་དང་། ཞབས་སུ་འདྲིག་པ་
སོགས་འབྱུང་ཞིང་། མེ་ཆུང་ན་ཁོལ་རྒྱུན་ཆད་ནས་མི་ཚོས་པའི་སྐྱོན་འབྱུང་བས། ཐོག་
མ་ནས་ལྷི་མེ་ཟུར་དུ་བུས་པའི་མེ་ཁྲིབ་དུ་བ་མེད་པ་འོས་བསྟུན་རིམ་བཞིན་ལྕུགས་སྐྱིད་
པར་དུ་བཞག་སྟེ་མཐའ་ནས་སིབ་སིབ་ཁོལ་བའི་སྒྲ་རྒྱུན་མ་ཆད་པར་ཉིན་མཚན་ཀུན་
ཏུ་མེ་ཆེ་ཆུང་རན་པར་བཞག །སྨན་ལས་པ་རྣམས་འདི་ནས་བཟུང་བཙོ་ཆུང་མ་རྫོགས་
བར་དུ་ཐུན་བཟུང་ནས་ཆུ་ཚོད་དྲུག་རེ་ལ་མི་བཞི་བཞིས་རེས་མོས་བྱས་ཏེ་ཉིན་མཚན་
ཀུན་ཏུ་མེ་རྒྱུན་མ་ཆོད་པ་དོ་དམ་ལྷོད་མེད་བྱ། སྐབས་སྐབས་སུ་ཁ་ཆོད་ཀྱི་དཀྱིལ་བུག་པ་
ནས་ཚད་ཐུར་གྱིས་ཆུ་གསབ་རན་མིན་དང་། ཞབས་སུ་འདྲིག་ཡོད་མེད་བཙས་ཡང་ཡང་
བརྟག ཆུ་འཐག་ནས་དཔངས་ཚད་ཆ་གཉིས་པའི་ཕྱེད་ཙམ་བྲི་དུས་གསབ་རན་པས་
སྐྱུར་གསུམ་གྲུངས་ཆུ་དྲོད་ཡོད་བསྐོལ་ནས་གོང་གི་ཚད་གསབ། ཆུ་གྲང་མོ་གསབ་ན་
འཕྲུར་རྐྱེན་བྱེད་པས་འཛེམས། ཟིན་བྲིས་སྔ་མ་རྣམས་སུ་གལ་ཏེ་འདྲིག་ཡོད་ན་ལྕུགས་
སམ་རྫ་སྡོད་དུ་བྱོས་ལ་ཆུ་དྲོན་གྱིས་ལེགས་པར་བཀྲུ། སྡོད་ཀྱི་དྲིག་པ་རྣམས་བྲད་ལ་
གཙང་མར་བྱས་ཏེ། སླར་ཅོང་ཞི་དང་ཆོལ་ཞུན་བཀོད་པ་སོགས་སྔར་བཞིན་བྱས་ལ་
བཙོ་བར་གསུངས་ཀྱང་། དེ་སྔོན་བཙོ་བཀྲུ་ཐེངས་འགའ་བྱས་པར་རང་གཞན་ལས་

བྱེད་པ་ཚང་མས་དུས་དང་རྣམ་པ་ཀུན་ཏུ་ལས་ཀར་ཞིབ་ཚགས་དང་། ཡིད་གཟབ་ལྷོད་མེད་བྱས་པར་བརྟེན་འཕྱུར་བ་དང་འདྲིག་པ་སོགས་ཀྱི་སྐྱོན་ཆ་གཏན་ནས་བྱུང་མ་སྐྱོང་། ཞག་རེའི་མཚམས་ཀྱི་ནངས་པ་ཐོག་མར་མེ་གཏོང་བའི་དུས་ཚོད་ལ་སླེབས་སྐབས་སྐྱུར་གསུམ་གྲུངས་ཆུ་ཚན་མོ་དང་། ཆོལ་ལྷའི་ཞུན་ཞོ་གསུམ་རེ་ཙམ་གསབ། དེ་ལྟར་ཉིན་བཞི་མཚན་བཞི་སྦྲེལ་མར་བཙོ། ཉིན་དང་པོའི་མེ་བཞག་ནས། སིབ་སིབ་ཁོལ་བའི་དུས་ཚོད་མ་ནོར་བ་བྱས་ལ་ཚུར་ལེན་དུས་ཀྱང་དུས་ཚོད་དེ་ལ་སླེབས་པར་བྱེད་དགོས་པས་བཙོ་འབྲིང་ཆུང་གཉིས་ལའང་དེ་ལྟར་རོ། །ཞག་བཞི་རྫོགས་ནས་ཉིན་ཉི་ཤུ་རྩ་གཉིས་ཀྱི་ཞོགས་པ་ཆུ་ཚོད་དགུ་པ་ཙམ་ནས་མེ་མཚམས་བཅད་དེ་ཙུང་ཟད་གྲང་དུ་བཙུག རྡོ་རྗེ་ཁ་ཕྱེས་ནས་ཁ་ཆོད་དང་། རས་ཁེབས། ཁ་དོས་སོགས་སུ་འགོས་པ་རྣམས་ཐབས་ཀྱིས་བླངས་ཏེ་ཁོག་མའི་ནང་དུ་སྤྲུགས། སྣུམ་ཞག་དང་ཆུ་རྣམས་ལྷུགས་སྐྱོགས་ཀྱིས་ག་ལེར་བླངས། ཙོང་ཞི་དང་དངུལ་ཆུ་འདྲེས་པ་དེ་ཀ་ཏོ་རའི་ནང་རས་ཀང་བཟང་གི་ཚགས་ལ་བྲངས་པས་དངུལ་ཆུ་ཕྱིར་དོན་ཞིང་ཙོང་ཞི་ལུས་པར་འགྱུར་བས་དེ་ཆུ་བཤལ་ཡང་ཡང་བཏང་། རྡོ་རྗེ་ཕབ་ནས་དངུལ་ཆུ་བྱིངས་རྣམས་ཆུ་ཁོལ་གྱིས་ཡང་ཡང་བཀྲུས་ནས་སྣུམ་མེད་པར་བྱས་ལ་སྣར་ཆུ་དྲོན་མོ་བླུགས་ཁར་ཁེབས་བརྒྱབ་སྟེ་བརྟན་པར་བཞག སྣར་རྡོ་ཁོག་དང་། ཙོང་ཞི། ཁ་ཆོད་ཀྱི་དཀྲིས་རས་སོགས་ལ་དངུལ་ཞིབ་ཤིན་ཏུ་ཕྲ་བ་མང་པོ་འགོས་པ་རྣམས་དང་། དེ་བཞིན་ཞག་ལྟ་བུ་དང་ཆུའི་ནང་འདྲེས་པའི་དངུལ་ཞིབ་རྣམས་ཆུ་ཁོལ་གྱིས་ཡང་ཡང་བཀྲུ་བ་དང་། བཤལ་བཞུར་བྱས་ཏེ་བླངས། མཐར་ཙོང་ཞི་དང་ཚགས་རས་དང་། སྣོད་དོས་སོགས་ལ་འགོས་པ་རྣམས་སྲིན་བལ་དང་ཤིང་ཐལ་གྱིས་བླངས་ཏེ་སྐམ་དུ་བཙུག་ནས་འཕྱུར་བསྲུབ་ཡང་ཡང་བྱ་བ་དང་། ཐལ་བ་ཕྱུར་བས་དངུལ་ཞིབ་ཤིན་ཏུ་ཕྲ་བ་རྣམས་རིམ་གྱིས་འདྲིལ་ཡོང་བས་བཀྲུ་བཤལ་དག་པར་བྱས་ལ་རྒྱ་བཀྱག་ཕྱོགས་བསྡོམས་བྱ།

འདི་དང་འོག་གི་བཙོ་འབྲིང་ཆུང་གཉིས་ཀྱི་སྐབས་སུ་སླ་བཅོས་སུ་མི་འགྲོ་བ་དང་། ཞིབ་ཚགས་ནན་ཏན་བྱ་བ་གལ་ཆེ། དེ་ནས་བཙོ་འབྲིང་གི་ཆེད་དུ་བཙོ་ཐབ་ཀྱི་ཁོར་ཡུག་གཙང་སྲ་དང་རྡོ་རྫར་གས་ཆག་གི་སྐྱོན་ཡོད་མེད་ཞིབ་པར་བརྟག སྐྱོན་མེད་ཀྱི་རྡོ་རྫ་གཙང་བཀྲུ་ལེགས་པར་བྱས་ཏེ་ཐབ་ཏུ་བརྟན་པར་བཙུགས། ཡུངས་ཀར་དང་གུ་གུལ་བདུག ཨོཾ་མེ་ཡང་ཟླུར་དུ་གྲ་སྒྲིག་བྱ།

(༢) བཙོ་འབྲིང་ནི། ཉིན་ཉི་ཤུ་རྩ་གཉིས་པའི་ཉིན་གུང་ཆུ་ཚོད་བཅུ་གཅིག་ཙམ་ནས་བཙོ་འབྲིང་ལ་འཇུག་རན་པ་ཡིན་པས། སྔར་དངུལ་ཕྱེས་ལ་བཀྲུ་བཤལ་བྱས་པའི་དངུལ་ཆུ་བཙོ་སྣོད་དུ་ལྕགས་སྐྱོགས་ཀྱིས་ག་ལེར་བླུགས། དེ་ནས་ཟ་བྱེད་ཀྱི་ཁམས་བརྒྱད་སོ་སོ་ནས་སྲང་རེ་དང་། གསང་སྣན་བཅས་དགུ་པོའི་སྟེང་དུ་རྒྱ་གར་བོང་དམར་འབྲུལ་མེད་ཀྱི་ཕྱེ་མ་ཞོ་ལྔ་བཏབ་པ་ཞིབ་པར་བཏགས་པའི་ཕྱེ་མ་ཚགས་སུ་དྲངས། སྔར་ཡང་རྡོ་གཞོང་དུ་ཆུ་འདུལ་ཡང་ཡང་བྱས་པའི་གྲུང་ཆུ་བསགས་ནས་སླིགས་མ་མ་ལུས་པར་བྱས་པ་རྒྱ་མ་དྲུག་དང་སྲང་ལྔ་དགོས་པས་སྔ་ཉིན་ནས་གྲ་སྒྲིག་བྱ། སྐྱུར་གསུམ་ཆ་མཉམ་པའི་གྲུངས་ཆུ་ཚན་མོ་རྒྱ་མ་དྲུག་དང་སྲང་ལྔ། སྣུམ་ནག་བཙག་བཙད་རྒྱ་མ་ལྔ་དང་སྲང་དོ་བཅས་ཀྱིས་སྣོད་ཀྱི་སུམ་གཉིས་བཀང་བའི་ཁར་གསང་སྣན་ཞལ་ཤེས་བཞིན་འདེབས། ཁ་ཆོད་རྒྱུག་སྟངས་དང་ཚད་ཐུར་སོགས་བཙོ་ཆེན་སྐབས་ལྟར་བྱས་ལ་མི་བཞག་ཅིང་ཉིན་མཚན་གཉིས་སྦྲེལ་བའི་ཞག་གཉིས་ཚང་ངེས་བཙོ། འདིའི་སྐབས་འཕྱུར་དོགས་ཡོད་པས་མེ་ཞུང་ཆུང་ན་ལེགས། ཁོལ་ཚོད་དང་ཆུ་འཐག་ནས་གསབ་ལུགས་སྔར་བཞིན་ལ་གསབ་ཆུ་གསུམ་པོ་གོང་ལྟར་ཆ་མཉམ་བྱ། ཞག་གཉིས་རྫོགས་ནས་ཉིན་ཉེར་བཞི་པའི་ཉིན་གུང་ཆུ་ཚོད་བཅུ་གཉིས་ཐོག་མེ་མཚམས་བཞག་སྟེ་སྣོད་ཙུང་གྲང་དུ་བཅུག་ནས་ཁ་ཕྱེ། སྣུམ་ཆུ་རྣམས་སྐྱོགས་ཀྱིས་སྣོད་གཞན་དུ་བསགས། དེ་ནས་སྣུམ་རྫས་ཀྱི་སླིགས་མ་རྣམས་ལྷག་མེད་དུ་བཏོན་ཏེ་ཆུ་ཁོལ

གྱིས་ཡང་ཡང་བཤལ་བཞུར་བྱས་ནས་རྫས་རོ་དང་སྣུམ་སྙིགས་མ་དག་པར་བྱུང་ན་དངུལ་ཆུ་ཚགས་སུ་བྲངས་པ་དང་རྗོ་རྫ་དང་ཁ་ཆོད་སོགས་ལ་འབྱོར་བའི་དངུལ་ཞིབ་རྣམས་ཀྱང་གོང་གི་བཙོ་ཆེན་སྐབས་ལྟར་ནན་ཏན་གྱིས་བཀྲུ་བཤལ་བྱས་ཏེ་དངུལ་ཞིབ་གང་ཡོན་བྱིངས་དང་བསྡོངས། འདིའི་སྐབས་སྣུམ་སོགས་འདྲེས་པའི་དབང་གིས་རྫས་དངུལ་ཕྱེ་དཀའ་བ་དང་། སྐབས་འདིར་རྫས་དང་ཤིང་ཐལ་སོགས་དང་མཉམ་པོར་ཤེད་ཀྱིས་འཕུར་ན་ལག་ཏུ་འགྲོར་དཀའ་བས་དངུལ་དང་ཟངས་རག་སོགས་མིན་པའི་སྣོད་དུ་མེ་ལ་འཐག་ཏུ་བཙུག་ནས་ལག་པས་དལ་བུས་འཕུར་བ་དང་། དངུལ་སྣུམ་ཤིན་ཏུ་ཕྱེ་དཀའ་བ་རྣམས་ཤུག་ཐལ་གྱིས་ཟན་སླ་ཤོས་ཙམ་སྦྲུས་ནས་མེ་ལ་བསྐམས་ཏེ་དལ་བུས་འཕུར་བས་ཡོན་པར་འདུག་གོ། །བཙོ་ཆེ་འཁྲིད་འདི་དག་གི་སྐབས་སུའང་དངུལ་ཆུ་ཤིན་ཏུ་བྲི་བ་འབྱུང་བས་དཀའ་ཚེགས་ལ་མ་འཛེམ་པར་ལས་ཀ་ཞིབ་ཆ་བྱེད་པ་གནད་ཆེའོ། །དེ་ནས་དངུལ་ཆུ་རྒྱ་བཀྲུག་ཕྱོགས་བསྡོམས་བྱའོ། །

(༣) བཙོ་ཆུང་ནི། ཉིན་ཉི་ཤུ་རྩ་བཞི་པའི་ཉིན་གུང་ཆུ་ཚོད་དང་པོར་བཙོ་སྡོད་ལ་གས་ཆག་ཡོད་མེད་ཞིབ་པར་བརྟག་ལ་སྐྱོན་མེད་ཀྱི་རྗེ་ལོག་གཙང་མ་ལྕགས་སྒྲིད་དུ་བརྟན་པོར་བཙུགས། གུ་གུལ་དང་ཐུན་རྫས་བདུག བསངས་དང་གསེར་སྐྱེམས་ཕུལ་ནས་དངུལ་ཆུ་ལྕགས་སྐྱོགས་ཀྱིས་ག་ལེར་བཙོ་སྡོད་དུ་བླུགས། དེ་སྟེང་བཙན་དུག་ཚད་ལྡན་སྦ་གོང་ནས་ཆང་སྐྱུར་གྱིས་འདུལ་སྦྱོང་བྱས་པའི་ཕྱེ་མ་ཞོ་ལྔ་ཁྲབ་པར་བཏབ། ལྕགས་བརྒྱད་ཐལ་བ་ལག་ལེན་ཟུར་གསལ་ལྟར་བཟོས་པ་དངུལ་ཆུ་སྲང་བརྒྱ་རེ་ལ་རྣམ་གྲངས་སོ་སོ་ནས་སྐར་ལྔ་རེའི་ཚད་དུ་གསུངས་པས་ལྕགས་བརྒྱད་རྣམ་གྲངས་དགུ་པོའི་ཐལ་བ་ཆ་མཉམ་སྲང་དོ་ཙམ་ཁྲབ་པར་འདེབས། དེ་ནས་དན་རོག་གི་སྣུམ་རྒྱ་མ་གསུམ་དང་། སྣུམ་ནག་བཙག་བཙད་རྒྱ་མ་བཅུ་བསྲེས་ནས་དངུལ་ཆུ་ལས་སོར་དོ་ཙམ་མཐོ་བར་བླུགས་ཤིང་ཐུར་ཚད་ཀྱིས་བརྟག ཁ་ཁེབས་རྒྱག་སྟངས་སོགས

སྔོན་བཞིན་བྱས་ལ་མེ་ཤུགས་སྔ་མ་ལས་ཉིས་འགྱུར་གྱིས་ཚ་བ་གཏོང་། ཞོགས་པ་དང་དགོང་མོ་ཚད་ཐུར་གྱིས་བརྟག་ལ་སྨུམ་གཉིས་ཚན་མོ་བྱས་པ་སྔ་མའི་ཚད་གཞི་བཞིན་གསབ། བཙན་དུག་ཕྱེ་མ་སྐར་ལྔ་རེའང་འདེབས་དགོས། གཞན་དུ་སྨུམ་འཐག་ན་སྨུམ་གཉིས་དང་བཙན་དུག་ཀྱང་ཚད་བཞིན་གསབ། དེ་ལྟར་ཉིན་ཞག་ཆ་གཅིག་ཧྲིལ་པོར་བཙོས་ནས་ཉིན་ཉེར་ལྔ་པའི་ཉིན་གུང་ཆུ་ཚོད་གཉིས་པའི་ཐོག་མེ་མཚམས་བཞག །རྗེ་ཁོག་གྲང་རྗེས་ཁ་ཕྱེས་ལ་ཁ་ཁེབས་དང་སྣོད་ཀྱི་ཁ་རོས་བཅས་ལ་འགོས་པ་རྣམས་ཕྱུགས་པ་དང་། ཤིང་བལ་གྱིས་དལ་བུས་ཕྱིས། ལྕགས་སྐྱོགས་ཀྱིས་སྨུམ་རོ་རྣམས་ག་ལེར་སྣོད་གཞན་དུ་བཏོན། དེ་ནས་ལྕགས་བརྒྱད་རྫས་རོ་ཐུར་མས་གང་ཡོན་བླངས་ཏེ་མཐར་དངུལ་ཆུ་སྣོད་གཞན་དུ་བྱོས་ལ་ཁག་བགོས་ཀྱིས་བཀྲུ་བཤལ་ཡང་ཡང་བྱ། སྨུམ་རོ་རྣམས་ཆུ་ཚན་གྱིས་སྣོད་གཅིག་ནས་གཅིག་ཏུ་བཤལ་བཞུར་ཡང་ཡང་བྱས་ནས་དངུལ་ཆུ་ཞིབ་པ་རྣམས་གང་ཡོན་བྱ། སྨུམ་དང་རྫས་རོ་དག་དཀའ་བ་རྣམས་རས་དཀར་རྐང་བཟང་གི་ཚགས་ལ་བྲངས། མ་ཡོན་པ་རྣམས་ཤུག་ཐལ་གྱིས་འཕྱུར་བ་སོགས་ཐབས་གང་དྲགས་ཀྱིས་ཡོན་ཐབས་བྱས་ཏེ་དངུལ་ཆུ་བྱིངས་དང་བསྡོངས། ཐམས་ཅད་ལེགས་པར་གྲུབ་ནས་དངུལ་ཆུ་རྣམས་ཀ་ཏོ་ར་སྐྱོན་མེད་ཆེ་བ་གཅིག་ཏུ་བླུགས། དེའི་ཁར་ཆུ་གཙང་ཁོལ་མ་དངུལ་ཆུ་ལས་སོར་དོ་འཕགས་པ་བླུགས་ནས་མེ་ཤུགས་རན་པས་དུས་ཚོད་སྐར་མ་བཅོ་ལྔ་ཙམ་བཙོ་ལ་ཆུ་འཕོ། དེ་ནས་ཁག་བགོས་ཀྱིས་ཆུ་གྲང་གཙང་མས་ལན་གསུམ་བཤལ། ཡང་གོང་ལྟར་བཙོ་བ་རེའི་བར་དུ་བཀྲུ་བཤལ་ལན་གསུམ་རེ་བྱ་བ་ཐེངས་གཉིས་བཅས་ཁྱོན་བཅོ་བཀྲུ་ལན་གསུམ་གྲུབ་ནས་དངུལ་ཆུའི་ཁ་ཟུར་གྱི་ཆུ་རྣམས་ སྲིན་བལ་སྐམ་པོས་བླངས་ནས་ཆུ་ཡི་ནས་མེད་པ་བཟློས་ཏེ་རྒྱ་བཀྱག་ཕྱོགས་བསྡོམ་བྱ། དེས་ལྡི་འབིགས་བཙོ་བཀྲུས་འདུལ་བའི་ལག་ལེན་ཚུལ་བཞིན་བྱས་པའི་བཅུད་རྒྱལ་ལེགས་པར་གྲུབ་པ་ཡིན་ནོ། །སྔོན་གྱི་ཟིན་

བྲིས་རྣམས་སུ་ངེས་བདུད་རྩི་བཅུད་ཀྱི་རྒྱལ་པོ་དར་ཡ་ཀན་ལེགས་པར་གྲུབ་པའི་རྟགས་སུ། སྔོད་ནས་ཅྱོ་ཐླུགས་ཀྱི་དུས་སུ་ཞོ་དང་། ཞེའུ་བཞིན་དུ་སྐྱ་ཉམས་ཡོད་པ་ཁ་དོག་མེ་ལོང་ཕྱིས་པ་ལྟར་དྭངས་ཤིང་གསལ་ལ་གཟུགས་བརྙན་འཆར་བ། ཅུང་ཟད་གཟུར་དུས་ཕྲིས་མ་ཆགས་པ་ལྷ་བུའི་གཉེར་མ་ཤིག་ཤིག་ཡོད་པ་དང་། ཁབ་དང་ཤིང་བུ་སོགས་ཀེར་གྱིས་འཛིན་པ་སྟེ། དེའང་ཆོས་ཚད་རབ་ལ་མཐའ་དབུས་གང་ལའང་འཛིན་པར་བཤད་ཀྱང་། དཀྱིལ་གཏིང་ཟབ་སར་ཅུང་འཛིན་པར་དཀའ་ཞིང་། ཟུར་སྲབ་ས་དང་དངུལ་ཆུ་རྡོག་པོ་ཆུང་ངུ་རྣམས་སུ་འཛིན་པར་མཐོང་ངོ་། །དེ་ལྟར་ཡང་སྔོད་སྨན་གཞོན་ནུས། དེ་ལྟར་བྱས་པའི་ཆོས་པའི་ཚད། །རོད་རོད་གཉེར་མ་ཁྲིག་གེ་བ། །ཁབ་དང་ཤིང་བུ་བཙུགས་པ་འཛིན། །ནུས་པ་གཞོམ་ཞིང་རྩི་བསད་པ། །གསུངས་པའི་མན་ངག་དམ་པ་ཡིན། །ཞེས་དང་། དངུལ་ཆུ་གྲུབ་པར། ཞོ་ལྟར་བེར་ཀ་འཛིན་པར་འགྱུར། །བཙུན་མོ་ཆགས་པ་རྒྱས་པ་ལ། །ཡབ་ཀྱི་དྭངས་མ་བབས་པས་འདུལ། །ཐུལ་བས་ཁ་དོག་རབ་ཏུ་འཛིན། །བཅུད་མཆོག་རྒྱལ་པོ་འགྲུབ་པར་འགྱུར། །ཞེས་བཤད་དོ། །དངུལ་ཆུ་ཆོས་ཚད་བེར་ཀ་འཛིན་ངེས་མ་བྱུང་ཕྱིན། ཡོ་ཟླ་ཉི་ཙམ་བསྐྱུབས་ཀྱང་གྲུབ་པའི་བཅུད་དུ་མི་འགྱུར་ཞེས་དཔལ་འབྲི་གུང་ཧྲ་ཀྲ་གི་རྣས་གསུངས་པ་ལྟར། རྗེས་སུ་གལ་ཏེ་ཐུར་མ་མ་འཛིན་ན་བཅོ་ཆུང་བསྐྱར་བའང་བཤད་མོད། སྐབས་ལེགས་ན་དཀར་འདུལ་ཙམ་ལའང་ཐུར་མ་འཛིན་པ་དང་། བཅོ་བརྒྱ་ཆེན་མོ་ཚད་ལྡན་བྱས་པ་ལའང་གཏིང་ཟབ་ས་ནས་འཛིན་དཀའ་བར་མཐོང་བས་མཐའ་གཅིག་ཏུ་ཁ་ཆོན་གཅོད་དཀའ་འོ། ཞེས་ཀོང་སྤྲུལ་ཡོན་ཏན་རྒྱ་མཚོའི་ཟིན་བྲིས་མཁས་པའི་སྙིང་བཅུད་སོགས་སུ་ཆོས་པའི་ཚད་དུ་བསྟན་པ་ལྟར། དངུལ་ཆུ་མདོག་ཤིན་ཏུ་དཀར་ཞིང་དྭངས་ལ་གཟུགས་བརྙན་གསལ་བ་དང་། ཕན་ཚུན་གཟུར་དུས་སྐྱ་ཉམས་ཡོད་པ། ཕན་ཚུན་ཅྱོ་ཐླུགས་ཀྱི་སྐབས་སུ་སྔོད་ངོས་སུ་འགོས་འགྲོ་

བ་གཉེར་མ་ཁྲིག་ཁྲིག་ཡོད་པ། མཐའ་སྲབ་སར་བེར་ཀ་འཛིན་པ། ལག་པས་བླང་བཞག་བཏུབ་པ་སོགས་བྱུང་བ་ནི་ཆོས་ཚད་ལེགས་པའི་རྟགས་ཡིན་ནོ། །

༣.དགྲ་དང་སྐྲད་ནས་རང་གཟུགས་སྒྱུར་བ་ནི། སྔ་ས་ནས་ཆེད་དུ་བརྒྱབ་པའི་འདུལ་ཁང་ནི་ཡངས་ཤིང་གསལ་ལ་དཔངས་མཐོ་བ། སྟེང་འོག་ཕྱི་ནང་ངོས་ཤིན་ཏུ་གཙང་བ། དེ་ཉིད་ཉིན་གཉིས་ཀྱི་གོང་ནས་གད་ཕྱིས་གཙང་སྤྲ་ལེགས་པར་བྱས་ལ། གོང་སྨོས་ཚད་ལྡན་གྱི་རྡོ་གཞོང་ལ་རྡོ་རིལ་རང་འཁྲིག་བཙུ་ལ་སྨན་རྫས་གཞན་གྱི་དྲིས་མ་གོས་པར་ཤིན་ཏུ་གཙང་མར་བཀྲུ། རྡོ་གཞོང་གཉིས་རེའི་མཚམས་སུ་འདུལ་ཐག་སྔོམ་སའི་ཤིང་ངམ་ལྕགས་ཀྱི་ཀ་བ་རེ་ཡོད་པ་དང་། རྡོ་གཞོང་གི་སྣེ་གཉིས་ས་ཕག་གི་སྟེགས་བུའི་ཁར་བཞག་ནས་འོག་ཏུ་མེ་ཁྲོབ་བླུགས་སའི་ལྕགས་སླང་རེ་འཛོག་ས་ཡོད་པ་དང་། །འདུལ་ཁང་བར་སྣང་ནས་ཐག་པ་གཙང་མ་བཏང་སྟེ། རྡོ་རིལ་གྱི་ཡུ་བ་སྦྲོད་ས་བཟོས་ནས་འདུལ་གཞོང་ཐད་ཀྱི་བར་སྣང་ལ་རས་མཐིང་ནག་གི་ལྡིང་གུར་ཕུབ། རྡོ་གཞོང་དང་རྡོ་རིལ་མེར་བསྲོ། གུ་གུལ་དང་ཡུངས་དཀར་བདུག་པ་དང་བསངས་དང་གསེར་སྐྱེམས་འབུལ་བ་སོགས་ཉེ་བའི་སྔོན་འགྲོ་སྐྱི་ལྟར་ལེགས་པར་བྱ། དངོས་གཞི་ནི། ཉིན་ཉེར་ལྔ་པའི་ཉིན་གུང་ཆུ་ཚོད་གསུམ་པ་ནས། དར་དང་གོས་ཆེན་སྣ་ལྔས་བརྒྱན་པའི་བཞུགས་ཁྲིའི་དབུས་སུ་བདུད་རྩི་ཟླ་བ་གཡུང་བའི་རྒྱལ་པོ་བཞུགས་སུ་གསོལ། དེ་ནས་རབ་བྱུང་ཚུལ་ལྡན་ནམ། ལྷ་རྗེ་མིང་པྲ་ལེགས་ཤིང་ཕ་མ་འཛོམས་པ་མི་བཞིས་ས་བཅུད་དུག་ཁྲལ་ཤིན་ཏུ་དག་པའི་ཕྱེ་མ་དངུལ་ཆུའི་ཚད་དང་མཉམ་པ་སྣོད་བཞིར་བགོས་ཏེ་སྨན་གྱི་ལྷ་མོ་བཞིའི་ཚུལ་དུ་བདུག་སྤོས་ཀྱིས་སྣ་དྲངས་ཏེ་ལྡ་ལྡི་དང་བཅས་སྤྱན་དྲངས་ནས་ཟླ་བ་གཡུང་བའི་རྒྱལ་པོའི་གཡས་དང་གཡོན་གཉིས་སུ་གཉིས་རེ་བཞུགས་སུ་གསོལ་བ་དང་། ལྕི་འབིགས་རྩི་ཡི་དུག་དང་ལྡན་པ་དེ་ཉིད་ཚད་ལྡན་ཚོ་གའི་རིམ་པ་ལྟར་འདུལ་སྦྱོང་ཚུལ་བཞིན་བྱས་པས་དུག་དང་བྲལ་

བ་ཤིན་ཏུ་དག་པ་བརྟན་ཅིང་གཡུང་བའི་རྒྱལ་པོར་གྱུར་ནས་སྨན་ལས་པ་ཀུན་གྱིས་དགའ་སྤྲོ་ཚད་མེད་ཀྱིས་མཇལ་བཞིན་ཤིས་ཤིང་ལེགས་པའི་གཏམ་སྣ་ཚོགས་ཀྱང་སྨྲ་བར་བགྱིའོ། །དེ་ལྟར་ས་བཅུད་དྭངས་མ་ཤིན་ཏུ་རྣམ་པར་དག་པ་ཉིད་བཙུན་མོ་མཆོག་ཏུ་མངའ་གསོལ་ནས་དངོས་གཞི་མཉམ་སྦྱོར་གྱི་དུས་སུ་སླེབས་པ་དང་། དེ་ལྟར་ཡབ་ཡུམ་ལྷན་གཅིག་སྙོམས་པར་བཞུགས་ནས་ཐུགས་ཡིད་དབྱེར་མེད་དུ་འདྲེས་པ་དང་འཆི་བ་མེད་པའི་སྨན་མཆོག་ཏུ་འགྱུར་བར་སྨན་གྱི་བླ་མས་བྱིན་གྱིས་བརླབ་ཏུ་གསོལ། བདག་སོགས་འགྲོ་བའི་ནད་གདོན་བགེགས་རིགས་ཐམས་ཅད་ཞི་བར་བྱིན་གྱིས་བརླབ་ཏུ་གསོལ། ཚེ་ཡི་བར་ཆད་ཞི་བར་བྱིན་གྱིས་རློབས། དུས་མིན་འཆི་བ་བཟློག་པར་བྱིན་གྱིས་རློབས། མཐར་ཐུག་འཆི་མེད་ཚེ་ཡི་རིག་འཛིན་སྨན་པའི་རྒྱལ་པོའི་གོ་འཕང་ཐོབ་པར་བྱིན་གྱིས་རློབས། སྐྱེ་བ་དང་ཚེ་རབས་ཐམས་ཅད་དུ་བདུད་རྩི་བཅུད་ཀྱི་རྒྱལ་པོའི་སྨན་མཆོག་གི་སྦྱོར་བ་ལ་དབང་འབྱོར་བའི་སྨན་པའི་རྒྱལ་པོ་ལྟ་བུར་གྱུར་ནས་མཁའ་མཉམ་འགྲོ་བའི་དོན་བྱེད་པར་ཤོག་ཅིག ཅེས་སྨོན་ལམ་ལེགས་པར་བཏབ་ནས་འདུལ་མཁན་སྨན་པ་རྣམས་ཁྲུས་དང་གཙང་སྦྲ་བྱ། ལས་ཞྭ་དང་ལས་གོས་དཀར་གཙང་གྱོན་ནས་སོ་སོར་འདུལ་གྲལ་དུ་འཁོད་པ་དང་། ས་བཅུད་དྭངས་མ་སྐྱེ་མུ་ཟྀ་དུག་འདོན་བྱས་པའི་ཕྱེ་མ་རྣམས་སྔར་གྱི་ཕྱག་ལེན་བཞིན་རབ་བྱུང་ཚུལ་ལྡན་ནམ་སྨན་པ་མིང་པྲ་ལེགས་པ་ཞིག་གིས་རྡོ་གཞོང་སོ་སོར་ཆ་མཉམ་བགོས་ནས་བླུགས། མུ་ཟྀའི་དཀྱིལ་ཀོང་ཙམ་བཟོས་ནས་དེ་སྟེང་དངུལ་ཆུའང་གོང་བཞིན་ཆ་མཉམ་བགོས་ནས་སོ་སོར་བླུགས་ཏེ་ག་ལེར་འདུལ་འགོ་འཛུགས། དེ་ནས་བཟུང་འདུལ་བའི་རིང་ཐོག་མཐའ་ཀུན་ཏུ། ཨོཾ་སརྦ་པཉྩ་ཨ་མྲི་ཏ་ར་ས་ཡ་ན་ཏ་ན་ཛ་ཡ་གུ་ཧྱ་སིདྡྷི་ཧཱུཾ་ཧྲཱིཿཕཊ། ཞེས་པའི་སྔགས་རྒྱུན་དབྱངས་སུ་བྱས་ཤིང་དལ་བུས་འདུལ་བས་རིམ་བཞིན་ཁ་དོག་ཇེ་ནག་ཏུ་འགྱུར། ནངས་རེ་བཞིན་རྡོ་གཞོང་སོ་སོའི་འོག་ཏུ་ལྕགས་སྣང་ནང་སོལ་མེ་བཞག་ནས

རྡོ་གཞོང་དྲོད་ལྡན་བྱ། རྡོ་རིལ་རྣམས་ཀྱང་མེར་བསྲོས་ལ་འདུལ། ཞོགས་པ་ལས་གྲྭའི་སྔོན་དང་། ཆབ་གསང་དང་། ཁ་ཟས་ཟོས་རྗེས་སོགས་སུ་འདུལ་མཁན་རྣམས་ཀྱིས་ལག་པ་གཙང་མར་བཀྲུ་བ་དང་། འདུལ་ཁང་ནང་དུ་ཐ་མག་དང་། སྣ་ཐ་མི་འཐེན་པ། ལས་མཚམས་སུ་རྡོ་གཞོང་སྟེང་རས་མཐིང་ནག་གིས་འགེབས་པ་དང་། ལས་གྲྭ་ཚུགས་སྐབས་བསངས་དང་བདུག་པ་བཅས་ཐོག་མཐའ་ཀུན་ཏུ་གཙང་སྦྲ་ཞིགས་པར་བྱ་བ་ཤིན་ཏུ་གལ་ཆེའོ། ཉིན་གཉིས་པའི་ཕྱི་དྲོ་འདམ་འཐག་བྱེད་པའི་ཚད་དུ་སླེབས་ནས་འདུལ་ཕྱེ་ལྷུགས་ཁེམ་གྱིས་རྡོ་གཞོང་སོ་སོར་ཕྱོགས་བསྒོམ་བྱ། འདུལ་རྡོ་དང་སྣོད་ངོས་སུ་འབྱར་བ་རྣམས་ཀྱང་བྲད་ནས་བསྡོང་། འདམ་ཆུ་ལྷུགས་ཁམས་རྣམས་ཀྱི་གྲུངས་ཆུ་དགོས་ཏེ། དེའི་སྦྱོར་ཚད་དངུལ་ཆུ་སྲང་སུམ་ཅུ་ལ་ལྷུགས་ཁམས་རེ་རེ་བཞིན་གྱི་ཐལ་བ་ཞོ་རེའི་ཚད་ཡིན་ཀྱང་། དེ་ལས་ཅུང་མཐོ་བ་བྱས་ན་ལེགས་གསུངས་པས་དངུལ་ཆུ་སྔར་ཡོད་ལས་ཅུང་བྲི་བར་འགྱུར་བས་འདིར་རྒྱ་སྲང་བཞི་བརྒྱ་ལྔ་བཅུ་ལ་མཚོན་ན། ལྷུགས་བརྒྱད་ནང་གསེས་བཅས་དགུ་པོའི་ཐལ་བ་སོ་སོ་ནས་སྲང་བཅས་ཟླ་འཆིང་ཐལ་བ་དེ་རྣམས་སྤུ་ཉིན་ནས་རྡོ་གཞོང་དུ་སྐམ་འདུལ་ཉིན་གཅིག་བྱ། དེ་ནས་རིམ་བཞིན་ཆུ་གཙང་ཤུང་ཙམ་བླུགས་ཏེ་འདམ་འཐག་བྱ། སྐར་ཆུ་གཙང་ཅུང་ཟད་རེ་གསབ་པའི་དྭངས་མ་མུ་དངུལ་འདུལ་ཕྱེའི་ནང་དུ་བླུགས་ནས་གར་སླ་ཞོ་ཙམ་བྱས་ཏེ་འདུལ། འདམ་འཐག་སྐ་བྱུང་ན་ལྷུགས་ཁམས་ཀྱི་གྲུངས་ཆུ་ཡང་ཡང་གསབ། མཐར་ལྷུགས་ཁམས་ཀྱི་སླིགས་མ་མ་ལུས་པ་དངུལ་ཆུའི་ནང་དུ་འགྲོ་ངེས་བྱེད་དགོས་པ་དང་། གྲུངས་ཆུ་མང་ན་འདམ་འཐག་སྐ་མི་བཏུབ་པས་དངུལ་ཕྱེའི་བུངས་དང་བསྟུན་པའི་ཆུ་མང་ཉུང་ཚོད་རན་པར་བྱ་དགོས་པས་འདམ་འཐག་ཞག་གྲངས་ཉིན་གཉིས་ཡིན་ཀྱང་སྐམ་མ་ཐུབ་ན་སྐབས་བསྟུན་ཞག་གསུམ་བཞིའང་བྱ་བ་གསུངས་པས་ཉིན་བཞི་པར་ལྷུགས་ཁམས་ཀྱི་གྲུངས་ཆུ་ལྷག་མེད་སོང་ནས་ཅུང་སྐམ་དུ་སོང་ཚེ་ཤིང་ཧོག་སྒྱུར་མོའི་

ཁུ་བ་ཁྱོར་གང་བསྟན་པས་ལོ་གྲངས་ཇི་ཙམ་སོང་ཡང་སྨན་ནུས་མི་ཞིག་པའི་དགོས་པ་ཡོད་པར་བཤད་པས་ཤིང་ཏོག་སྐྱུར་མོ་ཞེས་པ་འདིར་ངོས་འཛིན་ལུགས་མང་དུ་མཆིས་ཀྱང་། ཕྲུག་བཞིས་ལ་སེ་འབྲུ་བྱེད་པས་སེ་འབྲུ་སྤུས་ལེགས་རོ་ཤིན་ཏུ་སྐྱུར་བའི་ནང་སྙིང་གཙང་མ་རྒྱ་མ་བླུགས་ནས་འདུལ་བས་དགོང་མོ་ནས་ཕལ་ཆེར་སྐམ་ཐག་ཆོད་པར་འོང་། ཉིན་ལྔ་པའི་ཉིན་གང་སྐམ་འདུལ་བྱས་ནས་དགོང་དྲོ་ཙམ་ནས་བཙོ་ཐལ་ཆུར་བཏབ་པས་ཆུ་ཁར་ལྡིང་ནས་སྤྲིན་བཞིན་ཆགས་པ་བྱུང་བའི་ཚད་འབྱུང་བ་ཡིན་ཡང་། སྔར་ཉིན་དྲུག་པའི་ཉིན་གུང་དང་། ཉིན་བདུན་པའི་སྔ་དྲོའི་བར་སྐམ་འདུལ་བྱས་ནའང་ལེགས། དེ་ནས་སྐམ་ཐག་ཆོད་ནས་ལེགས་པར་ཞག་ཡོད་མེད་བརྟག་རན་པས། མཐར་དཀར་ཡོལ་ནང་དུ་ཆུ་གཙང་བླུགས་པའི་ཁར་ཕྱེ་མ་ཙུང་ཟད་བཏབ་པས་མ་ཞག་པའི་རྟགས་ཆུ་ཁར་འདྲལ་འདྲིལ་དང་ཕྱོགས་གཅིག་ཏུ་སྤུངས་པ། ཞབས་སུ་སྙིགས་པ་སོགས་བྱུང་ན་བསྐྱུར་ནས་འདུལ་དགོས། ལེགས་པར་བྱུང་བའི་རྟགས་སུ་ཆུ་ཁར་སྤྲིན་བཞིན་ཁྱབ་སྟེ་ཞབས་སུ་མི་སྙིགས་པ་འབྱུང་སྟེ། སྟོད་སྨན་གཞོན་ནུས། དེ་ནས་ནམ་མཁའི་མདོག་འདྲ་འབྱུང་། །ཀུན་གྱི་གཞི་མ་བཅུད་རྒྱལ་འདི། །མ་གི་ཏ་ཞེས་བྱ་བ་ཡིན། །སྟོད་ནི་ཆུ་ཡིས་བཀང་བྱས་ལ། །དེ་ཉིད་བཏབ་པས་ཆུ་སྟེང་དུ། །སྤྲིན་བཞིན་ཆགས་ན་ལེགས་པའི་ཚད། །ཡོ་བླར་འཚོད་པར་བཤད་མོད་ཀྱང་། །མན་ངག་འདི་དང་ལྡན་གྱུར་ན། །ཉིན་ཞག་གསུམ་མམ་ལྔ་ཡིས་འགྲུབ། །ཅེས་པ་ལྟར་དཀར་ཡོལ་ནང་དུ་ཆུ་གཙང་བླུགས་པའི་ཁར་ཕྱེ་མ་ཙུང་ཟད་བཏབ་པས་འདྲལ་འདྲིལ་མེད་པ་ཆུ་ཁར་སྤྲིན་བཞིན་ཁྱབ་པ་སོགས་ཟིན་བྲིས་སྔ་མ་རྣམས་སུ་བྱུང་པའི་ཚད་ཇི་སྐད་བསྟན་པ་ལྟར་ཤིན་ཏུ་བྱུང་བའི་བཅུད་རྒྱལ་ལེགས་པར་འགྲུབ་པར་འགྱུར་བས་སྨན་ལས་པ་ཚང་མས་དགའ་སྤྲོ་དཔག་མེད་བྱེད་པ་འབྱུང་ངོ་། །དེ་ནས་སྨན་ཕྱེ་རྣམས་ཤིན་ཏུ་ཞིབ་པའི་དར་ཚགས་སུ་དྲངས། ཚགས་སྙིགས་ཙུང་ཟད་བྱུང་བ་རྣམས་དང་། རྫོ་

གཞོང་དང་འདུལ་རྫོར་འབྱར་བ་རྣམས་ལྷུགས་ཁེམ་གྱིས་བྲད་ལ་བསྐྱར་འདུལ་ཡང་ཡང་བྱས་ཏེ་རྫེ་གཞོང་དང་། འདུལ་ཐོ་ཚང་མ་གཙང་མར་བྱས་ཏེ་ཐམས་ཅད་སྣོད་གཅིག་གི་ནང་དུ་བླུགས་ནས་ཕྱོགས་གཅིག་ཏུ་ཟླ་སྒྲིལ་བྱའོ།

༢། **བཅང་རྩལ།** ད་ཕན་ལོ་རྒྱུས་ཟིན་བྲིས་རྣམས་སུ་སླ་ཧེལ་གྱི་སྨན་ཁུག་ཏུ་བླུགས་པར་གསུངས་ཀྱང་། འདོན་འཛུག་སྐབས་བདེ་ཞིང་གཙང་ལ། ལྷུང་སོགས་ནང་དུ་མི་འགྲོ་བའི་ཁྱད་ཆོས་དང་ལྡན་པར་སྨན་སྣོད་ཤེལ་དམ་ཆེ་བར་ཤེལ་གྱི་ཁ་ཆོད་རང་འཁྲིག་ཡོད་པར་སྨན་མང་ཙུང་ལྟར་སྣོད་ཅི་ཙམ་དགོས་པ་དེར་བླུགས། སྣོད་སོ་སོ་གོས་ཆེན་སྔོ་ནག་གི་ཁུག་མ་གཡས་གཡོན་དུ་ལག་འཛུ་ཤུང་ཐག་སྲ་ཐང་ཡོད་པའི་ནང་བཙུག དེའི་ཁ་མཚམས་ལ་ཁ་བྱང་འབྲི་སའི་གོས་ཆེན་སེར་པོའི་འཕན་ཆུང་བཏགས་ནས་གུ་གུལ་སོགས་བྲུན་རྫས་ཀྱིས་བདུག བསངས་དང་། གཙང་སྦྲ་ལེགས་པར་བྱ། སླར་གོས་སྔོན་གྱི་ཁུག་མའི་ཁ་དར་ཚོན་སྣ་ལྔས་ལེགས་པར་བཅིངས། འཕན་ཆུང་གི་ཐོག་ཏུ་ཡུལ་དུས་ག་གེ་མོ་ལ་དངུལ་ཆུ་བཙོ་བཀྲུ་ཆེན་མོའི་ཚོ་གས་ལེགས་པར་སྦྱངས་པའི་དངུལ་ཆུ་གྲང་འདུལ་ཆེན་མོ་བདུད་རྩི་བཅུད་ཀྱི་རྒྱལ་པོ་དགེ་ལེགས་འཕེལ། ཞེས་འབྲི་བ་དང་། དེ་ཉིད་རྒྱ་མར་བཏེགས་ནས་སྣོད་ཀྱི་ལྟིད་ཕུད་པའི་རྒྱ་སྲང་གང་ཡོད་ཡི་གེར་འགོད་པ་སོགས་ཞིབ་པར་བྱ། དེ་ནས་མཆོད་སྟེགས་ཐོག་མཆོད་པའི་ཉེར་ཚོགས་མཛེས་པར་བཤམས་པའི་དབུས་སུ་བདུད་རྩི་བཅུད་ཀྱི་རྒྱལ་པོའི་གཏེར་བུམ་རྣམས་སྨན་པ་མིང་པྲ་ལེགས་པས་གདན་དྲངས་ཏེ་དར་སྣ་ཚོགས་ཀྱིས་བརྒྱན་ཏེ་བཞུགས་སུ་གསོལ། དེ་ནས་སྨན་པ་རྣམས་བཞུགས་གྲལ་ལེགས་པར་བསྒྲིགས་ནས་སྐྱབས་འགྲོ་ཁྲུས་གསོལ་གྱིས་མི་གཙང་དྲི་མའི་གཡའ་དག་པར་བྱས་ལ་སྨན་མཆོད་དང་། སྨན་བླ་ཡོངས་སྐུའི་བྱིན་འབེབས་སོགས་བདུད་རྩི་བཅུད་ཀྱི་རྒྱལ་པོ་འདིའི་ཕྱག་ལེན་ནམ་ཡང་མི་ནུབ་དར་ཞིང་རྒྱས་པ་དང་། དེ་ལ་བརྟེན་ནས་འགྲོ་བའི་ནད་ཀྱི་ཟུག་རྔུ་མཐའ་དག་

ཞི་བར་ནུས་པའི་སྨོན་ལམ་དང་། དགེ་བ་བསྔོ་བ། བཀྲ་ཤིས་བཅས་ཀྱིས་མཐའ་བརྒྱན་ཏེ་བདུད་རྩི་བཅུད་རྒྱལ་ལེགས་པར་གྲུབ་པའི་དགའ་སྟོན་དང་བཅས་ལེགས་པར་གྲུབ་པའོ། །

དྲུག བསླབ་བྱ། དེ་ཕྱིན་ཆད་ནམ་ཡང་ཁྱི་དང་བུད་མེད་ཀྱིས་མ་རེག་ཅིང་མ་མཐོང་བ་དང་། ཁྱད་པར་བཙོག་རིགས་དང་འགོམ་ཡུག་མ་སོང་བ་གལ་ཆེ། ཉི་ཟེར་མ་ཕོག་པ་དང་། ནམ་མཁའ་མི་མཐོང་བར་བྱ། བླངས་བཞག་གི་སྐབས་སུའང་ནམ་མཁའི་མཐོང་གསེང་མེད་པར་བྱ་དགོས་སོ། །

བདུན། ཕན་ཡོན། སྔོད་སྨན་གནོན་ནུས། ལེགས་པར་གསལ་བར་བྱས་གྱུར་ན། །བསྲེགས་བཅད་བཏར་བའི་གསེར་དང་མཚུངས། །ཞེས་བཤད་པ་ལྟར། བཙོ་བཀྲུའི་ཚ་ག་ཚུལ་བཞིན་དུ་སྦྱར་ནས་ལེགས་པར་སྦྱངས་པ་ལས་བྱུང་བའི་གྲུབ་པའི་དངུལ་ཆུ་དེ་ནི་ལྷི་འཕིགས་རྩི་དུག་གང་ཡང་མེད་ཅིང་ཤིན་ཏུ་འཇམ་པས་ཚ་ག་བཞིན་བསྟེན་ན་འཕྲལ་ཡུན་གཉིས་ཀར་ཕན་ཡོན་རྒྱ་ཆེན་པོ་འབྱུང་བ་སྟེ། སྔོད་སྨན་གྱིས། དུག་དང་བྲལ་བའི་བཅུད་རྒྱལ་འདིས། །དབང་གསལ་ཚེ་དང་ལུས་ཟུངས་འཕེལ། །རྒས་སྲ་འགལ་རྐྱེན་མཐའ་དག་སྲུང་། །གདུག་ཅིང་གསོ་དཀའི་ནད་རྣམས་འཇོམས། །ཁྱད་པར་དུག་ཆེན་གསོ་དཀའ་རྣམས། །འདི་མིན་རྩད་ནས་འཕྱིན་མི་ནུས། །འདི་ཡི་གྲོགས་ལྡན་སྨན་གཞན་རྣམས། །ནུས་སྐྱེད་ཡུན་རིང་ལོ་འདས་ཀྱང་། །མི་འཚོར་མི་འགྲིབ་གཉེན་པོ་མཆོག །ཅེས་བཤད་པ་ལྟར་ནད་མེད་ཐ་མལ་དུ་གནས་པར་ཡུན་རིང་དུ་བསྟེན་ན་ཚེ་འཕེལ་ཞིང་ལུས་ཟུངས་རྒྱས། རྩ་ཁམས་དྭངས་ཤིང་དབང་པོའི་སྒོ་རྣམས་གསལ། རྒས་ཁ་སྲ། སྐྲ་དཀར་གཉེར་མ་མི་འབྱུང་བ་སོགས་བཅུད་ལེན་གྱི་མཆོག་ཏུ་འགྱུར། གཞན་ཡང་གློ་བུར་གྱི་འགལ་རྐྱེན་གང་གིས་ཀྱང་མི་ཚུགས་ཤིང་སྔོན་འགོག་བྱེད་ཐུབ་པ་དང་། ནད་ཀྱི་གཉེན་པོ་གང་ལའང་སྦྱོར་ཚུལ་ཤེས་ན་འདི་ཉིད་མི་འགྲོ་བ་མེད་ཅིང་ཤིན་ཏུ་གདུག་ཅིང་གསོ་དཀའ་བ་གཉེན་པོ་གཞན་གྱིས་མ་ཚོམ་པའི་ནད་ལ་རང་རང་གི་གཉེན་པོ་

དང་བསྡེབས་ཏེ་བསྟེན་ན། མྱུར་དུ་ནད་དེ་ལས་ཐར་བར་འགྱུར་བ་དང་། ཁྱད་པར་སྦྱར་དུག་གིས་ཟིན་པ་ལ་འདིའི་སྦྱོར་བ་མེད་པར་གཉེན་པོ་གཞན་གང་གིས་ཀྱང་རྩད་ནས་འཕྱིན་མི་ནུས་པས་དུག་རིགས་ཀྱི་གཉེན་པོ་བླ་ན་མེད་པར་བསྔགས་ཤིང་། སྨན་ཐམས་ཅད་ཀྱི་ནུས་པ་བསྐྱེད་ཅིང་འདི་དང་སྦྱར་བའི་སྨན་གང་ཡང་ཡུན་ཇི་ཙམ་སོང་ཀྱང་ནུས་པ་མི་འཚོར་བ་དང་། ཐིག་ལེ་དར་ཡ་ཀན་ཞེས་པའི་སྨན་འདི་ཉིད་ནད་ཅན་ནད་མེད་སུས་བསྟེན་ནའང་ཁྱད་པར་གྱི་ཕན་ཡོན་མཐའ་ཡས་པ་ཐོབ་པར་བཤད་དོ། །དེ་ལྟའི་ཕན་ཡོན་བསྐྱེད་པ་དེའང་གྲུབ་པའི་དངུལ་ཆུ་བསྟེན་ཚུལ་ཇི་བཞིན་ཤེས་པ་ལ་རག་ལས་པས། དེའི་ཚུལ་བསྟན་བཅོས་དངུལ་ཆུ་གྲུབ་པར་རྒྱས་པར་བཤད་པ་སོགས་ལས་རྟོགས་པར་བྱའོ། །

སླར་སྨྲས་པ། ཐབས་དང་འབད་པ་བརྒྱ་ཕྲག་དུ་མ་ཡིས། །ཉེས་སྐྱོན་དྲི་མའི་ཚོགས་ཀུན་རབ་གསལ་ཞིང་། །ཕན་པའི་ཡོན་ཏན་བཅུད་དུ་འཁྱུགས་པ་ཡི། །རིན་ཆེན་གྲུབ་པའི་ཆོ་ག་མཐར་ཕྱིན་ཏོ། །ཟླ་བ་ཞུན་མའི་དཔལ་འཛིན་མཆོག་གི་རོ། །ས་བཅུད་དྭངས་མ་དགྱེས་པས་ཟློས་པ་ལས། །ཇོ་མཚར་ནམ་མཁའི་མདངས་བཞིན་བརྗིད་ཆགས་པ། །བདུད་རྩིར་གྱུར་པའི་སྨན་མཆོག་འགྲན་ཟླ་བྲལ། །བཞི་བརྒྱ་རྩ་བཞིའི་གཉེན་པོ་ཟླ་མེད་པ། །འཐུང་ན་ཚེ་དཔལ་འདོད་རྒྱུའི་བཅུད་འཛིན་པ། ལུས་ཟུངས་སྟོབས་འཕེལ་གནད་ཀྱི་ཇུས་ཆེན་པོ། །མཐུ་ནུས་ཕུལ་བྱུང་སྨན་གྱི་རྒྱལ་པོར་འགྱུར། །རྣམ་མང་སྨན་གྱི་སྦྱོར་བ་གང་ལ་ཡང་། །འདི་གྲོགས་ལྡན་པས་བདུད་རྩིར་ཉེར་བསྒྲུབས་པས། །སྨན་མཆོག་རིན་ཆེན་བཅུད་ཀྱི་རྒྱལ་པོ་ཞེས། །གསོ་དཀའ་ནད་ཆེ་སེལ་བའི་དཔལ་དུ་འགྱུར། །ཉེས་སྐྱོན་རྣམ་དག་ཟླ་བ་ཞུན་མའི་གཟུགས། །ནད་འཇོམས་བདུད་རྩི་བྱེ་བས་མངོན་མཐོ་བ། །ཚེ་དང་ལང་ཚོ་རྒྱས་པའི་དཔལ་སྟེར་བཞིན། །ཁ་བ་ཅན་རིར་ནུབ་མེད་རྟག་འཆར་ཤོག །དཀའ་གནད་ལག་ལེན་སྙིང་

པོར་འདྲིལ་བའི་གཏམ། །བྱ་སླ་དོན་ཆེའི་ཟིན་བྲིས་འདི་ཙམ་གྱིས། །འཚོ་མཛད་བློ་གསལ་དང་པོའི་ལས་ཅན་འགའ། །ངེས་པར་བཙོ་སྦྱངས་ལས་ལ་སྐྱུལ་སླམ་བགྱིད། །འབྱུང་འགྲུགས་ཟུག་རྡུས་ལང་ཚོའི་དཔལ་ཉམས་ཤིང་། །སྲོག་གཅོད་ནད་དགུས་ཕྱི་མའི་ལྷ་ལམ་དུ། །འགུགས་པར་ཉེ་བའི་ལུས་སེམས་ཡོངས་གདུང་བ། །སྨན་མཆོག་བདུད་རྩིས་མྱུར་དུ་ཞི་གྱུར་ཅིག བསིལ་ལྡན་འཛིན་མའི་ཁོངས་སུ་བདེ་སྐྱིད་ཀྱི། །ནོར་བུས་ཡོངས་གཏམས་མི་མཐུན་དབུལ་བ་ཞི། །བསམ་དོན་ལྷུན་འགྲུབ་དགེ་ལེགས་རྒྱ་མཚོའི་རླབས། །དགུང་དུ་འཕེལ་བས་སྐྱེ་དགུའི་འཚོ་བྱེད་ཤོག །དམ་ལྡན་སྲུང་ཞིང་ཉམས་པ་ཆར་གཅོད་པའི། སྨན་སྲུང་ཞང་བློན་དམ་ཅན་སྡེ་དགུ་ཡིས། །བདུད་རྩི་སྨན་མཆོག་སྒྲུབ་པའི་ལས་འདི་ལ། ལེགས་ཉེས་ཤན་འབྱེད་དགའ་ཡི་བྱ་ར་མཛོད། །ཅེས་བར་སྐབས་ཀྱི་ཚིགས་སུ་བཅད་པའོ། །

༄༅། །རིན་ཆེན་རིགས་ཀྱི་སྦྱོར་ཐབས་བསྟན་པ།

དང་པོ། རིན་ཆེན་རིལ་ནག་ཆེན་མོའི་སྦྱོར་བ།

རིན་ཆེན་རིལ་ནག་ཆེན་མོ་ཞེས་བྱ་བ་དཔལ་དུས་ཀྱི་འཁོར་ལོ་སོགས་རྒྱུད་སྡེ་རྣམས་དང་། བདུད་རྩི་སྙིང་པོ་ཡན་ལག་བརྒྱད་པ་གསང་བ་མན་ངག་གི་རྒྱུད་ཕྱི་མ་སོགས་ཚེ་རིག་རྒྱ་མཚོ་ལྟ་བུ་རྣམས་ལས་རིན་ཆེན་དངུལ་ཆུའི་སྦྱོར་བ་དུ་མ་ཞིག་གསུངས་པ་དག གྲུབ་ཆེན་ཨོ་རྒྱན་པ་ལ་རྡོ་རྗེ་རྣལ་འབྱོར་མས་དམར་ཁྲིད་དུ་བསྩལ་བའི་རྒྱུན་ལས་བྱུང་ཞིང་སྨན་རྒྱལ་བསྟན་པའི་ཉིན་བྱེད་སོགས་སྔོན་གྱི་མཁས་དབང་མང་པོས་ཕྱག་ལེན་གྱི་རྒྱུན་བར་མ་ཆད་པར་འོངས་པའི་རིན་ཆེན་རིལ་ནག་ཆེན་མོའི་སྦྱོར་བ་འགོད་པ་ལ། སྦྱོར་བ་འདིར་དགོས་པའི་རིན་པོ་ཆེ་སོགས་སྨན་སོ་སོའི་ངོ་བོ་དང་མཆོག་དམན་སོགས་ཀྱི་དབྱེ་བ་ངོས་འཛིན་བཤད་པ་དང་། སྨན་རྣམས་ཀྱི་དུག་འདོན་ངར་འདོག་སོགས་འདུལ་སྦྱོང་གི་ལག་ལེན་བཤད་པ། སྦྱོར་བ་དངོས་ཀྱི་ཚད་བསྟན་པ། སྨན་ཕྱེ་བསྲེ་ལུགས་དང་འདམ་འཐག་བྱེད་ཚུལ་བསྟན་པ། རིལ་བུ་འདྲིལ་ལུགས་བསྟན་པ། སྨན་སྐྱབ་རབ་གནས་བྱ་ལུགས། ཕན་ཡོན་བསྟན་པ། རིན་ཆེན་རིལ་བུའི་རིགས་གཏོང་ཚུལ་མགྱོགས་བསྡུས་བསྟན་པ་བཅས་དོན་རྣམ་པ་བརྒྱད་ལས།

དང་པོ། སྨན་གྱི་ངོ་བོ་ངོས་འཛིན་བསྟན་པ་ལ། རྡོ་རྗེ་ཕ་ལམ་ནི། རིན་པོ་ཆེ་ཀུན་གྱི་ནང་ནས་རྒྱལ་པོ་ལྟ་བུ་ཞིག་ཡིན་ཏེ། དེའང་མཆོག་དམན་གཉིས་ཡོད་པ་ལས་མཆོག་ལག་ཏུ་འཁྱེར་ཞིང་སྨན་བཟོ་ཐུབ་པའི་རྒྱུ་དངོས་ནི། རང་བྱུང་ཤེལ་རྡོ་ཤིན་ཏུ་དྭངས་

པ། མདངས་གྲིབ་སོ་གུག་པ་ལྷ་བུ། ཁ་དོག་དཀར་སྐྱ་ཟླུར་ཟླུག་དང་བརྒྱད་སོགས་ཡོད་པ། ཟླུར་ཇེ་ཙམ་མང་བ་དེ་ཙམ་གྱིས་ལེགས་པར་བཤད་པ། རྒྱང་ལྷས་ཉི་འོད་ཕོག་ཆེ་མུ་ཏིག་འདྲ་བ། ངོ་བོ་ཤིན་ཏུ་སྲ་བས་ཤེལ་སོགས་རིན་པོ་ཆེ་གཞན་དྲ་གཅོད་ཐུབ་པ། བསྲེག་པས་མི་འཚིག བརྡུངས་པས་མི་ཆག བཅད་པས་མི་ཆོད། བརྡར་བས་མི་ཟད་པ་སོགས་དཔེར་འོས་པའི་སྲ་མཁྲེགས་ཀྱི་རང་བཞིན་ལྡན་པ་ཞིག་ཡིན། མི་འགྱུར་བའི་རྟགས་སུ། ཇི་སྐད་དུ། ཤེལ་རིགས་གཞན་གྱིས་ལུག་ཏུ་ཟ། །ལུག་ཏུས་བརྡར་ན་ཕ་ལམ་ཟ། །ཞེས་པའི་མཚན་ཉིད་ཅན་དེ་ཡིན། འོན་ཀྱང་། འདུལ་ཐབས་ཞལ་ཤེས་མན་ངག་ལྟར་དུ་བཏུལ་བ་ཡིན་ན། ཤིན་ཏུ་སྲ་མཁྲེགས་ལྡན་པའི་དངོས་པོ་དེ་སླེ་ཏུ་སོང་ནས་ཞིབ་མོར་བཏུལ་ཐུབ་པ་ཞིག་གོ། གཞན་ཡང་ཁ་དོག་དམར་པོ་དང་། རྒྱ་སྨུག་སོགས་ཡོད་པར་བཤད་ཀྱང་ཡོངས་སུ་གྲགས་ཤིང་། རྒྱུན་དུ་མཐོང་མང་བ་ནི་གོང་དུ་བཤད་པ་དེ་ཡིན། ཕ་ལམ་དམན་པ་ཀ་རཎྜ་ནི། ས་ཕྱོགས་འགའ་ཞིག་ཏུ་རྡོའི་ནང་ནས་སྐྱེས་པ་ལྟར་འབྱུང་བའི་རྡེའུ་སྐྱེས་ཟིན་ནས་སར་ཐོར་བ་རྡེའུ་ཉུང་ཤས་རྙེད་རྒྱུ་ཡོད་པ་ཞིག་སྟེ། འདི་ལའང་སྨིན་མ་སྨིན་གྱི་ཁྱད་པར་ལས་ལེགས་པར་སྨིན་པ་ནི་ཤིན་ཏུ་མཁྲེགས་པ་ཤེལ་སོགས་སྲ་བའི་ངོས་ལ་འབྲུད་ན་རི་མོ་གཏོད་ཐུབ་པ། སྲ་མཁྲེགས་ཅན་གྱི་རྡོ་རིགས་ལ་དབྱིབས་གྲུ་བཞི་དང་ལེབ་མོ་སོགས་མ་ངེས་པ་དང་། ཕ་ལམ་ལྷ་བུའི་ཟླུར་ཚུང་ཟད་རེ་དོད་ཉམས་ཡོད་པ། ཁ་དོག་སེར་སྐྱ་སོགས་ཡོད་སྲིད་ཀྱང་མཐོང་མང་བ་ནི་རྒྱ་སྨུག་ཡིན། མ་སྨིན་པ་ནི། ངོ་བོ་རང་བྱུང་རྡོ་རིགས་ཧ་ཅང་སྲ་མཁྲེགས་ཡིན་པ། མདོག་དམར་སྨུག་དང་། དབྱིབས་དང་ཆེ་ཆུང་སྣ་ཚོགས་ཡོད་པ། ལ་ལ་ནི་དབྱིབས་རྒྱ་མདུད་འདྲ་བའི་ཟླུར་དོད་ཉམས་ཡོད་པ་བཅས་དེ་གཉིས་ཀར་མི་འགྱུར་བའི་རྟགས་ནི་ཕ་ལམ་འདུལ་ཐབས་ཞལ་ཤེས་ལྟར་བཏུལ་ན་སླེ་ཏུ་འགྲོ་བ་ཡིན་ལ། ཕ་ལམ་དངོས་དང་། ཀ་རཎྜ་གང་ཞིག་སྨན་དུ་གཏོང་ཡང་དུག་འདོན་ཚུལ་བཞིན་

བྱེད་དགོས་སོ། །

སྤྲུག་ནི། འགའ་ཞིག་གིས་པད་རག་གི་རིགས་ལ་བཞེད་པ་དང་། དེ་བཞིན་གཡུ་ཡི་རིགས་དང་། འཁྲུགས་རོམ་ལོ་སྟོང་ལོན་པའི་འོག་ནས་གོང་བུར་ཆགས་པ། མདོག་སྔོ་ཡམ་དང་ཁྲ་བོ་ལྷང་སེར་སོགས་ཡོད་ཚུལ་གསུངས་པ་དང་། ས་ལེ་སྦྲམ་ཞེས་པའམ། གསེར་སྤྲུག་ཅེས་པར་ངོས་འཛིན་གནང་བ་སོགས་བཞེད་པ་མང་ཡང་འབྱུང་ཁུངས་གོང་ལྟར་གངས་རིའི་འོག་ནས་འབྱུང་བ་རང་བྱུང་རྡོ་ཡིན་ལ། འཁྲུགས་རོམ་གྱི་དུམ་བུ་འདྲ་བ་ཞིག་ལ་ངོས་འཛིན་བྱེད། མཆོང་དམར་ནི། དཀར་ལ་སྔོ་མདངས་ཅན་ནང་མི་གྲིབ་པ་ཞིག་ཡོད་པ་ཡིན། དེ་ལ་མཆོང་ཉིང་ཡང་ཟེར། དེང་སང་ཁ་དོག་དམར་སྐྱ་དང་། དཀར་སྐྱ། ཁྲ་བོ་སོགས་སྣ་ཚོགས་ཡོད་ཀྱང་། བཙོད་ཀྱི་ཁུ་བའི་མདོག་ཅན་རི་མོ་དང་དབྱིབས་སྣ་ཚོགས་ཡོད་པ་མཁས་པ་མང་ཆེ་བས་དེ་ལེགས་པར་བཞེད། དེ་ལ་མཆོང་གསར་ཟེར། ནུས་པ་གཟི་དང་ཕྱོགས་མཚུངས་པར་གསུངས་ སོ། །པདྨ་རཱ་ག་ནི། རིགས་དགུར་གསུངས་ཀྱང་། མཆོག་ནི་པདྨ་རཀྟ་སྟེ་མདོག་ཏུར་དམར་གཟི་ཡི་ནུས་འདྲ་བར་རང་འོད་ཆེ་ལ་རྡོ་འབྲུ་ཞིབ་པ་དེ་དང་། འབྲིང་པདྨ་རཱ་ག་ནི། མདོག་དམར་སྨུག་འོད་སྤྲ་མ་ལས་ཅུང་ཆུང་བའོ། །ཐ་མ་ནི་སོག་པོ་པད་རག་ཅེས་མདོག་མཆོང་དམར་འདྲ་བ་ལ་དེ་ལས་ཅུང་ཟད་དམར་རམ་ཡང་ན་སྨུག་ཤས་ཆེ་བ་རྡོ་འབྲུ་ཤིན་ཏུ་རྩིང་ཉམས་ཡོད་པ་བཅས་ནུས་མི་འདྲ་བ་ཞིག་ཡོད། གཞན་ཡང་རྡོ་རིགས་ནུས་གོང་དང་འདྲ་བ་ཁ་དོག་དཀར་པོ་དང་། ལྗང་ཁུ་སོགས་སྣ་ཚོགས་ཡོད་པ་ཀུན་འདིར་གཏོགས་སོ། །མུ་མེན་ནི་རིགས་གསུམ་སྟེ་མཐིང་མདོག་གསེར་ཐིག་འབྲེལ་པ་གསེར་མུ་མེན་མཆོག་དང་། སྔོ་ནག་ལྷད་མེད་སྣུམ་ཞད་ཅན་མཐིང་མུ་མེན་འབྲིང་། སྔོ་སྐྱ་རྡོ་དཀར་འབྲེལ་པ་དེ་རྡོ་མུ་མེན་དུ་བཞེད་པ་ནི་རིགས་དམན་པ་ཡིན་ནོ། །ནལ་ནི་རང་བྱུང་རྡོ་རིགས་ཁ་དོག་པད་རག་འདྲ་བ་དེ་ལ་དམར་ཤས་ཅན་ཤིན་ཏུ་དྭངས་པ་

དབྱིབས་སྒོར་གཟུགས་མིག་ཡོད་པ་ལེབ་ཆག་གྲུ་མིག་ཅན་ནི་རྙིང་པ་ཡིན་ཏེ། དམར་ལ་དྭངས་པས་མཆིན་ཁྲག་སེལ། །སྐྱུག་ལ་རྙོགས་པས་དུག་རྙོགས་སེལ། །ཞེས་པའི་མཚན་ཉིད་དང་ལྡན་པའོ། །ཁ་དོག་མཆིན་ཁ་སྨུག་ཤས་ཅན་གོང་ལས་མི་དྭངས་པ་དང་དབྱིབས་མ་ངེས་པ་ནི་ནལ་གསར་ཟེར་བ་དེ་གཉིས་སོ། །འདི་ཏུང་གི་སྟེང་དུ་བཞག་ན་མེའི་འོད་མདངས་འཕྲོ་བ་ཞིག་ཡོད། ཁྱུང་སྐྱུགས་ནི། ཁྱུང་གིས་ཟླུ་ཟོས་པས་སྐྱུག་པ་ལས་གྲུབ་པ་ཡིན་ཞེས་གྲགས་པ་དེ་ལ་མཆོག་དམན་གཉིས་ལས་མཆོག་རིན་པོ་ཆེའི་རིགས་ཏེ་དབྱིབས་དང་ཆེ་ཆུང་མ་ངེས་པ། རྒྱ་གཅིག་ལ་ཁ་དོག་སྣ་ཚོགས་འདྲེས་པ། ཤ་ཁྲག་ མཆིལ་མ། ལྤྲ་བ་སོགས་ཀྱི་ཉམས་ཡོད་པ་ལ་གཟིའི་ཏུས་ཅན་ནི་ཤིན་ཏུ་དཀོན་པས་ལག་ཏུ་ལོན་པ་དཀའ་ཞིང་། ཐལ་པ་ནི་རྗེ་རིགས་སྔོན་པོ་གཡུ་རྙིང་འདྲ་བ་དང་། ཡང་ན་སེར་པོ་དང་ལྗང་ནག་གི་ཁྲ་ཡོད་པ། མི་འགྱུར་བའི་རྟགས་ནི་ཡུང་བའི་ཆུ་ལ་བརྡར་ན་དམར་པོ་འབྱུང་བ་དེ་བཟང་། མ་འགྲུབ་ན་ཀོང་པོ་རྗེ་སྤོས་ཟེར་བ་རྗེ་ལྗང་ཡུང་བའི་ཆུ་ལ་བརྡར་ན་དམར་པོ་འབྱུང་བ་དེས་ཀྱང་ཉུང་ངོ་། ཨིནྡྲ་ནཱི་ལ་ལ་རིགས་གསུམ་སྟེ། དང་པོ་ནི། རང་བྱུང་ཤེལ་རིགས་ཁ་དོག་སྔོན་པོ་ནམ་མཁའ་དྭངས་པ་ལྟ་བུའི་འོད་ཟེར་ཆེ་བ་དེ་མཆོག་ཡིན། གཉིས་པ་ཁ་དོག་སྔོ་མ་ལྟ་བུ་ལ་འོད་དེ་ལས་ཆུང་བ་ཞིག་དང་། གསུམ་པ་རང་བྱུང་རྗེ་རིགས་པད་རག་གི་ཉུས་འདྲ་བ་ཁ་དོག་སྔོ་མ་གཉིས་ལས་གནག་ཤས་ཡོད་པ་དང་། ཟིང་དམར་འོད་ཡོད་ཙམ་ཞིག་ཀྱང་འབྱུང་བ་དེ་ལ་ནཱི་ལ་ཟེར། མཆོག་ནི་ཉུང་དཀོན་པས་དེང་སྐབས་ལག་ཏུ་ལོན་དཀའ་ཙམ་ཡོད་པས་དེང་སང་འབྲིང་ཐ་གཉིས་ལག་ཏུ་འཇོར་སླ་བས་དེ་གཉིས་གང་བྱུང་གིས་ཀྱང་ཉུང་ངོ་། །མན་ཤེལ་ནི། རང་བྱུང་ཤེལ་རྗེ་ནར་མོ། ཁ་དོག་དཀར་པོ་ཟུར་དྲུག་ཅན་ཁང་པའི་ནང་ཉི་མ་ཕོག་སར་བཞག་ན་ཁ་དོག་སྣ་ཚོགས་ཀྱི་འཇའ་ཟེར་འཕྲོ་བ། རྡོ་མོ་དང་ཟུར་མཉམ་པར་གསེག་བཅད་ཀྱི་རྣམ་པས་རྡོ་མོ་ཇེ་ཕྲར་སོང་བ། རྡ་བ་ར་རོབ

ཞིག་ལས་འཇམ་ཤ་ཆེར་མེད་པ་དེ་ངེས་པར་དགོས། རང་བྱུང་ཤེལ་རྡོ་ཟུར་དྲུག་པ་མིག་ཡོད་པ་དེ་མཆོག་ཡིན་གསུངས་པའང་ཐོས། བཟོས་མའི་རིགས་ཀྱིས་མི་ཏུང་། ཤེལ་མོ་རྡོ་ནི་ཕྱི་ནང་དྭངས་ཤིང་གསལ་ལ། ཟུར་མི་གསལ་བ། དཔྱིབས་དང་ཆེ་ཆུང་སྣ་ཚོགས་ཡོད་པའོ། །མཆན་ནི། རང་བྱུང་རྡོ་རིགས་ལྷང་ཁྲ་གཡུ་འདྲ་བ་ལ། དཀྲིས་སྐོར་གྱི་རི་མོ་མང་པོ་ཡོད་པ་དང་། ལ་ལར་དཀྱིལ་དུ་ཆུ་མིག་གི་རྣམ་པ་ཡོད་པ། ཕྲེང་བ་དང་ཕྲ་སོགས་བཟོས་པ་དེ་དང་། ཡང་རྡོ་སྒྲོ་དམར་གྱི་ནང་དུ་རྩ་རིས་ལྷང་ཁྲ་ཡོད་པ་ཞིག་མཐོང་བ་དེ་མཆན་གྱི་རྡོ་མ་སྨིན་པ་ཡིན་པས་དམན། ཡང་རང་བྱུང་ཤེལ་རིགས་ལྷང་ཁྲ་ཟུར་ཡོད་པ་ཞིག་ལ་ངོས་འཛིན་བྱེད་པའང་ཡོད། གཡུ་ནི། གཡུ་རྙིང་རིགས་གསུམ་དང་། བར་གཡུ་རིགས་གཉིས། གཡུ་གསར་རིགས་གསུམ་བཅས་བརྒྱད་དུ་དབྱེ་བ་དང་། དེང་སྐབས་དྲུག་དཀར་དང་། དྲུག་དམར། གཡུ་སྐྱ། གཡུ་སྔོན། བར་དམར། གཡུ་གསར་བཅས་འབྱུང་བས་སྔོ་ནི་འདྲ་ལ་རྡོ་རོ་འདྲེས་པ་དེ་ནི་ཐ་མའམ་གཡུ་རོ་ཡིན། སྨན་ལ་སྔོན་མ་རྣམས་གང་བྱུང་བཏང་བ་ལས། ཕྱི་མས་ནི་མི་ཏུང་། ལྷག་པར་གཡུ་གསར་ཟེར་བ་འདི་ནི་ངོ་བོ་ས་ཡིན་པ་འདྲ་བས་བཙོས་པའི་རྗེས་སུ་ས་འདམ་འདྲ་བ་ཞིག་ཏུ་འགྱུར་འགྲོ་འདུག་པས་སྨན་དུ་གཏོང་མི་ཏུང་། གཡུ་བཟང་ཞན་གང་ལྟར་ངོ་བོ་རྡོ་ཡིན་པ་ཞིག་ངེས་པར་དགོས་སོ། །བྱུ་རུ་ལ་རིགས་དཀར་པོ་དང་། དམར་པོ། ནག་པོ་གསུམ་ཡོད་པ་ནི་རྒྱ་མཚོ་ཆེན་པོའི་གླིང་ལ་གནས། ཁག་གཅིག་བྲག་ལ་ཤིང་ལྟར་སྐྱེས་པ་ངོ་བོ་རྡོ་རིགས་ཡིན་པས། སྨིན་ཆེ་ཆུང་གིས་ཁ་དོག་གསུམ་དུ་འགྱུར་བ་ཡིན་གསུངས། དེང་སང་དཀར་ཤས་ཅན་དང་དམར་པོ་གཉིས་ལས་ནག་པོ་མཐོང་རྒྱུ་མེད། བྱུར་འདྲ་དང་ནོར་སོ་ཡོད་པས་གཟབ་དགོས། སྤྱར་ལེན་ནི། ཁ་དོག་དམར་སེར་ཅུར་པའི་མདོག་ལྟར། དབྱིབས་དང་ཆེ་ཆུང་སྣ་ཚོགས་ཡོད་ཀྱང་། གོས་སོགས་ལ་ཤུགས་ཀྱིས་བཏར་ན་སྤྱིས་དཀར་གྱི་དྲི་མ་བྲོ་བ། རྗ་སྤང་སྐམ་པོའི་ཕྱི་མར་ཉེ་བར་བཙར་ན་བ་

སྨུ་ཟིང་ཟིང་དུ་ལེན་པ་དེ་ཡིན། བཟོས་མའི་རིགས་ཀྱིས་མི་རུང་། ལྟགས་བརྒྱད་ཐལ་བ་ནི་ལག་ལེན་ཚུལ་བཞིན་བྱས་པའི་ཐལ་བ་ཚད་ལྡན་དགོས། སྤྲལ་རྒྱབ་ནི། མདོག་གི་དབྱེ་བས་གཉིས་ཡོད་པ་ལས། ཕོ་སྤྲལ་ནི་སྨུག་ལ་མཁྲིགས་པ་རྒྱ་སྐྱེག་གི་མདོག་ལྟར་དབྱིབས་ལེབ་འཇོང་སོགས་མ་ངེས་པ་ཕྱི་ལ་འབྲུམ་པ་ཡོད་ལ་འོད་འཚེར་བ་བཅག་ན་སྣ་སྲུལ་ཞིབ་མོ་ཡོད་པ་དང་། མོ་སྤྲལ་དེ་དང་འདྲ་བ་ལ་ཕྱིར་འབྲུམ་པ་མེད་པའི་འཇམ་པ་དང་། དཀར་པོ་སྤྲལ་རྒྱབ་ནི་དབྱིབས་དང་བཅག་ཤུལ་རྣམས་སྔར་དང་འདྲ་བ་ལ་མདོག་དཀར་པོའོ། །སྤྲལ་མདུང་འདྲེས་མ་ཞེས་ཕྱི་སྤྲལ་རྒྱབ་ཡིན་པ་ལ་ནང་མདུང་རྩེ་ཡིན་པ་དེ་ལའང་དཀར་སྨུག་གཉིས་སྣང་། གངས་ཐིགས་ནི། ངོ་བོ་སྲིད་པའི་གངས་རྒྱན་རྙིང་ནས་ཡུན་རིང་པོ་སོང་བ་དེ་ཞུ་རྫིས་ཉེ་མ་མི་ཕོག་པའི་བྲག་ངོས་སུ་ཆགས་ནས་ཐིག་པོར་འདྲིལ་བ་ལུག་ཆིལ་འདྲ་བའམ་ཅོང་ཞིའི་འདག་པ་འདྲ་བ་སྨུག་མཚམས་སུ་ས་དམར་གྱི་རི་མོ་ཡོད་པ་ཟོས་ན་སོ་མི་སིག་པ་དེ་དང་། དེ་ཉིད་ས་ལ་ཟགས་ནས་ཧི་སེའི་གངས་ཐིགས་ཞེས་པའི་རིལ་བུ་དེ་གཉིས་གང་རུང་དགོས། ཐོག་མར་གངས་ཐིགས་དངོས་ཡིན་ཀྱང་ས་ལ་ཟགས་ནས་ཡུན་རིང་ཆར་ཉིས་གདུང་ནས་མཁྲིགས་པོར་གྱུར་བ་ངེས་མི་རུང་ལ། ཚབ་གཞན་གྱིས་ཀྱང་མི་རུང་ངོ་། །རྡོ་མཆུ་ར་ནི། མདོག་སྨུག་པོ་དང་ནག་པོ་མ་ངེས་ཀྱང་དབྱིབས་ལེབ་མོ་ནང་ངོས་སུ་རི་མོ་ལུག་རྣའམ་དགའ་འཁྱིལ་གྱི་དབྱིབས་ཅན་ལ་སེན་རིས་བྱས་པ་ལྟ་བུའི་རི་མོ་འཕོར་མོར་ཡོད་པ་དེ་ཡིན། ཁ་དོག་ལྗང་སྔོ་སེར་པོ་སོགས་ཡོད་པར་གསུངས། མདུང་རྩེ་དཀར་དམར་ནི། དཀར་པོ་ཆིག་ཐུབ་ཀྱང་ཟེར་བའི་རྡོ་སྲ་མཁྲིགས་རྩ་སྤྲོམ་རྩེ་ཕྲ་བཅག་ན་རྒྱ་ཁབ་བཤིགས་པ་ལྟར་འོད་ཤིག་ཤིག་ཁ་དོག་དཀར་པོ་དང་། སྨུག་པོ་རྡོ་རྒྱུ་དང་དབྱིབས་རིས་གོང་བཞིན། རྡོ་ལ་རི་མོ་བྲིས་ན་དམར་སྨུག་དོད་པ་དེ་ཡིན། ཁབ་ལེན་ནི། གོང་གི་ཁམས་བརྒྱད་སྐབས་ལྟར་དང་། །ཕོ་ཅོང་ནི། རིགས་གཉིས་གསུངས

ཀྱང་། ཕོ་ཙོང་རྡ་སོ་བཅག་པ་འདྲ། ཞེས་པ་འདི་ཀུན་གྱི་བཞེད་པ་མཐུན། ཞིབ་ཆ་གོང་དུ་གསལ། མོ་ཙོང་ནི། འདི་ལ་དབྱེ་བ་མང་ཡང་། མོ་ཙོང་ཤེལ་ཁབ་གཤིབས་པ་འདྲ། ཞེས་པ་འདི་ལ་ཕལ་ཆེར་བཞེད་པ་མཐུན། ཙོང་ཞི་དམར་པོ་ནི། རྒྱ་ཙོང་ཞི་ཡིན་པ་ལ་མདོག་དམར་པོ་བཅག་ན་ཧ་ལམ་ཙོག་ལ་འདྲ་བ་ཞིག་སྣང་བ་དེ་མཆོག་ཡིན། དེ་མིན་དམར་ཤས་ཅུང་ཟད་ཡོད་པའི་ཙོང་ཞིའི་ཕྱི་ནང་རྡོ་དྲེག་དམར་པོ་འགོས་པ་དེ་ནི་དམན་པ་ཡིན། ཙོང་ཞི་སེར་པོ་ནི། དེའང་རྒྱ་ཙོང་ཞི་ཡིན་ལ། སེར་སྨུག་མར་ཁུའི་མདོག་ཅན་དེ་དངོས་ཡིན། ཙོང་ཞིའི་བྲག་རྡོ་ཆེན་པོའི་དཀྱིལ་ནས་མདོག་སེར་སྨུག་ཅན་ཞིག་འབྱུང་བ་དེའང་ཙོང་ཞི་སེར་པོའི་གྲས་སུ་གཏོགས། མ་ནིང་ཙོང་ཞི་ནི་གོང་དུ་བཙོ་བཀྲུའི་སྐབས་ལྟར་དང་། རང་བྱུང་མཚལ་དཀར་ནི། ཙོག་ལའི་རིགས་ཡིན་པ་ལ་མདོག་དཀར་པོ་སེར་ཤས་ཅན་ཞིག་འབྱུང་བ་དེ་ཡིན། ལྩགས་རྡོ་ནི། རྡོ་རིགས་གཏེར་ཁ་ནས་འབྱུང་བ། མི་འགྱུར་བའི་རྟགས་སུ་ཕྱི་དང་སྦུབས་ལ་ལྩགས་ཀྱི་བཙའ་དམར་པོ་ཆགས་པ། བཞུ་བཏུལ་བྱས་ན་ལྩགས་ཐོན་པ་དེའོ། །ཚ་ལ་རྒྱ་བཙད་ནི་གཏེར་ཁ་ནས་ཐོན་པའི་རང་བྱུང་དཀར་པོ་དང་སྨུག་པོ་འོད་ཁྲམ་ཁྲམ་བྱེད་པ་གཉིས་ལས་ཕྱི་མ་མཆོག དེ་གཉིས་གང་རུང་ལྩགས་སླང་ནང་མེ་འཇམ་པོས་རྡོས་པས་རིམ་གྱིས་ཞུ་ནས་མཐར་སྐྱོ་སོབ་ཤིན་ཏུ་ཡང་བ་ཞིག་ཆགས་ཚེ་རྒྱ་ཚོད་པའི་ཚད་དུ་སླེབས་པ་ཡིན་པས་དེ་ཉིད་དགོས། ཙན་དན་དཀར་པོ་ནི་ད་ལྟ་དཀར་པོ་མཁྲེགས་པ་ཞིག་དང་། ཅུང་ཟད་སེར་ཉམས་ཡོད་པ་ཞིག་བཅས་གཉིས་སྣང་། གང་ལྟར་རེག་བྱ་ཤིང་གཞན་ལས་བསིལ་བ། མར་ཁུ་ཚ་པོའི་ནང་དུ་བཙུག་ན་དེ་མ་ཐག་མར་ཁུ་འཁྱགས་ནུས་པ་དེ་མཆོག་ཡིན། དེ་ལྟར་མ་བྱུང་ན་ཡང་ཤིང་གཞན་ལས་བསིལ་ཞིང་། མེར་བསྲེགས་ན་དྲི་ཞིམ་ཞིང་ཞག་སྙིལ་ཐུན་ཙམ་ཡོད་པ་དེ་བཟང་། ཙན་དན་དམར་པོ་ནི། ཁ་དོག་དམར་པོ་མེར་བསྲེགས་ན་སྤྱུར་དྲི་ཐུན་བུ་མནམ་པ་ཞིག་སྐྱེ་ཤེས་སྨྲ། ཨར་ནག་ནི། འདི་ལ་མིང་དང་

རིགས་མང་ཡང་། དེང་སང་མཐོང་མང་བ་ནི་ཤིན་ཏུ་སྲ་མཁྲེགས་ཡིན་པ། མདོག་ནག་པོ་རྣ་འདྲ་བ། མེར་བསྲེགས་ན་དྲི་ཞིམ་ལ་སྣུམ་འཛག་པ་དེ་མཆོག་དང་། དམན་པ་ཤིང་སྦྱར་པ་ཆུ་སོང་འདྲ་བ་སོབ་ལ་ཡང་བ་དྲི་མེད་པ་དེའོ། །གྲང་སྦྱོར་སྐབས་སྔ་མ་དེ་དགོས། གུག་སྐྱེལ་ནི། གུག་སྐྱེལ་ཕུག་བུ་ཀོ་ལ་འདྲ། ཞེས་པ་ལྟར་ཕྱི་དབྱིབས་ཏ་ལམ་ཀོ་ལ་འདྲ་ཡང་། དེ་ལས་ཆུང་བ་རྒྱ་གར་ནས་འབྱུང་བའི་དཀར་པོ་ཟུར་གསུམ་ཅན་དེ་བཟང་། ལྷོ་མོན་ནས་འབྱུང་བའི་རིལ་པོ་ཤུན་པགས་མཐུག་པོ་ཅན་དེ་ནི་དམན་པའོ། །གྲང་སྦྱོར་སྐབས་སྔ་མ་དེ་སྤྱད་ན་ལེགས། ཙུ་གང་ནི་རྒྱུག་ཙུ་གང་དང་། ས་ཙུ་གང་ཞེས་གཉིས་མཐོང་ལ་ཇི་ལྟར་ཡང་དཀར་ལ་འཇམ་ཞིང་ཡང་བ། སོ་བར་འཆའ་དུས་སེག་སྒྲ་མེད་པ་རོ་མི་གསལ་བ་དེ་ལེགས། རྒྱུག་ཙུ་གང་ནི། ཙུ་གང་གི་དབྱིབས་གངས་ཐིགས་ཁྲིབ་བརྟུངས་བྱས་པ་འདྲ་བ། ཟོས་ན་སོ་མི་སེག་པ་དེ་ཡིན། བཟོས་མས་མི་རུང་། ས་ཙུ་གང་བྲག་ཕུག་ཉེ་འོད་མི་ཕོག་པའི་སར་ཆགས་པ་དཀར་ཞིང་ཡང་བ་སོ་མི་སེག་པ་དེ་ཡིན། འོན་ཀྱང་དངོས་ནི་རྒྱུག་ཙུ་གང་ཡིན། ཁ་ཆེ་གུར་གུམ་ནི། གུར་གུམ་དམར་སེར་སིལ་བུ་ལ། དྲི་ཞིམ་རོ་མངར་ཁུ་བ་ཆེ། ཞེས་པ་འདི་ཁ་ཆེ་ཤ་སྐམ་ཡིན། འདི་ལ་ཚོང་པས་ཁུ་བ་བཏོན་ཟིན་པ་དང་། མ་བཏོན་པ་གཉིས་ཡོད་པ་ལས་ཁུ་བ་བཏོན་པ་ནི་མདོག་དམར་སྨུག་སྣུམ་ཐེང་ངེ་བ་ཞིག་དང་། མ་བཏོན་པ་ནི་ཁ་དོག་དམར་སེར་ཟེའུ་འབྲུའི་རྐང་སྐྱ་ཅིག་ཅིག་ཡོད་པས་དངོས་དང་བཅོས་མའི་རིག་མ་ནོར་བར་བརྟག་པ་ཞིབ་པར་བྱ་དགོས། ཛ་ཏི་ནི་ཤེལ་སྙི། གུར་གུམ་ནི་བལ་གུར་ཟེར་བའི་དཀྱུས་མ་དེ་ཡིན། ཁ་ཆེ་གུར་གུམ་གྱིས་སྦྱོར་ཚད་མ་ལོངས་ན་འདིས་ཁ་སྐོང་ཙམ་རུང་ངོ་། ག་པུར་ནི་ཤེལ་དང་། སྐྱག་ཟེལ། མང་ག་བུར་ཧེ་གསུམ་ཡོད་པ་ལས་འདིར་མང་ག་བུར་བྱུང་ན་མཆོག་ཡིན། མ་འགྲུབ་ན་གཞན་གཉིས་ཀྱིས་ཀྱང་རུང་། དེ་མིན་གྱོན་ཆས་ཀྱི་འབུ་སྲིན་འགོག་བྱེད་རིལ་བུ་དཀར་པོ་ག་བུར་ཟེར་བ་དེས་མི་རུང་། བོང་དཀར་ནི། སྔོ་བོང་

དཀར་ཞེས་སྨ། རྒྱ་གར་བོང་དཀར་ནི་རྩ་བ་དབྱིབས་ལྕ་བ་སྐམ་པོ་འདྲ་བ་རོ་ཤིན་ཏུ་ཁ་བ་ཞིག་ཡོད། ལོ་སྟོང་མེ་ཏོག་སོགས་མ་མཐོང་། བོང་སེར་ནི། དབྱིབས་བོང་དམར་དང་འདྲ་བ། ལུག་མུར་གཤག་པ་འདྲ་བ་སེར་པོ་རོ་ཤིན་ཏུ་ཁ་བ་ཞིག་ཡོད་པ་དེ་དགོས། དཔའ་བོ་སེར་པོ། ཁ་དོག་སེར་པོ་མཁྲིགས་པ་ཡུང་གཤག་སྐམ་པོ་འདྲ་བ་ཞིག་འབྱུང་བ་དེ་ནི་བ་ལེ་ཀའི་རྩ་བ་ཡིན་འདུག་པ་དེ་སྟོན་དཔའ་སེར་ལ་ངོས་འཛིན་གནང་ཡོད། །དཔའ་སེར་གཞན་ཞིག་ནི། རྩ་བ་ལབ་སྒྱིན་སྐམ་པོ་འདྲ་བ་ཁ་དོག་སེར་པོ་དབྱིབས་ཆེ་ཆུང་སྣ་ཚོགས་ལ་རོ་ཤིན་ཏུ་ཁ་ལ་རྗེན་དྲི་བྲོ་བ་ཞིག་འདུག་པ་དེར་དཔའ་སེར་ངོས་འཛིན་བྱེད། ལོ་སྟོང་མེ་ཏོག་སོགས་མ་མཐོང་། ཡུ་གུ་ཤིང་གི་ཁཎྜ་ནི་སྤོ་རྣམ་པར་ཞེས་ངོས་འཛིན་བདེ། དེའི་ཁཎྜ་ལག་ལེན་ཚུལ་བཞིན་བྱས་པ་དགོས། དཔའ་རྒོད་ནི་རྩ་བ་ཤིན་ཏུ་སྦོམ་པོ་ལ་ཕུག་གཤགས་ནས་སྐམ་པ་འདྲ་བ་དེའོ། །སུ་མི་དམར་པོ་ནི། ལྷོ་རོང་ནས་ཐོན་པའི་རྩ་རྗེག་དབྱིབས་ཅུང་མ་འདྲ་ལ་དམར་ཞིང་སྐེ་ལ་ཆེ་བ་མཇུབ་མགོ་ཙམ་དང་། ཆུང་བ་སྲན་མ་ཙམ་རོ་ཤིན་ཏུ་ཁ་བ་དེ་ཡིན། སུ་མི་སེར་པོ་དབྱིབས་དང་རོ་གོང་དང་འདྲ་ལ་ཁ་དོག་སེར་པོ་ཅན་དེའོ། །ཡོ་འབོག་ཤིང་ནི་ཤིང་སྡོང་ཆེན་པོ་ལོ་མ་ལྕང་ལོ་འདྲ་བར་སྲུལ་རིས་མང་བ་མེ་ཏོག་བྲོ་གའི་མེ་ཏོག་དང་སྒྲོགས་འདྲ་བ་ཡོད་པ། ཤུན་པ་བཤུས་ནས་ཆུ་ལ་སྦངས་ན་ཁུ་བ་འབྱུར་བག་ཅན་འབབ་པ། ཡུལ་འགའ་ཞིག་གིས་དག་རྫས་བྱེད་པ་དེ་ཡིན། གྲང་སྦྱོར་སྐབས་མེ་ཏོག་དགོས་སོ། །ཚར་ཅུངས་ཁཎྜ་ནི། ཆུ་མེད་པའི་རི་ཞིང་ལ་སྐྱེས་པའི་ཡུངས་མ་ལོ་གུ་ལོན་པའི་ཁཎྜ་བྱུང་ན་མཆོག མ་འགྲུབ་ན་སྐམ་ཞིང་ནས་བྱུང་བའི་ཡུངས་མ་གསར་རྙིང་གང་རུང་ཁཎྜ་ཚུལ་བཞིན་བྱས་པ་དེ་ངེས་པར་དགོས་སོ། །གང་ག་ཆུང་ནི། །སྔོ་ཡི་བུ་མོ་སྤུན་བདུན་གྱི་གྲལ་ཡོངས་གྲགས་ཞེས་སྨ། བེ་ལྡོང་རེ་རལ་ནི། སྐྱེ་ལུགས་ལོ་རྐང་སོགས་ལྡུམ་བུ་རེ་རལ་དང་འདྲ་ལ་དབྱིབས་དེ་ལས་ཅུང་ཆུང་བ། བེ་ཤིང་སྡོང་རྐན་ཆེན་པོའི་ཐོག་ཏུ་སྐྱེ་བས་ན་བེ་

ལྷོང་རེ་རལ་ལམ་བེ་ལྷོང་བདུད་རྩི་ཟེར། དུག་སྨན་ལ་འདི་བཟང་བར་བཞེད། བྱ་རྒོད་སྤྱོས་ནི་འབྲུངས་དཔེ་སོགས་སུ་རྒྱས་བཤད་མང་ཡང་། དོན་དུ་རི་མཐོའི་གཡའ་ཤག་ཏུ་སྐྱེ་བའི་སྤོ་ལྤུམ་བྱ་རྐང་གི་རིགས་ལོ་མ་མཐུག་པ། མེ་ཏོག་སྔོན་པོ་སླ་རྩེའི་དྲི་བྲོ་བས་སྤྱལ་དུག་པའང་ཟེར་བ་དེ་ཡིན། ཨ་བི་ཥ་ནི། སྐྱེ་སའི་དབང་གིས་རིགས་མང་ཡང་གཡའ་ལ་སྐྱེས་པའི་ཁ་དོག་དཀར་བ་དེ་ལེགས། སྤང་རྒྱན་དཀར་པོ་ནི། རབ་བྱུང་ན་མེ་ཏོག་དཀར་རྐྱང་དེ་དགོས། དེ་ལྟར་མ་བྱུང་ན་སྤོ་ཁྲ་དཀར་ཤས་ཅན་དེས་ཀྱང་ཆོག། བྱིའུ་ལ་ཐུག་ནི། གཡའ་ལ་སྐྱེས་པ་ཞིག་དང་ས་མཐོའི་འདམ་ཆུའི་ནང་སྐྱེས་པ་ཞིག་སྟེ་གཉིས་ལས། སྤ་མ་ནི་རིང་ཐུང་སོར་ལྔ་ཡས་མས་ལ། སྔོང་རྐང་ཚུང་དམར་ཉམས་ཡོད་པ་ལོ་མ་སིབ་སིབ་མེ་ཏོག་ཟིང་དཀར་འཆར་བ། ཟོས་ན་ལབ་དྲི་བྲོ་བ་ཞིག་དང་། ཕྱི་མ་ནི་ལོ་མ་སྔར་ཉམས་ཡུ་མོའི་རྣ་བ་འདྲ་བ་ས་འབྱར་སྤུངས་ནས་སྐྱེ་བ་མེ་ཏོག་དཀར་པོ་འདབ་བཞི། རྩ་བ་ལྩུ་བ་ལྟར་དཀར་པོ་འཇམ་ཡང་ཟོས་ན་ལ་ཐུག་ལྟར་རོ་ཚུང་ཟད་ཚ་བ་ཡོད་པ་དེ་གཉིས་ཀས་ཆོག་གོ། །ལུང་ཏང་ནི་རི་བོང་མིག་ཀྱང་ཟེར་བ་ཕྱིའི་འབྲས་སྒོག་སྐམ་ནས་གཉེར་སུལ་ཡོད་པ་ཞིག་སྟེ། འདིར་དེའི་ནང་གི་འབྲས་བུ་ནག་པོ་ཕྲེང་རྡོག་འདྲ་བ་དེ་དགོས། སྤྱི་བཞུར་ནི། སྤབ་སེང་སྟེ། དེའི་མི་འགྱུར་བའི་རྟགས་ནི། ཆུར་སྤངས་ན་ཁུ་བ་མཐིང་སྐྱ་འབབ་པ་ཞིག་གོ། ཡུངས་ཀར་ནི། །གནམ་མ་མཐོང་ཞིང་བུད་མེད་ཀྱིས་མ་རེག་པ། ལོ་བཅུ་གཉིས་ལོན་པ་ཞིག་བྱུང་ན་ཤིན་ཏུ་ལེགས། མ་བྱུང་ནའང་ལོ་གཉིས་གསུམ་སོང་བའི་ཡུངས་དཀར། རབས་ཆད་དང་ཡུགས་ས། རིགས་ངན་སོགས་ཀྱི་ལག་ནས་མ་ཡོང་བ་ཞིག་ངེས་པར་དགོས། ཡུངས་སོན་ནི། ཡུངས་མའི་ས་བོན། དེ་ཡང་ལོ་ཛེ་ཙམ་ལོན་པ་དེ་ཙམ་ལེགས། པད་ཁ་ནི། སྨུམ་རྒྱ་བྱེད་པ་དེ་ཡིན་ཏེ། རྙིང་ན་ལེགས། སྐྱེར་ཤུན་ནི། དཔྱིད་ཀ་ཤིང་ཆུ་རྒྱུགས་སྐབས་ཀྱི་ཕྱི་ཤུན་ནག་པོ་དོར་བའི་བར་ཤུན་སེར་པོ་དེ་དགོས། སེ་རྒོད་བར་ཤུན་ནི་འབྲས་བུ་བྱེ་ཏུའི་བུམ་པ་ལྟར

ཡོད་པ་རོང་སྐྱེས་དེའི་བར་ཤུན་དེ་དགོས། འོམ་བུའི་བར་ཤུན་ནི། འོམ་ཤིང་ཤེས་སོ། བར་ཤུན་བཤུ་ལུགས་དང་བཤུ་བའི་དུས་ནི་གོང་བཞིན་ནོ། །ཨ་རུ་གསེར་མདོག་གི་ཤ་ནི། ཨ་རུ་ར་གཞན་དང་རུས་པ་གཏན་ནས་མ་འདྲེས་པ་དགོས། གཟི་མདངས་མེད་པའི་རྒྱལ་པོ་ནི་སྲིད་ནག་གི་རིགས་འཐོམ་རྩ་ཟེར་བ་རྟས་ཟོས་ན་མགོ་འཐོམ་པ་དེ་ཡིན། བྱ་མ་གྲུགས་གོང་བཏུས་པའི་རྩ་ལོ་སྦྲག་མ་གཙང་མར་བཀྲུས་ལ་སྔོ་ཆག་བྱས་ནས་སྐམ། འདི་མང་པོ་དགོས་པས་སྔ་ནས་ཚགས་བྱ། བྲག་ཞུན་ཁནྡ་ནི། གསེར་དངུལ་ཟངས་ལྕགས་དང་ཞ་ཉེ་དཀར་ནག་གཅིག་ཏུ་བསྲུས་པའི་རིགས་ལྷུར་གསུངས། མཐོང་མང་བ་ནི་ལྕགས་ཞུན་ཡིན་པར་སྣང་། འོན་ཀྱང་ཡུལ་སོ་སོའི་གཏེར་ཁམས་ཀྱི་དབང་གིས་ཡིན་པས་གསེར་ཞུན་དང་། དངུལ་ཞུན་བྱུང་ན་ལེགས། གང་ཡང་ཁནྡ་ཚུལ་བཞིན་བྱས་པ་དགོས། ཁྱུང་སྔེར་སྨུག་པོ་ནི། སྨུག་པོ་བྱ་རོག་སྔེར་མོ་བསྐུམས་པ་འདྲ། །ཞེས་པ་སྤྲོལ་གོང་སྨུག་པོར་ངོས་འཛིན་བྱེད་རུང་ཡིན་མིན་ཞིབ་ཏུ་དཔྱད་དགོས་པར་སྣང་། ཁྱུང་སྔེར་དཀར་པོ་ནི། དཀར་པོ་བྱ་ཕོའི་ཕྱི་སྔེར་འདྲ། །ཞེས་པ། སྤྲོལ་གོང་སེར་པོར་ངོས་འཛིན་བྱེད་པ་དེའང་དཔྱད། ཕུ་ཤེལ་ཙེ་ནི། རྒྱུག་མ་གཞོན་ནུ་འདྲ་བ་ལ་ཤུན་པགས་རིམ་མང་ག་བུར་གྱི་དྲི་བྲོ་བ་དེ་ལེགས། པདྨ་ཏ་ནི་ཕྲུ་གུའི་རལ་པ་འདྲ། །རལ་པའི་སྐྱེ་ལ་མགྲོན་བུ་བཏགས་པ་འདྲ། །ཞེས་པ་ཡོངས་གྲགས་ཤེས་སོ། ཨུཏྤལ་ནི་སྔོན་པོ་མཆོག་དེ་དགོས། རལ་གྲི་མ་ཟེར་བ་སོགས་དམན་པས་མི་རུང་། རེ་སྐོན་རྩི་དམར་ནི་རིགས་རྩི་དམར་རྩི་སྐྱ་གཉིས་ལས་འདིར་རྩི་དམར་དགོས། སྐྱོང་ཐོགས་པ་ནི་སྐམ་ས་གྲམ་ཐང་དུ་སྐྱེ་ཞིང་སྡོང་པོ་རིང་ལ་ཡལ་ག་མང་བ་ལོ་མ་ལ་ཕུག་གི་ལོ་མ་འདྲ་བ། གང་བུ་ཕྲ་མོ་ཐང་ལོ་འདྲ་བ་རྣམས་ཕྱོགས་གཅིག་ཏུ་འཕྱངས་པ། འབྲས་བུ་ཞིབ་པོ་དམར་ནག་ཞིག་དང་། སེར་པོ་རིགས་གཉིས་ཡོད། ཀོ་ཚེ་ཤང་ཚེ་གཉིས་དང་ལོ་སྡོང་ཕྱོགས་འདྲ་ཡང་། གང་བུ་བཏགས་ལུགས་གོང་དང་མི་འདྲ་བས་ནོར་སོ་ཆུང་། ཕུར་ནག་ལོ་

སིབ་ཙན་ནི། ཟུར་ལུགས་ཕུར་ནག་ཅེས་སྐམ་སའི་རི་མ་ཐང་ལ་སྐྱེས་པའི་མཁན་རིགས་དེ་དགོས། ལྕགས་ཀྱུ་བ་ནི་ལྕུམ་བུ་ཁྲག་ཁང་སྐྱེ། སྦྱང་རྩི་ཐྲུས་དམན་པའང་ཟེར། རྒྱ་ཏིག་ནི་བལ་ཡུལ་ནས་འབྱུང་བ་དེ་ལེགས། སྟོང་ཟིལ་ནི། ཟིལ་པ་རིགས་མང་ཡང་འདིར་སྟོང་རི་ཟིལ་པ་རང་དགོས། དྭ་ལིས་ནི། སུར་དཀར་གྱི་མེ་ཏོག་ཀྱང་པ་དགོས། ཕྲི་ཡང་ཀུ་ནི་བྱ་མ་གྲགས་གོང་བཏུས་ཏེ་གྲིབ་སྐམ་བྱ། ཤུག་ཚེར་ནི་སྤྱ་མ་ཟེར་བའི་ཚེར་མ་ཅན་དེས་མི་རུང་། སླ་ལོ་ནི་ངོས་འཛིན་སླ་ལ་འཁྲུལ་སོ་མེད། འདིའི་རྩ་བ་སྔོན་དུས་བརྐོས་པ་དེ་བྱུང་ན་ཤིན་ཏུ་ལེགས། ཨ་རུ་ར་ཡི་རུས་པ་ནི་བདུད་རྩི་ཤ་ཆེན་དང་། གསེར་མདོག་གི་རུས་པ་མཆོག་ཡིན། རྒྱ་ནག་ནས་འབྱུང་བའི་ཨ་རུའི་རུས་པས་མི་རུང་། སེར་པོ་ཀྱུ་དྲུས་ནི། སེར་པོ་ཀྱུ་དྲུས་ཞེས་བྱ་བ། །མཐོ་བའི་རྫ་འདབ་སྤང་ལས་སྐྱེས། །ལོ་མ་སྐྱ་མཐུག་རྒྱ་མེན་འདྲ། །སྡོང་པོ་ཐུང་ལ་མེ་ཏོག་སེར། དབྱིབས་ནི་གཡུ་སྟོང་གསེར་མགོ་འདྲ། །རྩ་བ་སེར་པོ་འཛིང་ཐབས་ཅན། །ཞེས་པ་དེ་ཡིན། ཞུ་སུ་ནི་ཞིང་སྐྱེས་དེའི་འབྲས་བུ་དགོས། ཟེ་ར་དཀར་པོ་ནི་སྤོད་ཀྱི་གྲས་ཡིན། ལ་ལ་ཕུད། འདི་ལ་རིགས་དང་དབྱེ་བ་མང་དུ་ཡོད་ཀྱང་། འབྲས་བུ་ཟེ་ར་དང་སྦྲུགས་འདྲ་ལ། དེ་ལས་ཆུང་ཙམ་ལེབ་མོ་སུལ་རིས་ཅན་དབྱིབས་སྒྱུར་པ་དེ་ཡིན། རྒྱ་གར་དུག་ཅུང་ནི་འདི་ལ་བསྲེ་ལྷད་མང་བས་ཞིབ་པར་བརྟག་ལ་གཙང་སེལ་ཕྲུས་དག་བྱ་དགོས། སླེ་ཏྲེས་ནི་འདིའི་ཚབ་ཏུ་གྲ་མའི་རྩ་བ་བྱེད་ཀྱང་འདིར་མི་རུང་། ཨ་འབྲས་ཤྭ་འབྲས་ནི། ཤ་འབྲས་ཤ་བའི་རླིག་འབྲས་འདྲ། །ཞེས་པ་དེའོ། །ཨ་འབྲས་ལྕགས་ཀྱི་བུམ་ཆུང་འདྲ། ཞེས་དང་། །འཇམ་འབྲས་སྦྲུལ་གྱི་སྙིང་འདྲ། །ཞེས་པ་ཤེས་སླ། སྤོས་དཀར་ནི་ཐང་ཆུ་གཞན་སོགས་བསྲེ་ལྷད་མེད་པ་དགོས། གུ་གུལ་ནི། དེང་སང་གུ་གུལ་ནང་དུ་གཏོར་སྐམ་འདྲ་བའི་ལྷད་བསྲེས་པ་མང་དུ་འདུག་པས་མེར་བསྲེགས་ནས་དྲི་མར་བརྟག་པ་སོགས་ཀྱིས་ལྷད་མེད་ལེགས་པ་གཏོང་དགོས། དབང་ལག་ནི་མཛུབ་མོ་ལྔ་ཡོད་པ་དེ་བྱུང་ན་མཆོག གང་

ལྷར་སྨོན་དུས་བཀོས་པ་དེ་དགོས། རིན་ཆེན་སྨུགས་སྨུམ་ལྡན་ནི། སྤོ་བོ་དང་། པདྨ་བཀོད། ལྡེ་མོན་སོགས་ནས་ཐོན་པའི་གཡེར་ནག་ཟེར་བ་དེ་ཡིན། གཙང་རུས་ནི། རྒྱ་གར་ནས་ཐོན་པའི་རུ་རྟ་སྤུས་ལེགས་ལ་ཟེར། འགའ་ཤས་ཀྱིས་གཙང་ཉའི་རུས་པ་ལ་ངོས་འཛིན་བྱེད་པ་ནོར། སྤུ་རུ་ར་ནི་རྒྱ་གར་ནས་འབྱུང་བ་དེ་དགོས་ལ་རུས་པ་མ་བཏང་ན་ལེགས། ཚབ་གཞན་གྱིས་མི་རུང་། བ་རུ་ར་ནི། རྒྱ་གར་ནས་བྱུང་བ་བཟང་། དེང་སང་རུས་པ་བརྟོན་ཟིན་པ་ཞིག་འདུག་པ་དེ་བྱུང་ན་ལེགས། གཡའ་ཀྱི་ནི་ཁཎྜ་བྱུང་ན་ལེགས། ལུག་རུ་སྨུག་པོའམ་སྣང་སྣ་སྨུག་པོས་ཀྱང་རུང་། མུ་ཏིག་ནི་མདོག་དཀར་ལ་དམར་མདངས་ཅུང་ཟད་ཡོད་པ་འབར་འབུར་སོགས་ཆེར་མེད་པ་འཇམ་ཕྲིལ་དེ་མཆོག དམན་པ་ཁ་དོག་དཀར་ལ་འབར་འབུར་སོགས་རྩུབ་ཉམས་ཅན་འབུ་གྲོག་མའི་སྒོ་ང་འདྲ་བ་ཆེ་ཆུང་སྣ་ཚོགས་ཡོད་པ་མིས་གསོས་མུ་ཏིག་ཟེར་བ་དེས་ཀྱང་རུང་། དུང་ནི་ཡོངས་གྲགས་དུང་དཀར་ཟེར་བ་དེ་དགོས། རྣ་འཛེར་མང་པོ་ཡོད་པ་དུང་ཆོར་མ་ཅན་ཟེར་བ་དེས་མི་རུང་། །ཉ་ཕྱིས་ནི་འདི་ལ་རིགས་གཉིས་ཏེ། དུང་ལྟར་འཁྱིལ་བ་མདངས་དཀར་ལ་དམར་འོད་ཅན་དེ་བཟང་། མུ་ཏིག་དང་ནུས་པ་མཚུངས་པ་ནི་འདི་ཁོ་ན་ཡིན། མཐོང་མང་བ་ནི་ལེབ་མོ་ཐལ་མོ་གཉིས་སྦྱར་ལྟར་ཕྱི་རྩུབ་ཉམས་ཅན་འོད་མདངས་འཕྲོ་བ་མུ་ཏིག་གི་འབྲུམ་ཕྲན་ཡོད་པ་དེ་བཟང་། དབྱིབས་སོགས་དེ་དང་འདྲ་བ་དཀར་པོ་ཆུང་ཙམ་དེ་དམན། སྔ་མ་གཉིས་བྱུང་ན་རབ་དང་ཕྱི་མས་ཀྱང་རུང་ཙམ་སོ། །མགྲིན་བུ་སྲོ་ཅན་ནི་རྒྱ་མཚོའི་འགྲམ་ནས་འབྱུང་བས་མདོག་དང་། ཆེ་ཆུང་སྣ་ཚོགས་ཡོད་ཀྱང་ལྗི་བ་མ་བརྙོལ་བ་དེ་དགོས། སྙི་ཤང་ནི་སྣང་ཆེན་དང་རྟ་མཛེ་འབྲི་གཡག་སོགས་ཀྱི་མཁྲིས་པའི་ནང་ནས་འབྱུང་བ། ཕྱི་མདོག་སེར་སྨུག་ལྗོང་རོས་ཀྱི་ཁ་དོག་ལྟར་བཅག་ན་ལི་ཧྲང་དང་། སེར་པོ་གཉིས་ཕྱི་ནང་རིམ་པ་མང་པོ་བརྩེགས་ནས་ཆགས་པའི་ཕྱི་དབྱིབས་སྣ་ཚོགས་ཡོད་པ་ངོ་བོ་སྙི་འབོལ་ལེ་བ། རོ་མངར་ཁ་གཉིས་

དང་ལྡན་པ། སྨན་གཞན་དང་བསྲེས་ནས་འདུལ་ན་སེར་པོར་འགྱོ་བས་ཁྱུས་ཆེ་བ་དེ་མཆོག་ཡིན། དེ་མིན་མི་དང་ཧ་ཟོག་གི་མཁྲིས་པའི་རྗེ་སྨན་དང་ནོར་སོ་ཆེ། རྗེ་སྨན་རིགས་ནི་ཁར་ཟོས་ན་སག་སྨྲ་ཁྲགས་པ་རོ་ཁ་བ་ཡིན་པས་ལེགས་པར་བརྟགས་ལ་མ་ནོར་བ་གཅེས། སླ་རྩི་ནི་སླ་སྐྱ་དང་སླ་ནག་གཉིས་ལས་ཕྱི་མའི་རྩི་བཟང་། རྩི་རྗོག་ཆེ་ཞིང་དྲི་ངར་བ་ཡིན་ལ། རྩི་རིལ་རྗོག་གཅིག་མ་ནི་ཤིན་ཏུ་བཟང། རྩི་རིལ་སྲུན་མ་ཙམ་མང་པོ་ཡོད་པ་འབྲིང་། རྩི་རིལ་མེད་པ་ནི་དམན་པའོ། །སླ་གསར་གྱི་རྩི་ཤ་ཏུལ་སྐམ་པོ་འདྲ་བ་དྲི་ཆེར་མེད་པས་མི་རུང་། རྩི་ལ་སླ་མཆིན་སོགས་ཀྱི་བསྲེ་ལྷད་མང་བས་ལེགས་པར་བརྟག་ཤེས་པ་གལ་ཆེའོ། །བསེ་རུ་ནི་རིགས་དཀར་ནག་གཉིས་ཡོད་པ་ལས་དཀར་པོ་བཟང་། དབང་རིལ་ནི་འབྱུང་ཁུངས་རྒྱ་བྱ། སྤྲུལ། ཉ། སྦྲང་ཆེན། རི་དྭགས། ཕྱུགས་རིགས་སོགས་ཀྱི་སྣད་པ། ཕ་ཝོང་རྒྱུ་མ། མཆིན་མཁྲིས། མཁལ་མ་སོགས་ལས་འབྱུང་ཞིང་། དབྱིབས་དང་ཆགས་ཚུལ་མུ་ཏིག་ལྟར་ཉའི་ཀྲུབ་བམ་རྒྱ་བྱའི་མདངས་ལྟ་བུ་འོད་འཚེར་བ་ཁ་དོག་དཀར་སེར་དམར་ལྗང་སྔོན་པོ་སོགས་ངེས་མེད་འབྱུང་། མཆོག་དམན་ནི། འབྱུང་ཁུངས་དང་ཁ་དོག་གིས་དབྱེ་བས། རྒྱ་བྱ་དང་། སྦྲང་ཆེན་ཉ་སྤྲུལ་ལས་བྱུང་བ་མཆོག་དང་ཆུ་གནས་གཞན་ལས་བྱུང་བའང་བཟང་། མི་དང་རི་དྭགས་ལས་བྱུང་བ་འབྲིང་། ཕྱུགས་རིགས་ལས་བྱུང་བ་ཐ་མ་ཡིན་པར་བཞེད། ཁ་དོག་དཀར་པོ་རབ། དམར་སེར་འབྲིང་། སྔོ་ལྗང་ཐ་མ་ཡིན་པར་གསུངས། སྐང་ཐུར་ནི། འདི་ལ་གཟུག་མོའི་བྱི་ཐུར་ཡང་ཟེར། རོང་གནས་སྤྲོག་ཆགས་ཁྱུང་གནས་ཞིག་གི་སྤྲུ་སྦྲོ་ཡིན། སྟག་གི་སྨ་ར་ནི། སྟག་གསོན་སྨ་ར་དང་། མ་བྱུང་ན་ཤི་བའི་སྨ་རས་ཀྱང་རུང་ཙམ། བུ་མོ་སྟག་ལོ་མའི་གྲི་མཆིན་ཚབ་ཕག་མ་གསར་གྱི་མཆིན་པ་ནི་ཕག་ཕྲུག་ཐེངས་གཅིག་བཙས་རྗེས་བཤས་པའི་མཆིན་པ་མ་རུལ་མ་སུངས་པ་དགོས། ནད་ཡོད་སོགས་གཞན་གྱིས་མི་རུང་། སྐྱ་ཚགས་བྱས་ནས་མཆིན་རློན་རྗེ་གཏུན་དུ་བརྡུངས་རྗེས་མཆིན་

རོ་རྩ་རྒྱུས་རྣམས་དོར། ཨ་རུའི་ཕྱེ་མ་འོས་འཚམས་བསྲེས་ནས་མཐེབ་ཀྱུ་བཟློས་ལ་སྐམ། སྐྱེས་དར་གྲིར་ཤི་བའི་ལག་ཉྭ་ནི་སྡིག་ཅན་དམ་ཉམས་མིན་པ། རིགས་རུས་བཟང་ཞིང་ནད་མེད་པ་གྲིར་ཤི་བའི་ལག་ཉྭའི་ཤ་བྱུང་ན་རབ་དང་། དེ་མིན་སྐྱེས་པ་ནད་མེད་གྲིར་ཤི་བའི་ལག་ཉྭའི་ཤས་ཀྱང་རུང་ཙམ་མོ། །ཤ་བའི་ཚོལ་ནི་བམ་རུལ་མ་སོང་བ་སྔ་ཚགས་བྱས་ནས་སྐག་ཞུན་བྱེད་དགོས། སེང་གེའི་ཚོལ་ནི། སེང་གེའི་ཚོལ་ལག་ཏུ་ཡོན་དཀའ་བས་མ་བྱུང་ཡང་གནས་ཀྱི་ཁྱད་པར་ལས་རིགས་གཅིག་པས་འདམ་སེང་གི་ཚོལ་རུང་ཙམ་ཡིན། དེའང་སྔ་ཚགས་སྐག་ཞུན་བྱས་ན་ལེགས། སྟག་གི་འོ་མ་ནི། སྦྲོག་ཆགས་ར་བ་སོགས་ལས་ཡོན་ཐབས་བྱས་ཏེ་ཨ་རུའི་ཕྱེ་མས་སྦྱུས་ལ་མཐེབ་ཀྱུ་བཟློ། གྲི་ཤ་ནི་སྡིག་ཅན་དམ་ཉམས་མིན་པའི་སྐྱེས་དར་མ་ནད་མེད་གྲིར་ཤི་བའི་ཤ་བམ་རུལ་མེད་པ་དགོས། མི་རྟ་ཁྱི་གསུམ་གྱི་ཕྲུ་ཚན་ནི། མི་རྟ་ཁྱི་གསུམ་གྱི་ཕྲུ་གུ་བཙས་མ་ཐག་པའི་ཕོའི་སྐྱུག་པ་ནམ་མཁའ་མ་མཐོང་བ་བྱས་ནས་གྲིབ་སྐམ་བྱ། བུད་མེད་སྟག་ལོ་མ་ལོ་ཆེ་ཆུང་ཇི་ལྟར་ཡང་དམ་ཉམས་སྡིག་ཅན་རབས་ཆད་ཡུགས་ས་སོགས་མིན་པའི་སྟག་ལོ་མའི་སྐྱེ་སྐྲ་དང་། མཆན་སྤུ་ནུས་བསྲེགས་བྱས་པ་དགོས། ཤྭ་བའི་གྭ་དོར་ནི་ཁྲག་ར་བྱུང་ན་ལེགས། གཙོད་ཁྲག་ནི་འབྲུལ་མེད་རུལ་སུངས་མེད་པ་དགོས། སྐམ་པོ་མེར་བསྲེགས་པས་ཡར་ན་མིན་ལ་མ་ཡར་ན་གཙོད་ཁྲག་ཡིན་ཞེས་པའི་བརྟག་ཐབས་ཞིག་ཀྱང་སྣང་། ཕག་ཁྲག་ནི་ཕག་ནད་མེད་བཤས་པའི་ཁྲག་གཙང་མར་སྐམ་ནས་རུལ་སུངས་དང་། རྙིང་པ་མ་ཡིན་པ་སྔ་ནས་ཚགས་བྱ་དགོས། ལྕགས་སྦྱུལ་ནི་ངོས་འཛིན་ཚུལ་མང་ཡང་། དེང་སྐབས་རྒྱ་ནག་ནས་ཐོན་པའི་སྦྱུལ་ཆུང་སྔོར་མོར་བཟློས་ནས་རྫུག་གཟེར་བཏབ་པ་དེར་བཞེད།

གཉིས་པ། རིན་པོ་ཆེ་སོགས་སྨན་རྣམས་ཀྱི་དུག་འདོན་དང་འདོགས་སོགས་འདུལ་སྦྱོང་གི་ལག་ལེན་བཤད་པ་ནི། དེ་ཡང་བཞུ་བ་དང་མི་བཞུ་བའི་ཁམས་ལས་གྲུབ་པའི་རིན་

པོ་ཆེ་སོགས་གང་བཏང་ཡང་། དུག་འཁྱིན་མ་བྱས་ན་ནུས་པ་ཆུང་ལ། ཕན་པའི་ལས་སྨུར་དུ་མི་བྱེད་ཅིང་། ལུས་ཟུངས་རྒུད་པར་བྱེད་དེ། གཙེས་བཏུས་བདུད་རྩི་ཕྲེང་བར། གཡུ་དང་མུ་མེན་མུ་ཏིག་སོགས། །བརྟན་གཡོ་བཞུ་དང་མི་བཞུ་བའི། །ཁམས་ལས་གྲུབ་པའི་རིན་ཆེན་ཀུན། །དུག་དང་ཕྲལ་ལ་གཏོང་བར་བྱ། །མ་ཕྲལ་ཕན་ལས་གནོད་པ་ཆེ། །ཞེས་སོགས་མང་དུ་གསུངས་པས། དང་པོ་རིན་པོ་ཆེའི་རིགས་དུག་ཕྲལ་གྱི་ཕྱུག་ལེན་ལ། སྤྱིར་རིན་པོ་ཆེའི་རིགས་རྣམས་སྦྱོར་བ་མི་འདྲ་བའི་ཁྱད་པར་ལས་ཐུན་མོང་དུ་དུག་འདོན་བྱ་ཚུལ་དང་། སོ་སོར་སྙེར་འདུལ་བྱ་བ་གཉིས་ཡོད་པ་ལས།

དང་པོ། ཕ་ལམ་དང་། སྨུར་ལེན་གཉིས་ལས་གཞན་པའི་རིན་པོ་ཆེ་རྣམས་ཐོག་མར་སྔར་གྱི་དྲིག་པ་སྦྱོང་ཕྱིར་རིན་པོ་ཆེ་སོ་སོར་སྲུག་ཆུའམ་བུལ་ཏོག་གི་ཆུར་ཡུན་རིང་བཙོས་ནས་བཀྲུ་བཤལ་དག་པར་བྱ། དེ་ནས་མུ་ཏིག །གཡུ། བྱེ་རུ། ཉ་ཕྱིས། མུ་མེན་སོགས་རིན་པོ་ཆེ་རྣམས་སོ་སོར་ཁྲམ་ཁྲུམ་བརྡུངས། དེའང་རྩིང་ཞིབ་ནས་དང་འབྲས། ཡུངས་དཀར་ཙམ་ལས་ཤིན་ཏུ་ཞིབ་ན་བཀྲུ་བཤལ་སྐབས་ཆུད་ཟོས་སུ་འགྲོ་བས་དེ་ལས་ཞིབ་མི་ཉན། སོ་སོའི་མང་ཉུང་སྦྱོར་ཚད་ལྟར་ཕྱོགས་གཅིག་ཏུ་བསྡོམས་པའི་ལྷིད་དང་མཉམ་པའི་ཚ་ལ་དང་ཟེ་ཚྭ། རིན་པོ་ཆེའི་སུམ་ཆ་བེ་ལྔང་བདུད་རྩི་སྐྱེ་བེ་ལྔང་རེ་རལ་དང་གདྣ་ཆུང་། སྣར་བུའི་ཁཎྜ་མང་ཙམ། ཨ་རུ་ར་རུས་པ་དང་བཅས་པ་དང་། འཁྲོན་བུ་སྲོ་ཅན་གྱི་ཐལ་བ་ཚྭ་འདེབས་ཙམ། སླ་རྩི་དྲི་ཐོན་ཙམ་བཅས་དགོས། དེ་རྣམས་ཀྱི་སྦྱོར་ཚད་ལག་ལེན་ཟུར་གསལ་ལྟར། ཐང་ཙམ་བརྡུངས་ནས་ལོ་བརྒྱད་དྲི་ཆུ་རྒྱུད་པའམ། མ་འཛོམས་ན་ཆུ་གཙང་དང་བསྲེས་པར་བཏབ་སྐྱེ་སྣོད་ཆེ་ཙམ་ཞིག་ཏུ་ཁུ་བ་ཐོན་ངེས་སྐོལ། ཁུ་བ་ཐེངས་གཉིས་ཕྱུངས་ཏེ་ཚགས་སུ་བྲངས་པའི་ཁུ་བ་དྭངས་མའི་ནང་དུ་རིན་པོ་ཆེ་རྣམས་རས་ཁུག་ནང་བླུགས་ཏེ་ཁ་དམ་པོར་བསྡམ་ལ་བྱི་རུའི་མདོག་མ་འགྱུར་བར་དུ་སླན་ཁུ་འཐག་རིམ་བཞིན་གསབ་སྟེ་བཙོས་རྗེས་སླན་ཁུ་དོར་ལ་བཀྲུ་

བཤལ་བྱ། དེ་ནས་གར་ཆང་དུ་ཆུ་ཚོད་གཉིས་ཙམ་བཙོས་ཏེ། ཆུ་གྲང་གིས་བཀྲུ་བཤལ་དག་པར་བྱ། སླར་ཆུ་གཙང་དུ་ལན་གསུམ་བཙོ་བ་དང་། དེ་རྗེས་ སུག་ཆུ་དང་། ཆུ་གྲང་གིས་བཀྲུ་བཤལ་ཤིན་ཏུ་དག་པར་བྱས་པས་དུག་དང་དྲི་མ་ཐོན་ཞིང་ནུས་པ་ཕུལ་དུ་བྱུང་བ་འབྱུང་ངོ་། །དེ་ལྟར་ཤིན་ཏུ་དག་པའི་རིན་པོ་ཆེ་རྣམས་ཉི་མར་སྐམ་རྗེས་ཞིབ་འདུལ་བྱས་ཏེ་ཤིན་ཏུ་ཞིབ་པའི་དར་ཚགས་སུ་བྲངས། སླར་རྡོ་གཞོང་དུ་རྩི་བཞིན་བཏགས་ལ་སྣོད་གཙང་དུ་བླུགས་ནས་ཁ་བྱང་མ་ནོར་བ་བཀོད་ལ་གཙང་སར་བཞག དེ་བཞིན་འོག་གི་སྨན་རྣམས་ཀྱང་སོ་སོར་འདུལ་སྦྱོར་བྱས་རྗེས་ཞིབ་བཏགས་སྣོད་གཙང་དུ་ཁ་བྱང་ལྡན་པར་གཙང་སར་ཉར་ཚགས་བྱའོ། །

གཉིས་པ། དམིགས་བསལ་སྦྱོར་འདུལ་བྱ་དགོས་པའི་རྡོ་རྗེ་ཕ་ལམ་ནི། ཡིག་ཆ་འགའ་ཞིག་ཏུ་རིན་པོ་ཆེ་སྤྱི་དང་མཚུངས་པར་བཤད་ཀྱང་ཕྱག་ལེན་མཐོང་བརྒྱུད་ལྟར་འདུལ་དགོས། སྦྱར་ལེན་ནི་ཚོལ་བཏུང་སྲན་མ་ཕྱེད་བཤག་ཙམ་བྱས་ལ་སེང་རས་ཀྱི་ཁུག་མར་བླུགས་ནས་ཁ་དམ་པོར་བསྡམས། བོང་རྔོག་ཆུ་བཙིར་བྱས་པའི་ཁུ་བར་གར་ཆང་བསྲེས་པའི་ནང་དུ་ཆུ་ཚོད་ཕྱེད་ཙམ་བཙོས་ལ་ཁུ་བ་དོར། ཆུ་ཁོལ་གྱིས་བཀྲུ་བཤལ་ལེགས་པར་བྱས་ཏེ། སླར་ཆུ་གྲང་གིས་ཡང་ཡང་བཤལ་ནས་ཉི་མར་སྐམ། དེ་ནས་ཞིབ་པར་བཏུལ་ལ་དར་ཚགས་སུ་བྲངས་པའི་ཕྱེ་མ་སྣོད་གཙང་དུ་བླུགས་ནས་ཁ་བྱང་དང་ལྡན་པར་བྱ།

གཉིས་པ། རྡོ་སྨན་རིགས་ཀྱི་དུག་འདོན་ནི། ཐལ་རྒྱབ་དཀར་སྨུག གངས་ཐིགས། རྡོ་མཚུར། མདུང་རྩེ་དཀར་དམར། ཁབ་ལེན། ལྕགས་རྡོ་བཅས་སོ་སོར་ཆེ་ཆུང་ནས་འབྲས་ཙམ་རྡོབ་བརྡུངས་བྱས་ལ་ཆུ་གྲང་གིས་བཀྲུ་བཤལ་ལན་མང་བྱ། དེ་ནས་སོ་སོའི་སྦྱོར་ཚད་ལྟར་ཕྱོགས་བསྡོམས་རྒྱ་སྲང་༡༨༠ལ་མཆོན་ན། དུག་འདོན་བྱེད་ཀྱི་རྫས་བོང་དཀར་སྲང་༡༠ བོང་དམར་ཞོ་༢༠ ཟེ་ཙྭ་ཞོ༥༠་བཅས་བཏབ་པའི་ཆུའི་ནང་དུ་ཆུ་ཚོད

བཞི་ཙམ་ཆུ་གསབ་བཞིན་བཙོས་ནས་ཁྲུ་བ་དོར། ཆུ་གྲང་གིས་བཀྲུ་བཤལ་དག་པར་བྱས་ལ་ཉི་མར་སྐམ་རྗེས་ཞིབ་བཏགས་ཚགས་སུ་བྲངས། ཙོང་ཞི་རྣམས་ནི་སོ་སོར་གོང་བཞིན་ཁྲམ་ཁྲུམ་བརྡུངས་ལ་ཆུ་གྲང་གིས་བཀྲུ་བཤལ་དག་པར་བྱས་ནས་སྦྱོར་ཚད་ལྟར་ཕྱོགས་གཅིག་ཏུ་བསྡོམས་པ་བརྒྱ་སྲང་༡༥༠ལྟ་བུར་མཚོན་ན། ཟེ་ཙྭ་ཞོ་༥༠བཏབ་པའི་ཆུ་ཙོང་ཞི་ཉུབ་ངེས་ཀྱི་ནང་དུ་ཆུ་ཚོད་གསུམ་ཙམ་བཙོས་རྗེས་ཁྲུ་བ་ཕྱིར་དོར། སླར་ཆུ་གྲང་གིས་བཀྲུ་བཤལ་ཡང་ཡང་བྱས་ལ་ཆུ་མདོག་སྔོ་སང་བྱུང་ན་དུག་ཐོན་པ་ཡིན། གཞན་ཡང་རྗེ་སྨན་གང་གཏོང་ལ་འཇུ་རྩི་དར་སྨན་ཞེས་ཟེ་ཙྭ་དུག་འདོན་བྱས་པ་དང་། ཚ་ལ་ཆུ་བཙད་སོ་སོ་ནས་ཐུན་རེ་བཅས་ཀྱང་གཏོང་དགོས་སོ། །

གསུམ་པ། སྲོག་ཆགས་ལས་བྱུང་བའི་སྨན་རིགས་འདུལ་སྦྱོང་བྱེད་ཚུལ་ནི། དབང་རིལ་དུག་འདོན་ལ། དབང་རིལ་དཀར་པོ་ཡིན་ན་མཛོ་མོའི་འོ་མ་དང་། སྔོ་ལྗང་གར་ཆང་ནང་དྲོད་བག་ཙམ་བཙོ། སེར་པོ་བཙོས་ཟན་ནང་དང་། དམར་པོ་གཡག་རྐོད་ཀྱི་ཤའི་ནང་བཏུམ་ནས་བག་ཙམ་བསྲེག་དགོས། རིགས་གང་ཡིན་ཡང་ངར་འདོགས་ནི། ནམ་མཁའ་མི་མཐོང་ཞིང་། ཁྱད་པར་ཁྱི་དང་བུད་མེད་མི་རྒྱུ་བའི་སར། སྟིགས་བུ་ཁིབས་ལྡན་གྱི་སྟེང་ནས་དཀར་གྱི་གཡུང་དྲུང་བྲིས་པའི་ཁར། དཀར་ཡོལ་གས་ཆག་མེད་པ་གཙང་མའི་ནང་བྲིས་པ་ཕ་མ་འཛོམས་ཤིང་མིང་པྲ་ལེགས་པས་ཆུ་མིག་ཁ་ཤར་བསྟན་ནས་སྐར་མ་འཆར་དུས་སྐྱོག་ཁ་ཐུར་དུ་བསྟན་ནས་བླངས་པའི་སྐར་ཆུ་དེ་བླུགས། དེའི་ནང་དུ་དབང་རིལ་ཕྱེ་མ་ཞོ་རེ་ལ་ཁ་ཆེ། ཧྲི་ཤཾ། སླ་རྩི། ལི་ཤི། ཛྙ་ཧི་ལྷ་པོ་སྐར་གང་རེའི་ཕྱེ་མ་དང་ལྷན་དུ་བླུགས་ལ་དར་དམར་གྱིས་ཁ་བཙད་དེ་ཞག་གཅིག་བཞག་ནས་སྨན་ལ་བསྲེ། འགྲོན་བུ་སྔོ་ཙན་དང་དུང་། ཤ་རྩ། ཁ་ཤའི་རྩ་སྐམ་རྣམས་ནི་སོལ་མེར་དཀར་སེང་འགྲོ་བའི་བར་ཏར་བསྲེག་བྱ། དེའང་ནག་ཐིག་ཡོད་ན་བསྐྱུར་ནས་སྲེག་པ་ལས་སྨན་དུ་གཏོང་མི་རུང་། འགྲོན་བུ་ཞུགས་སྣོད་དུ་བླུགས་ནས་སྟེང་དུ་

སོལ་མེ་བྱུར་བུར་སྤུངས་ཏེ་བསྲེགས་ན་འཚིག་ཞེགས་པ་དང་ཡར་མི་འགྲོ་བས་དེ་ལྟར་བྱ། ཁ་ཤ་དང་། ཤ་བའི་བོག་རྣ་ནི་རྫོབ་ཙམ་བཏུབ་ལ་ཞྭགས་སྣང་དུ་བྱེ་བརྗོས་ཆླངས་ཐོན་ཙམ་བྱ། རྒྱ་ཏ་ནི། རྫོབ་ཙམ་བརྡུངས་ནས་བྱེ་ཚན་ནང་རྩི་རྫོག་ཙམ་བཟོ། རྨ་བྱའི་མདོངས་ཐིག་ནི། སྲིག་སྡོད་དུར་ཁྲིད་ནས་བྱུང་བའི་ལི་འཁར་བཟང་བར་གསུངས་ཀྱང་མ་འཛོམས་ན་ལི་འཁར་གྱི་སྡེར་མཐའམ་མེ་ལོང་གང་རུང་ཕྱིས་པའི་སྟེང་ཕག་ཚིལ་བྱུགས། མེར་བསྲེགས་པའི་ཐོག་ཏུ་མདངས་ཐིག་བཀོད་ནས་བཀྲག་མ་ཉམས་པ་འཚིག་པར་བསྲེག ལྕག་གི་སྨ་ར་དང་། བུ་མོ་ལྕག་ལོ་མའི་སྤྱི་མཚན་གྱི་སྤུ། ཟེར་མོའི་སྒྲོ་རྣམས་ནི་གོང་ལྟར་ལི་འཁར་གྱི་སྡེར་མཐའམ་མེ་ལོང་བསྲེགས་པའི་འོད་མདངས་ལ་སོ་སོར་བསྲེགས་པས་འགྲུབ། སྣང་ཐུར་ནི་ཤུར་དཀར་གྱི་མེ་ཉོབ་ཏུ་རྩི་རྫོག་ཙམ་བསྲེག་དགོས། བུ་མོ་ལྕག་ལོ་མའི་མཆིན་པའི་ཚབ་ཕག་མ་གསར་གྱི་མཆིན་པ་ནི། མཆིན་པ་གསར་པ་ཆུ་གྲང་དུ་གཙང་མར་བཀྲུས་ནས་རླན་བརྡུངས་བྱས་ཏེ་མཆིན་རོ་རྩ་རྒྱུས་རྣམས་མ་ལུས་པ་དོར་བའི་མཆིན་འདུར་ཁྲག་ལྟར་སོང་བ་ཞུ་ཏའི་ཕྱེ་མ་སྦྲན་ཙམ་བསྲེས་ཏེ་རུལ་སུངས་མེད་པར་ཉི་མར་ཚ་སྐམ་བྱ། ཤ་བའི་ཚིལ་ནི། རྡོ་གཏུན་དུ་ཞེགས་པར་བརྡུར་ལ་ཚིལ་རོ་མེད་པར་སྐག་ཞུན་བྱ། གསང་སྨན་གསུམ་དང་ཉ་རུས། སྲམ་བྲུན། ལྕག་གི་མཆེ་བ་རྣམས་སོ་སོར་ཞྭགས་སྣང་དུ་སྦུབས་སྲེག་བྱ། རྨ་བྱའི་ཤ་ནི། ཆུ་གྲང་དུ་སླ་རྩི་ཙུང་ཟད་བཏབ་པའི་ནང་དུ་ཞག་གཅིག་སྦངས་ནས་ཁུ་བ་དོར། ཆུ་གྲང་གིས་ཐེངས་གཅིག་བཤལ། དེ་ནས་ཚག་ཤ་ཤ་སྣག་རློན་པའི་ནང་དུ་བཙུག་ལ་ཁ་ཟངས་སྐུད་སོགས་ཀྱིས་བཙེམ། མེ་འདག་ནང་དལ་བུས་བསྲེགས་པའམ་བྱེ་ཚན་དུ་བརྗོས་པས་ཕྱི་འཚིག་ལ་ནང་གི་བསྲེག་བྱ་ཚོས་པར་བྱེད། གྲང་དུ་བཙུག་ལ་རྨ་བྱའི་ཤ་བཏོན་ཏེ་སིལ་བུར་གཏུབ་ནས་སྐམ། བཙོད་ཁྲག་དང་ཕག་ཁྲག་ནི། ཁྲག་གསར་པ་དེ་ཉིད་རས་སམ་ཞྭགས་སྣང་ངོས་ལ་བྱུགས་ཏེ་བམ་རུལ་དུ་མ་སོང་བ་མི་ཉེར་ཚ་སྐམ་བྱ། རྨ་བྱའི་མཁྲིས་

པ་ནི། འདམ་ཐག་སྐབས་ཆུ་གྲང་ལ་སྦྲངས་ནས་རྒྱག ལྕགས་སྦྱུལ་ནི། སླ་ཙེ་ཅུང་ཟད་བཏབ་པའི་ཆང་ངམ་ཆུར་ཞག་གསུམ་སྦྲངས་ནས་ཆུ་གྲང་གིས་ཐེངས་གཅིག་བཤལ་ལ་སྐམ། བསེ་ཏུ་དཀར་ནག་ནི་དུམ་བུ་ཆུང་ངུར་གཤག བྱེ་ཚན་ནང་རླངས་ཐོན་ཙམ་བརྔོས་ཏེ། བསེ་ཏུའི་ཕུང་པོ་ཆུ་ཡིས་བཤིག་ཅེས་པས་ཆུ་གཙང་ནང་དུ་ག་ལེར་འདམ་འཐག་བྱས་པས་ཞིབ་པར་ཞིག་ནས་སྐྱོ་མ་བྱུང་ཚེ་སྐབས་འདིའི་ཤ་ཏུ་ཏར་བསྲེགས་བྱས་པའི་ཕྱེ་མ་བཏབ་ལ་གར་སླ་ཟན་ཙམ་མ་སོང་བར་འདམ་འཐག་བྱས་རྗེས་འཕང་ལོ་བཟོས་ནས་སྐམ།

བཞི་པ་སྨུམ་རིགས་སོགས་སྨན་གཞན་གྱི་འདུལ་སྦྱོང་ནི། ཡུངས་དཀར། ཡུངས་གཞི། པད་ཁའི་འབྲུ་རྣམས་སོ་སོར་ཆང་གིས་ཁ་ཕྱུ་བཏབ་ནས་ཟངས་སྣོད་དུ་ཚག་སྒྲ་ཐོན་ཙམ་བརྔོ། རྡོ་གཅུན་དུ་སོ་སོར་འབྲས་བུ་མ་ལུས་པར་བརྡུངས། སྨུམ་རིལ་བཟོས་ནས་ཁ་བྱང་ལྷན་པར་བཞག སྐང་ཐོག་པའི་འབྲུ་ནི། རྡོ་གཅུན་དུ་ཆོལ་བརྡུངས་བྱས་ལ་སླར་རྡོ་གཞོང་དུ་འབྲས་བུ་མ་ལུས་པ་ཤིན་ཏུ་ཞིབ་པར་དབུར་ནས་གོང་བཞིན་སྨུམ་རིལ་བཟོ། གསེར་མེ་པགས་པ་བཤུས་ནས་གཅུན་དུ་བརྡུངས་ལ་དེའང་སྨུམ་རིལ་བཟོ། ཟེ་ར་དཀར་ནག རིན་ཆེན་སྨྱུག་སྨུམ་ལྷན། ཛྙ་ཧི་བཅས་སོ་སོར་གཅུན་དུ་བརྡུངས་ནས་སྨུམ་རིལ་བཟོས་ཏེ་སོ་སོར་ཁ་བྱང་ལྷན་པར་བྱ། ཨ་འབྲས། སྐྱུ་འབྲས། འཇམ་འབྲས་གསུམ་སོ་སོར་བྱེ་ཚན་དུ་བརྔོས་ནས་སྐོགས་ལྤགས་ཕྲལ། ལྕགས་ཙེ་ཟླ་འོད་ནི། སེག་ཟར་སོགས་ཀྱིས་བརྡར་བའི་ལྕགས་ཕྱེ་ལྷད་མེད་གང་ཙམ་དེ་ཉིད་མེར་བསྲེགས་ནས་སྨུམ་དྲེག་སོགས་གཏན་ནས་མེད་པར་བྱ། རང་མཉམ་གྱི་འོམ་བུའི་ལོ་མ་བཙོས་པའི་ཁུ་བ་ཚགས་སུ་བྲངས་པའི་གྲུངས་ཆུར་ཡུན་རིང་ཙམ་བཙོས་ལ་ཁུ་བ་དོར། ཆུ་གཙང་གིས་བཀྲུ་བཤལ་དག་པར་བྱའོ། །དེ་ནས་ལྕགས་ཕྱེ་དང་། རང་མཉམ་གྱི་ཨ་ཏུ་གསེར་མདོག་གི་ཤ་ཞིབ་བཏགས་ཕྱེ་མ་དང་ལྷན་དུ་ལྕགས་སྣོད་དུ་ཆུ་གཙང་གིས་གཡོས་ཏེ་

རྫོང་ལྷན་ཞག་གསུམ་བསྐྱལ། དེ་ནས་ལྕགས་ཕྱི་ཞུ་སྟེ་ཨ་ཏུའི་ཕྱི་མ་དང་དབྱེར་མེད་
ཏུ་གྱུར་པ་དང་། ཁ་དོག་མཐིང་ནག་ཏུ་གྱུར་པ་དེ་བསིལ་སྐམ་ཙུང་ཟད་བྱས་ཏེ་ཕྱི་
འཕྱུར་ཙམ་གྱི་ནེམ་ཡོད་དེ་ལི་སྣེར་དུ་བླུགས། ཆོས་བཅོ་ལྔའི་ཟླ་བ་སྲིན་བྲལ་ཤར་
ནས་མ་ནུབ་ཀྱི་བར་དུ་བསྲེ་དཀྲུག་བྱེད་བཞིན་བཞག་པས་ཤིན་ཏུ་བསིལ་བའི་ནུས་
པ་དང་ལྡན་ནོ། །ལྕགས་རྩི་དཀྲུས་མ་ནི་བསྐྱལ་ལུགས་སོགས་གོང་ལྟར་བྱས་པ་ཟླ་
འོད་ཀྱིས་མ་རེག་པའོ། །སྲུག་སྨྱིལ་དང་ཀོ་ལ་གཉིས་སྐྱོགས་ལྷགས་བྲལ། དུག་མོ་ཉུང་
ཡང་ཕྱིའི་སྐྱོགས་ལྷགས་བྲལ། ནང་སྙིང་གི་རྩེ་མོ་ནག་པོ་དེའང་གཙོད་དགོས། ག་
བུར་ནི་སྐབས་ཐོབ་སྦྱོར་ཚད་ཀྱི་ཅུ་གང་དང་ལྷན་དུ་ཞིབ་པར་བཏགས་ལ་ཧླུང་མི་
འགྲོ་བའི་སྣོད་དུ་བླུགས། ཟེ་ཚྭ་ལྕགས་སླང་དུ་ཚག་སྤྲ་ཐོན་ཙམ་བཟོ། ཚ་ལ་ལྕགས་
སླང་དུ་བླུགས་ནས་མེ་འཇམ་ཐོག་ཡུན་རིང་ཙམ་བཙུགས་ནས་དཀྲུགས་པས་དཀར་
སོབ་ཤིན་ཏུ་ཡང་བ་ཞིག་བྱུང་ན་ཆུ་ཚོད་པ་ཡིན། ཀོ་བྱི་ལ་མེ་མུར་ནང་བསྲེག་ལ་སྦུ་
དང་ཤུན་པ་བཞར། ཀོ་བྱི་རྗོག་བདུན་རེ་ལ་ར་དང་། བོང་བུའི་འོ་མའམ་མཛོ་མོའི་
འོ་མ་སྲང་ལྔ་རེའི་ཚད་སྦྱར་བའི་ནང་དུ་ཆུ་ཚོད་བཞི་ཙམ་བཙོ། འོ་མར་དུག་ལྡན་
པས་སར་སྦ། ཀོ་བྱི་ལ་ཆུ་གཙང་གིས་བཀྲུ་བཤལ་དག་པར་བྱས་ཏེ། དེ་མ་ཐག་བསྙོན་
བརྡུངས་བྱས་ཏེ་གྲོ་ཟན་ལྟར་བཙོས་ནས་སྐམ། སྲད་ནག་གཟི་མདངས་མེད་པའི་རྒྱལ་
པོ་ནི། ལྕགས་སྣོད་དུ་སྨན་གྱི་བོངས་ལ་གཞིགས་པའི་ཚང་ཟན་གྱི་ཁུ་བའི་ཚད་ཙམ་
བླུགས་པར་བུལ་ཏོག་བཟང་པོ་ཞོ་གསུམ་བཏབ་སྟེ་ལེགས་པར་དཀྲུགས་པའི་ནང་དུ་
སྲད་ནག་རྩ་ལོ་ཡོངས་རྫོགས་དུས་བཏུས་ཞིབ་བཏགས་ཕྱེ་མ་བྱས་པ་དེ་ཉིད་བླུགས།
དྲེའུའི་རྐྱིག་པའམ་རྟ་ཡི་རྐྱིག་པས་བསྐུར་བས་ཁ་དོག་སྨུག་ནག་ཏུ་གྱུར་ཆེ་གྲིབ་སྐམ་
བྱ། གུ་གུལ་ནི་ས་རྗེ་སོགས་ཀྱི་ལྷད་བསལ་ནས་ཆུ་ཁོལ་མང་ཉུང་རན་པར་སྦངས། དེ་
ནས་ཙུང་ཟད་བསྐོལ་ཏེ་ཚགས་སུ་དྲངས། ཚགས་སྙིགས་སླར་ཆུ་གཙང་ནང་བསྐོལ་ཏེ་

ཚགས་སུ་བྲངས་པའི་ཁུ་བ་དག་ཚགས་བྱས་ཏེ་རྗེས་སུ་འདམ་འཐག་སྐབས་རྒྱག དེ་ལྟར་རིན་པོ་ཆེའི་རིགས་སོགས་དམིགས་བསལ་དུག་འདོན་འདུལ་སྦྱོང་དགོས་རིགས་ཚུལ་བཞིན་ལེགས་པར་བསྒྲུབས་ནས་ཙན་དན་དཀར་པོ་ལ་སོགས་པའི་སྨན་བྱིངས་རྣམས་ཀྱང་ལྷད་མེད་གཙང་ལ། སྤུས་ལེགས་རེ་རེ་བཞིན་སྦྱོར་ཚད་ལྡན་ངེས་སོ་སོར་ཞིབ་པར་བཏགས་དགོས་ཏེ། དེའང་ལག་ལེན་སྤྱི་ཁྲིད་ལྟར། ར་ཤིང་གཏུན་རྡོའི་རྒྱབ་སྐད་སྒྲོད། །སེང་གེའི་འཁྲབ་རྟུང་བྱས་ལ་བཙེམས། །རྫོ་སྨན་ཆམ་ཆོམ་གནད་ནས་མནྟེ། །སྟག་མོའི་ངར་བཏགས་ཤིས་པ་ཡིན། །རྩི་སྨན་རྣམས་ནི་འདྲུད་ཅིང་བརྡུངས། །བྱན་མོའི་ཟན་མཉེད་མཆོག་ཏུ་ཤེས། །ཀ་ར་བུ་རམ་སྦྲང་རྣམས་ནི། །ནམ་མཁའི་མཐོངས་སུ་སྤོལ་ལ་འཐག །ཁྱིམ་བྱའི་གཤོག་བརྡུང་གཅེས་པ་ཡིན། །ཞེས་གསུངས་པ་དང་། །རྒྱུད་ཕྱི་མ་ལས། སྨན་ནུས་ཞིབ་ལས་འབྱུང་བས་རྩི་བཞིན་བཏགས། །ཞེས་གསུངས་པ་ལྟར་ཤིན་ཏུ་ཞིབ་པར་རྩི་བཞིན་བཏགས་ལ་དར་ཚགས་སུ་བྲངས། སྦྱོར་ཚད་ལས་ཆད་ལྷག་མེད་པར་སོ་སོར་སྣོད་ཁུག་གཙང་མར་བླུགས་ཏེ་ཁ་བྱང་མ་ནོར་བ་བཀོད། སྣེགས་བུ་གཙང་མར་རས་དཀར་དྲི་མེད་ཀྱི་ཁེབས་ལྡན་སྟེང་སྨན་སྦྱོར་གྱི་གོ་རིམ་ལྟར་བསྒྲིག་བཀོད་ལེགས་པར་བྱའོ། །

གསུམ་པ། སྦྱོར་བ་དངོས་ཀྱི་ཚད་བསྟན་པ་ལ་རྩ་བའི་སྨན་དང་འཁོར་སྨན་ཁ་ཚར་གྱི་སྨན་དང་གསུམ།

དང་པོ་རྩ་བའི་སྨན་ནི། དངུལ་ཆུ་བཙོ་བཀྲུ་ཆེན་མོའི་ལག་ལེན་ཚུལ་བཞིན་བྱས་པའི་བཙོ་ཐལ་སྲང་༧༠ སྣང་ཚེར་ནག་པོ་བཏུལ་མ་སྲང་༢༠༠ གསེར་ཐལ་སྲང་༦༠ དངུལ་ཐལ་སྲང་༥༠ ཟངས་ཐལ་སྲང་༥༠ ལྕགས་ཐལ་སྲང་༥༠ རག་ཐལ་སྲང་༥༠ ལྕགས་ཐལ་དང་ཐོག་ལྕགས་ཐལ་བ་འདྲེས་མ་སྲང་༥༠ ཞ་ཐལ་སྲང་༥༠ གཤའ་ཐལ་སྲང་༥༠ ཁམས་བདུན་སོ་སོ་ནས་སྲང་དྲུག་རེ་བསྡོམས་པས་སྲང་༦༢༠ ཨ་རུ་གསེར་

མདོག་གི་ཤ་ལྕུགས་རྩི་ཟླ་འོད་ཅན་ཙུང་མང་ན་ལེགས་གསུངས་པས་ཕྲན་ཙམ་སྤར་བ་བཅས་སྲང་༩༠༠ ལྕུགས་རྩི་དཀྱུས་མ་སྲང་༣༠༠ སྦུར་ལེན་སྤུས་ལེགས་སྲང་༣༠ བྱུ་རུ་སྤུས་ལེགས་སྲང་༡༨༠ ཕྲུང་སྐྱུགས་ལེགས་པ་སྲང་༡༨༠ དུང་དཀར་བསྲེགས་ཀྱི་ཐལ་བ་སྲང་༧༠ ནལ་སྤུས་ལེགས་སྲང་༡༠ གསེར་མུ་མེན་སྲང་༩༠ གཡུ་སྲང་༡༦༠ རང་བྱུང་མན་ཤེལ་འཆིང་བུ་མེན་པ་སྲང་༠༤ ཤེལ་མོ་རྗེ་ལྷད་མེད་སྲང་༣༠ ཕ་ལམ་སྲང་༠༡ མཆད་སྲང་༢༠ ཨིནྡྲ་ནཱི་ལ་སྲང་༢༠ པདྨ་རཱ་ག་སྲང་༣༠ པུཥྤ་ར་གའམ་ཀརྐེ་ཏ་སྲང་༠༤ སྤུག་སྲང་༠༡ མུ་ཏིག་སྤུས་ལེགས་སྲང་༡༠༠ སྤལ་རྒྱབ་སྲང་༩༠ གངས་ཐིགས་སྲང་༣༠ རྗེ་མཐུ་རུ་སྲང་༢༠ མདུང་རྩི་དཀར་པོ་སྲང་༢༠ མདུང་རྩི་དམར་པོ་སྲང་༢༠ རྗེ་ཁབ་ལེན་སྲང་༢༠ ཕོ་ཙོང་ལེགས་པ་སྲང་༣༠ མོ་ཙོང་སྤུས་ལེགས་སྲང་༣༠ མ་ནིང་ཙོང་ཞི་སྲང་༣༠ ཙོང་ཞི་སེར་པོ་སྲང་༣༠ ཙོང་ཞི་དམར་པོ་སྲང་༣༠ རང་བྱུང་མཚལ་དཀར་སྲང་༣༠ ལྕུགས་རྗེ་སྲང་༢༠ ཚ་ལ་ཆུ་བཅད་སྲང་༢༠ མགྲོན་བུ་ལྦྲོ་ཅན་དཀར་བསྲེགས་བྱས་པ་སྲང་༢༠ ཙན་དན་དཀར་པོ་སྲང་༢༥༠ ཙན་དན་དམར་པོ་སྲང་༢༥༠ ཨར་ནག་སྲང་༢༥༠ གུག་སྒྲིལ་སྐྱོག་ཕྲལ་སྲང་༡༥༠ ལི་ཤི་སྲང་༡༥༠ ཛུ་གང་སྲང་༡༥༠ གུར་གུམ་སྲང་༡༥༠ ཛཱ་ཏི་སྲང་༡༥༠ ཀོ་ལ་སྐྱོག་ཕྲལ་སྲང་༡༢༠ ཧྲི་ཝཾ་སྲང་༡༢༠ སྒྲ་རྩི་ལྷད་མེད་སྲང་༧༠ ཀོ་ཐྱི་སྤུས་ལེགས་དུག་བཏོན་པ་སྲང་༢༠༠ ག་བུར་ཙུ་གང་འདྲེས་མ་སྲང་༨༠ རྒྱ་གར་བོང་དཀར་སྲང་༡༥༠ རྒྱ་གར་བོང་དམར་འཁྲུལ་མེད་སྲང་༡༩༠ བོང་སེར་སྲང་༠༣ དཔའ་བོ་དཀར་པོ་སྲང་༡༩༠ དཔའ་བོ་སེར་པོ་སྲང་༡༥༠ དཔའ་རྒོད་སྲང་༡༩༠ སུ་མི་སེར་པོ་སྲང་༡༩༠ སུ་མི་སྨུག་པོ་སྲང་༡༠ ཡོ་འབོག་སྲང་༧༠ ཡུག་ཤིང་ཁཎྜ་སྲང་༡༩༠ བུད་མེད་ཀྱིས་མ་རེག་པའི་ཆར་ཞུངས་ཁཎྜ་སྲང་༢༠༠ གང་ག་ཆུང་སྲང་༢༠༠ བྱ་རྒོད་སྤོས་སྲང་༡༥༠ བེ་ལྡོང་རེ་རལ་སྲང་༡༩༠ བྲག་སྐྱུ་ར་བོ་མེ་ཏོག་དང་བཅས་པ་སྲང་༧༠ ཐེའུ་ལ་ཕུག་ཁཎྜ་སྲང་༧༠ སྟག་ཤ་སྲང་༡༩༠ ཨ་བི་ཥ་སྲང་༡༥༠ སྤང་རྒྱན་དཀར་

པོ་སྲང་ ༡༥༠ ཀྱི་ལྕེ་དཀར་པོ་སྲང་ ༡༥༠ ལྕུང་ཏང་ངམ་རི་བོང་མིག་སྲང་ ༠༥ སྤྱི་ཞུར་སྲང་༡༥༠ བསེ་རུ་དཀར་པོ་ཆུ་འདུལ་བྱས་པ་སྲང་ ༧༠ ཤ་རུ་ཏར་བསྲེགས་བྱས་པ་སྲང་ ༠༢ རྨ་བྱའི་མདོངས་ཐིག་འོད་བསྲེགས་བྱས་པ་གྲངས་ ༡༠༠ སྐང་ཐུར་དུག་བཏོན་པ་སྲང་ ༡༠ སྟག་གི་སྨྲ་ར་བུབ་ ༡ བུ་མོ་སྟག་ལོ་མའི་གྲི་མཆེན་ནམ་ཕག་མ་གསར་གྱི་མཆེན་པ་མ་རུལ་པ་སྲང་ ༡༡༠ སྐྱེས་དར་མ་གྲི་ཤིའི་ལག་ཉའི་ཤ་སྲང་ ༢༠ ཤ་བའི་ཚིལ་སྲང་ ༢༠ སེང་གེའི་ཚིལ་དང་སྟག་གི་འོ་མའང་དགོས་པར་བཤད། གྲི་ཤའམ་འཁྲོང་སྙིང་མ་རུལ་བ་སྲང་ ༡༥ གསང་སྨན་གསུམ། སོ་སོར་བསྡོམས་པའི་སྲང་ ༡༥ བུད་མེད་ཀྱིས་མ་རེག་པའི་ཡུངས་དཀར་སྲང་ ༣༨༠ ཡུང་བའི་སྲང་ ༤༠ པད་ཁའི་འབྲས་བུ་སྲང་ ༦༠ སྐྱེར་པའི་བར་ཤུན་སྲང་ ༡༥༠ སེ་རྒོད་བར་ཤུན་སྲང་ ༡༥༠ འོམ་བུའི་བར་ཤུན་སྲང་ ༡༥༠ དབྱར་ཉི་མ་ལྔོག་གི་གོང་སྲད་ནག་གཟི་མདངས་མེད་པའི་རྒྱལ་པོའམ་མུ་ཟི་མདངས་མེད་དུག་འདོན་ངར་འདོགས་ཚུལ་བཞིན་བྱས་པ་སྲང་ ༢༠༠ ཨ་རུ་གསེར་མདོག་གི་ཤ་སྲང་ ༢༠༠ བཅས་རྩ་བའི་སྨན་ཡིན་ནོ། །

གཉིས་པ། འཁོར་སྨན་ནི། བྲག་ཞུན་ཁཎྜ་སྲང་ ༡༠༠ ཁྱུང་སེར་སྨུག་པོ་སྲང་ ༡༠༠ ཁྱུང་སེར་དཀར་པོ་སྲང་ ༡༠༠ སྤུ་ཤེལ་ཙེ་སྲང་ ༡༠༠ པར་པ་ཏ་སྲང་ ༡༠༠ གུགྒུལ་སྲང་ ༡༠༠ དེ་བ་གཡུ་ཆུང་སྲང་ ༡༠༠ སྤང་རྩི་སྲང་ ༡༠༠ སྐང་ཐོག་པའི་འབྲུ་སྲང་ ༡༠༠ རེ་སྐོན་རྩི་དམར་སྲང་ ༡༠༠ ཕུར་ནག་ལོ་སིབ་ཅན་སྲང་ ༡༠༠ ལྕགས་ཀྱུ་བ་སྲང་ ༡༠༠ གསེར་མེ་སྲང་ ༡༠༠ ཏིག་ཏ་སྲང་ ༡༠༠ སྟོང་རི་ཟིལ་པ་སྲང་ ༡༠༠ ཏང་ཀུན་ལོ་སིབ་ཅན་སྲང་ ༡༠༠ ད་ལིས་སྲང་ ༡༠༠ བྱ་མ་གྲགས་གོང་གི་ཕྲི་ཡང་ཀུ་སྲང་ ༡༠༠ ཤུག་པ་ཚེར་ཅན་སྲང་ ༡༠༠ སླ་ལོའི་རྩ་བ་སྲང་ ༡༠༠ བུད་མེད་སྟག་ལོ་མའི་སྦྱི་མཆན་གྱི་སྤུ་གང་འཛོམས་དུག་འདོན་བྱས་པ་བཅས་སོ། །

གསུམ་པ། ཁ་ཆར་གྱི་སྨན་ནི། དེ་སྟེང་ཨོ་རྒྱན་པའི་ལུགས་ཀྱི་ཁ་ཚར་སྨན་ཨ་རུ

གསེར་མདོག་གི་རུས་པ་སྲང་༡༠༠ རྒྱ་རུ་སྲང་༠༥ ཤ་བའི་ཁྲག་རཱ་སྲང་༡༠ སེར་པོ་རྒྱུ་དྲུས་སྲང་༤༠ མ་ནུ་སྲང་༢༨༠ ཅུ་སུ་སྲང་༤༠ ཟི་ར་ནག་པོ་སྲང་༣༠ ཟི་ར་དཀར་པོ་སྲང་༣༠ ལ་ལ་ཕུད་སྲང་༣༠ རྒྱ་གར་དུག་ཐུང་སྲང་༡༠༠ བསེ་ཡབ་སྲང་༤༠ སླེ་ཏྲེས་སྲང་༤༠ གཙོད་ཁྲག་སྲང་༥༠ ཕག་ཁྲག་སྲང་༡༨༠ ཨ་འབྲས་སྲང་༡༠ སྲ་འབྲས་སྲང་༡༠ འཇམ་འབྲས་སྲང་༡༠ སྐྱར་བུའི་ཁཎྜ་སྲང་༡༠༠ སྤོས་དཀར་སྲང་༤༠ ཐལ་ག་རྡོ་རྗེ་སྲང་༤༠ སོ་མ་རཱ་ཛ་སྲང་༤༠ གུ་གུལ་སྲང་༤༠ དབང་ལག་སྲང་༤༠ པི་པི་ལིང་སྲང་༦༠ ཕོ་བ་རིས་སྲང་༦༠ རིན་ཆེན་སྨུག་སྨུམ་ལྡན་སྲང་༦༤ གཙང་རུས་སྲང་༡༠༠ སྐྱུ་རུའི་ཤ་སྲང་༢༠༠ བ་རུའི་ཤ་སྲང་༢༠༠ སྣ་དམར་སྲང་༣༠ ལྕགས་སྐྱུལ་བུབ་༢༢ ཟེར་མོའི་སྒྲོ་སྲང་༠༠༢ སྟག་གི་མཆེ་བ་སྲང་༡༠ ཉ་རུས་སྲང་༢༠ སྲམ་བྲུན་སྲང་༢༠ རྨ་བྱའི་ཤ་སྲང་༠༨ རྨ་བྱའི་མཁྲིས་པའམ་དོམ་མཁྲིས་༡ གཡའ་གྱིའི་ཁཎྜ་སྲང་༡༠༠ ལུག་རུ་སྨུག་པོ་སྲང་༡༠༠བཅས་དང་གཞན་ཡང་དེ་བཞིན་གཤེགས་པའི་འཕེལ་གདུང་གིས་གཙོས་པའི་བྱིན་རྟེན་རྩ་ཆེན་ཁག་དང་། བདུད་རྩི་ཆོས་སྨན་སོགས་བྱིན་རྟེན་སེལ་མེད་དང་། སྔ་རབས་བཟུ་སྦྱོར་ཚད་ལྡན་གྱི་རིན་ཆེན་རིལ་བུ་སོགས་ཀྱི་ཕབས་རྟའི་རིགས་ཁྲིད་འཕགས་རྣམས་ཀྱང་ཕུན་སུམ་ཚོགས་པའི་ཡན་ལག་ཏུ་སྦྱར་བར་བྱའོ། །

བཞི་པ། སྨན་ཕྱེ་བསྲེ་བའི་གོ་རིམ་དང་། འདམ་འཐག་བྱེད་ཚུལ།

སྨན་ཕྱེ་བསྲེ་བའི་གོ་རིམ་དང་། འདམ་འཐག་བྱེད་ཚུལ་ནི་གཟའ་སྐར་དགེ་ཞིང་ཤིས་པའི་ཉིན་གྱི་བདུད་རྩི་ཐུན་མཚམས་ཀྱི་དུས་སུ་འགོ་ཚུགས་ནས་འདུལ་ཁང་དང་། རྡོ་གཞོང་རྣམས་གཙང་སྦྲ་ལེགས་པར་བྱ། བསང་དང་གསེར་སྐྱེམས་འབུལ། གུ་གུལ་དང་། ཡུངས་དཀར་བདུག་པ་སོགས་གེགས་སེལ་གཙང་སྦྲ་ལེགས་པར་བྱས་ཏེ་འདུལ་མཁན་རབ་བྱུང་ཚུལ་ལྡན་ནམ་སྨན་པ་ཚད་དང་ལྡན་པ་ཕ་མ་གཉིས་འཛོམས་ཤིང་མིང་སྦྲ་ལེགས་པས་ཐོག་མར་འདུལ་གཞོང་བཞི་ཡི་ནང་དུ་དདུལ་སྲུད་བསྲེ་བ

སྟེ། དཔལ་ཆུ་བཅོ་ཐལ་དང་། གཟི་མདངས་མེད་པའི་རྒྱལ་པོ་ཞེས་སྲིད་ནག་བཏུལ་མ་གཉིས་ལེགས་པར་བསྲེས་ནས་སྐམ་འདུལ་ཆུ་ཚོད་གཅིག་ཙམ་བྱ། དེ་ནས་ཁྲིའུ་ནུ་འཕྲུང་གི་དྲི་ཆུའམ་སྟར་བུའི་ཁནྡ་སྲང་གང་ཆུར་སྲང་པའི་ཁུ་བ་དྭངས་མ་བླུགས་ཏེ་གར་སླ་ཙོ་ཙམ་བྱས་ལ་འདམ་འཐག་འགོ་བཙུགས། ཐབས་ཧ་དང་བྱིན་རྟེན་ཁག་ཕྱོགས་གཅིག་ཏུ་སྐམ་འདུལ་ལེགས་པར་བྱས་ལ་ཆུ་གཙང་གིས་དབང་རིལ་དུལ་མ་དང་མཉམ་དུ་འདམ་འཐག་ཡུད་ཙམ་བྱས་རྗེས་དཔལ་སྲིད་དང་བསྲེས་ནས་འདུལ། དེ་མ་ཐག་ལྕགས་ཁྲི་གཡའ་མེད་ཆེ་ཙམ་གཉིས་ཀྱི་ནང་ཙནྡན་དཀར་པོ། རུ་གང་། བོང་དཀར་སོགས་སྨན་མིང་ཕྲ་ལེགས་པ་ཁ་ཤས་ཀྱིས་སྣ་དྲངས་པ་དང་། དེ་ནས་སྨན་གྱི་གོ་རིམ་བཞིན་སྨན་ཕྱེ་གཞན་རྣམས་རྒྱ་འཇོག་བྱེད་བཞིན་ལྷན་ཅིག་ཏུ་བསྲེས་ལ་སྐམ་འདུལ་གྱི་འགོ་བཙུགས། རིན་པོ་ཆེའི་རིགས་རྣམས་ཀྱང་རྗེ་གཞོང་དུ་ལྷན་ཅིག་སྐམ་འདུལ་བྱས་ཤིང་སྨན་བྱིངས་རྣམས་བསྲེ་རིམ་བཞིན་མཉམ་དུ་འདུལ། དེ་ནས་ལྕགས་བརྒྱད་ཁམས་བརྒྱད་ཀྱི་ཐལ་བ་རྣམས་རྗེ་གཞོང་གཉིས་ནང་སོ་སོར་འདམ་འཐག་བྱ། ཁནྡ་རྣམས་ཕྱོགས་གཅིག་ཏུ་སྲངས་ཏེ་བཞག ཡུངས་ཀར་སོགས་རྩམ་རིགས་རྣམས་སྦྱོར་ཚད་བྲི་ཐེབས་ཙུང་ཟད་དང་བཅས་ཕྱོགས་གཅིག་ཏུ་ལྕགས་ཁྲིའི་སྟོད་ཆེ་ཙམ་ཞིག་གི་ནང་དུ་ཆུ་ཁོལ་གྱིས་སྦྱང་སྟེ་འདྲེས་པར་དཀྲུགས། མེ་འཇམ་ཐོག་བསྐོལ་ནས་འདྲལ་འདྲིལ་མེད་པར་སྦྱངས་རྗེས་ཚགས་སུ་བྲངས། སྐིགས་མ་ལ་སླར་ཡང་ཆུ་ཁོལ་བླུགས་ཏེ་བསྐོལ་བའི་ཁུ་བ་ཚགས་སུ་བྲངས་པའི་དྭངས་མ་རྣམས་ལོགས་སུ་ཚགས་བྱ། དེ་ལྟར་དཔལ་སྲིད་གཉིས་དང་ལྕགས་ཁམས་རྣམས་འདམ་འཐག་ཉིན་གཉིས་དང་། སྨན་ཕྱེ་བྱིངས་རྣམས་ལྕགས་ཁྲིའི་སྟོད་ནང་དང་། རིན་ཆེན་རིགས་རྣམས་དང་རྗེ་སྨན་རིགས་རྗེ་གཞོང་དུ་སྐམ་འཐག་ཉིན་གཉིས་བྱ། ཉིན་གསུམ་པར། དཔལ་སྲིད། ལྕགས་ཁམས་རྣམས་དང་སྨན་ཕྱེ་གཞན་རྣམས་བསྲེས་ནས་ཁནྡའི་ཁུ་བ་བླུགས་བཞིན་འདམ་འཐག་

བྱ། དེ་ནས་སྨུམ་རིགས་ཀྱི་ཁུ་བ་བླུགས་ནས་གར་སླ་ཞོ་ཙམ་བྱས་ནས་འཐག དེའང་བསྲེ་འཐག་འགོ་བཙུགས་ནས་མ་ཞག་བར་རྒྱུན་མ་ཆད་པར་སྨན་ཟན་རྣམས་རྗོ་གཞོང་གཅིག་ནས་གཅིག་ཏུ་བསྲེ་བཞིན་འདུལ། ཉིན་བཞི་པ་ནས་སེ་འབྲུ་བཟང་པོ་རྒྱ་མ་༡༠༠ཚུ་ཡོལ་གཙང་མར་སྦྲངས་པ་དར་ཚགས་སུ་བྲངས་པའི་ཁུ་བ་བླུགས་ནས་འདམ་འཐག་བྱ། ཉིན་ལྔ་པར་ཀུ་ཀུལ་ཀྱི་ཁུ་བ་བླུགས་ནས་འདུལ། ཉིན་དྲུག་པར་ཀྵི་ཤིཾ་དང་། ཁ་ཆེ་གུར་གུམ་ཞིབ་བཏགས་ཆུ་ཡོལ་དུ་སྦྲངས་པའི་ཁུ་བ་བཅས་བླུགས་ནས་འདུལ། ཉིན་བདུན་པར་སླ་རྩི་ཆུར་ཞིབ་འདུལ་བྱས་པ་བླུགས་ལ་འདྲེས་པར་འདུལ། འདམ་འཐག་གི་དུས་སུ་སླ་བ་གལ་ཆེ་ཞེས་བཤད་པ་ལྟར་ཐོག་མཐའ་ཀུན་ཏུ་ཞོ་སླ་བ་ཙམ་བྱ། གར་སླ་གང་གི་ཚེ་རྒྱ་སྣག་བཟང་པོའི་མདོག་ལྟར་མཐིང་ནག་འཚེར་བ་ཞིག་བྱུང་ན་བྱང་བའི་ཚད་དང་། སླ་ན་སེར་ཞིང་གར་དུས་ནག་པ་ཙམ་ནི་ད་དུང་མ་བྱང་པ་ཡིན་ཞེས་གསུངས། སྤྱིར་འདམ་འཐག་ཉིན་ཉེར་གཅིག་ཙམ་དགོས་པར་གསུང་ནའང་། དོན་དུ་བྱང་བའི་ཚད་དུ་སླེབས་དགོས་པ་ཡིན་པས་གར་སླ་གང་གི་དུས་སུའང་ཁ་དོག་མཐིང་འཚེར་འགྱུར་བ་དང་། སྨན་གྱི་དྲི་རོའང་འགྱུར་བ་མེད་པ་རིལ་ནག་ཆེན་མོའི་ཐུན་མིན་གྱི་རོ་ཁ་ལ་བསྐ་བའི་རྣམ་པ། ཡིད་དུ་འོང་བའི་དྲི་རོ་ཤིན་ཏུ་ལེགས་པ་དང་ལྡན་པ་སྔོན་རབས་མཁས་པའི་དབང་པོ་རྣམས་ཀྱིས་བསྒྱུ་སྦྱོར་ཚུལ་བཞིན་བྱས་པའི་རིལ་ནག་ཆེན་མོ་ཁག་གི་དྲི་རོ་ལྟར་བྱུང་ཚེ་འདུལ་མཚམས་བཞག གཞན་ཡང་སྨན་འདུལ་བའི་འགོ་བཙུགས་ནས་རིལ་བུ་འདྲིལ་བའི་བྱ་བ་མ་རྫོགས་ཀྱི་བར་དུ་སྨན་བསངས་དང་། སྨན་བླ་ཡོངས་སྐུའི་ཆོ་ག སྨན་སྒྲུབ་གསོལ་མཆོད་སོགས་ཉིན་ལྟར་མ་ཆད་པ་དང་། འདུལ་མཁན་རྣམས་སྒོ་གསུམ་གྱི་ཀུན་སྤྱོད་ཤིན་ཏུ་གཙང་བའི་སྒོ་ནས། ཨོཾ་སརྦ་པཉྩ་ཨ་མྲྀ་ཏ་སོགས་དང་། ཨོཾ་ན་མོ་བྷ་ག་ཝ་ཏེ་སོགས་ཀྱི་སྔགས་རྒྱུན་དབྱངས་སུ་བྱ།

ལྔ་པ། རིལ་བུ་འདྲིལ་བ།

རིལ་བུ་འདྲིལ་བ་ནི་རིལ་བུ་སྐམ་སྟོད་ཤིང་སྒྲོམ་མཐིལ་ལྕགས་སེང་གིས་བྱས་པ་འཇོག་སྟེགས་སུ་སྒྲོམ་བུ་དང་བཅས་པ་སྟ་ས་ནས་གྲ་བསྒྲིག་བྱ། རིལ་བུ་འདྲིལ་མཁན་རྣམས་གཙང་སྦྲ་ཚུལ་བཞིན་བྱས་ནས། རིལ་བུ་རྣོན་པ་རེར་ཁེ་གཉིས་རེའི་ཚད་ཀྱི་སྨན་ཐུར་དུ་སྨན་ཟན་བཅལ་ནས་རིལ་བུ་ཆེ་ཆུང་མེད་པར་བསྒྲིལ། སྐམ་སྟོད་དུ་ཙལ་སུངས་སོགས་མེད་པར་ལེགས་པར་སྐམ། ལྕགས་རྡོ་སྦུས་ལེགས་ཚགས་སུ་དྲངས་ལ་འདམ་འཐག་ཐེམ་པར་བྱས་པས་རིལ་རྡོ་རྒྱག རིལ་ཆགས་ལེགས་པར་བྱས་ཏེ་རིལ་བུ་རྣམས་སྐམ་ཐག་ཆོད་རྗེས་གོས་ཆེན་སྔོ་ནག་གི་ཁུག་མར་བཅང་བར་བྱའོ། །

དྲུག་པ། སྨན་སྒྲུབ་རབ་གནས་བྱས་ཏེ་བཅང་ཚུལ།

སྨན་སྒྲུབ་རབ་གནས་བྱས་ཏེ་བཅང་ཚུལ་ནི་གཟའ་སྐར་དགེ་ཞིང་ཤིས་པའི་དུས་སུ་སྟེགས་བུ་གཙང་མར་རས་གཞིའི་ཁེབས་གཙང་མའི་ཁར་བསྒྲུབ་བྱ་སྨན་རྣམས་བཤམས། སྟེང་དུ་སྨན་བླ་བདེ་གཤེགས་བརྒྱད་ཀྱི་ཞལ་ཐང་དང་མདུན་དུ་མཆོད་པ་ཉེར་སྤྱོད་རྒྱས་པར་བཤམས་ནས་སྨན་བླ་ཡོངས་སྐུའི་སྒྲུབ་ཐབས་བསྒྲིགས་ཆོག་ལྟར་གྱི་སྨན་སྒྲུབ་དང་འབྲེལ་བའི་སྨན་བསངས་ཁྲུས་གསོལ་རབ་གནས་དང་། སྨན་མཆོག་བདུད་རྩིར་བསྒྲུབ་པའི་བྱིན་རླབས། སྨན་མཆོད་འབུལ་བ་བཅས་ཀྱི་མཐར་སྨན་སྲུང་དམ་ཅན་སྡེ་དགུའི་གསོལ་མཆོད་དང་འཕྲིན་བཅོལ། བཀྲ་ཤིས་སྨོན་ལམ་གྱིས་མཐའ་བརྒྱན་ཏེ་ཕྱག་ལེན་རྣམ་དག་གི་བརྒྱུད་པ་བར་མ་ཆད་པའི་མན་ངག་ཟབ་མོའི་བྱིན་རླབས་ཀྱི་གཟི་འོད་འབར་བའི་ནད་འཇོམས་སྨན་གྱི་བདུད་རྩིར་བསྒྲུབས་ནས་ནུས་པ་བསྐྱེད་པར་བྱའོ། །དེ་ནས་ལེགས་པར་གྲུབ་པའི་སྨན་མཆོག་དེ་ཉིད་དར་རས་ནམ་མཁའི་མདོག་ཅན་གྱི་ཁུག་མའི་ནང་དུ་བླུགས་ཏེ་དུས་དང་རྣམ་པ་ཐམས་ཅད་དུ་ཁྱི་དང་། བུད་མེད། དམ་ཉམས། ཡུགས་ས། ཉེ་ཟེར་སོགས་ཀྱིས་མཐོང་རེག་མེད་

པ་དང་། བཞའ་རློན་རུལ་སུངས་སོགས་མི་ཡོང་བའི་གནས་སུ་དྲི་བཟང་དང་བཅས་གཙང་མར་བཅང་བར་བྱའོ། །

བདུན་པ། ཕན་ཡོན་བསྟན་པ།

ཕན་ཡོན་བསྟན་པ་ལ་སྤྱི་དང་བྱེ་བྲག་མདོར་བསྡུས་ལས། དང་པོ་རིན་ཆེན་རིགས་སྤྱི་ཡི་ཕན་ཡོན་ནི། རྒྱུད་ཆེན་གཞུང་ལས། ཁྲག་མཁྲིས་བད་ཀན་བཞི་བརྒྱ་རྩ་བཞིའི་ནད། །མགོ་དང་བྱང་ཁོག་ཡན་ལག་རྩ་རྣམས་དང་། །རྒྱུ་འོར་མཛེ་འབྲས་གག་ལྷོག་གཉན་ནད་དང་། །ཀླུ་གཉན་རྒྱལ་པོ་ལ་སོགས་འབྱུང་པོའི་གདོན། །རིན་པོ་ཆེ་ཡིས་མི་སེལ་འགའ་ཡང་མེད། །ནད་གཞི་མེད་པའི་མི་ལ་བཅུད་ལེན་འགྱུར། ཞེས་དང་། སློབ་དཔོན་ངག་གི་དབང་ཕྱུག་གིས། གྲུབ་པའི་སྔགས་དང་སྨན་སོགས་ནི། །འཕྲུལ་དུ་ཡིད་ཆེས་བྱེད་པ་ཡིས། །འཆི་བདག་རྣམ་པར་བསལ་བར་བྱ། །ནོར་བུ་སྔགས་དང་སྨན་གྲུབ་དང་། །བཅུད་ལེན་སྦྱོར་བས་ཀྱི་བདག་ཉིད་ནི། །འཆི་བདག་ཕ་རོལ་གནོན་མཛོད་སྟེ། །རིག་འཛིན་གྲུབ་པ་ཇི་བཞིན་ནོ། །ཞེས་སོགས་གསུངས་པས་གནས་སྐབས་ན་བ་གསོ་ཞིང་བཅུད་ལེན་དུ་འགྱུར་བ་དང་། མཐར་ཐུག་མཁའ་སྤྱོད་ཀྱི་གོ་འཕང་འགྲུབ་པ་སོགས་ཡོན་ཏན་དཔག་ཏུ་མེད་པར་གསུངས་སོ། །

གཉིས་པ། བྱེ་བྲག་གི་ཕན་ཡོན་ནི། ཇི་སྐད་དུ། དངུལ་ཆུས་སྨན་གཞན་ནུས་པ་བརྒྱ་འགྱུར་བསྐྱེད། །དབྱིག་དུག་ཀུན་གྱི་གཉེན་པོ་མཆོག་ཏུ་བཤད། །གསེར་དངུལ་ཟངས་ལྕགས་རྣམས་ཀྱི་ཐལ་བ་དང་། །ལྷང་ཚེར་རྣམས་ཀྱིས་དབྱིག་དུག་སེལ་བར་བྱེད། དུག་དཀར་གྱིས་ནི་མཆིན་པའི་གཡའ་དུག་དང་། །རྡོ་རྗེ་ཕ་ལམ་ཕ་བྱུས་དུག་རྣམས་འཛོམས། །དུག་དམར་གྱིས་ནི་རིན་ཆེན་བཻཌཱུརྱ། །ཕ་བྱུས་དུག་རིགས་རྣམས་ནི་ཞི་བར་བྱེད། །མུ་ཏིག་གིས་ནི་མགྲོན་བུ་ཞ་སྐྱོགས་དང་། །དུང་དང་ཞ་ཕྱིས་གླང་ཆེན་རུས་པ་དང་། །ཞ་རུས་རྣམས་ལ་ཕ་བྱུས་དུག་རྣམས་སེལ། །བྱི་རུ་དཀར་དམར་གྱིས་ནི་ལྷུམ་

རིགས་དང་། སྲད་མའི་རིགས་ལ་ཧ་བྱས་དུག་རྣམས་སེལ། །སྤུར་ལེན་གྱིས་ནི་སྦྱར་
དུག་སེལ་བར་བྱེད། །ཉི་ཟླའི་འོད་ལ་གདུག་པའི་དུག་རིགས་རྣམས། །བཙོ་ལྡེའི་ཟླ་བས་
གདུང་བའི་ལྕགས་ཐེས་སྲུང་། །རྫོ་དུག་རྣམས་ལ་སྤལ་རྒྱབ་ལ་སོགས་བརྟགས། །རྡོ་
ཧིས་སྙིང་དང་གུར་གུམ་མཆིན་པ་དང་། །ཅུ་གང་སྒོ་དང་ལི་ཤིས་སྲོག་རྩ་དང་། །ཤུག་
སྐྱེལ་མཁལ་མ་ག་གོ་ལ་མཆེར་པར། །ཞུགས་པའི་དུག་རིགས་རྣམས་ནི་སེལ་བར་བྱེད།
བྲག་ཞུན་རིགས་ལྔས་ས་ཡི་དུག་དང་ནི། །རིན་ཆེན་སོགས་ཀྱི་དུག་རྣམས་སེལ་བར་
བྱེད། དཔའ་བོ་དཀར་པོས་བུ་ག་པགས་པ་རྣམས། །རིམ་པ་བདུན་ལ་ཞུགས་པ་སེལ་
བར་བྱེད། །སེར་པོས་ཁུ་བའི་རིགས་ལ་སྦྱར་བ་དང་། །རུས་པ་ལ་ནི་ཞུགས་པ་འཛོམས་
པར་བྱེད། །ཕྱུང་སྟེར་དཀར་པོས་གཟའ་ནད་སྲིད་པ་དང་། །དམར་པོས་མཛེ་ནད་འདྲ་
བ་འཛོམས་པར་བྱེད། །ལྕུམ་སྟག་གིས་ནི་དངུལ་ཆུ་ཧ་བྱས་པ། །མཆིན་པ་ལ་ཞུགས་
དུག་ནད་སེལ་བར་བྱེད། །སྐང་ཐོག་པ་ཡི་ཆུ་ཡིས་དྲི་ཆུ་དང་། །དཀར་ལ་ཧ་བྱས་དུག་
རྣམས་སེལ་བར་བྱེད། །ཨ་ཧྲི་ཧ་ཡིས་བུ་རམ་ག་ར་སོགས། །ཤིང་ཏོག་རིགས་ལ་སྦྱར་
བའི་དུག་རྣམས་དང་། །ཐང་ཆུས་སོ་མའི་རྩི་ལ་སྦྱར་བ་དང་། །ཡན་ལག་རྣམས་ལ་
ཞུགས་པའི་དུག་རྣམས་སེལ། །བོང་དཀར་གྱིས་ནི་མཁྲིས་པ་ལ་སྦྱར་དང་། །མཁྲིས་པ་
ལ་ཞུགས་གླ་ཡ་ནག་པོ་སེལ། །བོང་ང་དམར་པོས་བཙན་དུག་རིགས་བཅུ་སེལ། །མུ་ཟི་
ལ་སོགས་ས་ཡི་དུག་རྣམས་དང་། །ན་ལུགས་ཆམ་འཁྲུགས་འདྲ་བའི་དུག་རྣམས་
སེལ། །སྟག་ཤས་དུག་མདའ་ལ་སྦྱར་རྨ་རིགས་སེལ། །ཕུ་གུ་ཤིང་གིས་རྨ་རིགས་
ཐམས་ཅད་དང་། །དུག་གི་སྐྱོན་གྱིས་ནང་དུ་རྨ་བྱུང་སེལ། །རེ་རལ་གཉིས་ཀྱིས་ཁྲ་
མེན་བུ་མོ་ཡི། །སྨོན་ལམ་ལས་བྱུང་ཐིག་ལེ་སྣ་ཚོགས་བཀྲ། །རྩ་འཁྲུགས་འདྲ་དང་ལོ་
མ་འབར་བ་དང་། །ཁྲ་མེན་གྱིས་བྱས་དུག་རིགས་སུམ་ཅུ་སེལ། །སྤང་རྒྱན་དཀར་པོས་
མཛེ་ཚོར་ཧ་བྱས་དང་། །ཁྲེ་བར་བབ་པའི་དུག་རྣམས་སེལ་བར་བྱེད། །སྤང་ཐེས་སྙིང་

ཚད་སྨུག་པོ་ཁྲག་སྐྲན་དང་མོ་ནད་འདྲ་བའི་དུག་རིགས་ཐམས་ཅད་སེལ། །བྲག་ཛ་ཏ་པོས་ཐང་ཕྲོམ་འཛིན་པ་ལ། །རྟ་བྱས་དུག་རིགས་རྣམས་ནི་སེལ་བར་བྱེད། །ཕྱི་ཕྱཾ་གིས་ནི་བསེ་ཞོའི་དུག་རྣམས་དང་། །ཁྲི་ཁཎྜའི་དུག་དང་བ་ལང་དང་། །མ་ཧེའི་ཤ་ལ་སྦྱར་བའི་དུག་རྣམས་སེལ། །མ་གི་ཏ་ཡིས་དུག་རིགས་ཐམས་ཅད་འཛོམས། །མི་དང་རྟ་དང་ཁྱིའི་ཕྱུ་ཚན་གྱིས། །རང་རང་གང་ལ་སྦྱར་བའི་དུག་རྣམས་སེལ། །མདོངས་ལྡན་མཁྲིས་པས་སྒོ་ངའི་དུག་རྣམས་སེལ། །ག་བུར་ཙན་དན་གཉིས་ཀྱིས་དུག་རིགས་ཀྱི། །ཚད་པ་ཐམས་ཅད་སྐད་ཅིག་ཉིད་ལ་འཛོམས། །འབྲུ་དུག་ཡུངས་དཀར་པད་ཀ་ཤུང་སོན་དང་། །ཤ་དུག་གཉེན་པོ་གཟི་མདངས་མེད་པ་དང་། །བྱིའུ་ལ་ཕུག་ཉིད་ནི་མཆོག་ཡིན་ནོ། །ར་ཡི་དུག་གི་གཉེན་པོ་བསེ་རུ་ཡིན། །མཁའ་ལྡིང་དུག་ལ་རྨ་བྱའི་སྒྲོ་གཞོབ་དང་། །གཟུག་མོ་བྱི་ཐུར་རྣམས་ནི་མཆོག་ཡིན་ནོ། །སྦྲུ་དུག་གཉེན་པོ་སྟག་གི་སྨ་ར་དང་། །ཀླད་དུག་ཀླད་སྦྲིན་ལ་སོགས་བུ་མོ་ཡི། །སྤྱི་བོ་མཆན་འོག་སྤུ་ཡིས་སྐྱོབ་པར་ནུས། །མཆིན་དུག་བུ་མོ་སྟག་ལོའི་མཆིན་པས་འཛོམས། སྦལ་པ་ཨོ་རོ་ལ་སོགས་ཤ་སྦྱོར་གྱི། །དུག་རིགས་གྱི་ཤ་སོགས་ཀྱིས་གཞོམས་པར་བྱེད། །སྐད་ཅིག་ཏུར་ཐུམ་བསེ་ཞོའི་སྦྱར་དུག་དེ། །ཕྱུ་ཚན་གསུམ་གྱིས་རྩད་ནས་འཛོམས་པར་བྱེད། །སེ་འབྲུའི་ཁུ་བས་མེ་དྲོད་གསོ་བར་བྱེད། །མདོར་ན་དེ་དང་དེ་ལ་རྟ་བྱས་པས། །དོན་ལྡེ་སྣོད་དྲུག་ཤ་རུས་པགས་པ་གསུམ། །དབང་པོ་སྒོ་ལྔ་རྩ་དང་ཐིག་ལེ་དང་། །གང་དང་གང་ལ་བབས་པའི་དུག་རིགས་རྣམས། །བ་མོ་ལྷ་བུར་འཛོམས་པའི་གཉེན་པོ་མཆོག །རྒྱ་གར་དབྱིག་དུག་རྒྱ་ནག་འོལ་དུག་དང་། །མོན་གྱི་རྩི་དུག་བོད་ཀྱི་སྣ་ཚོགས་སྦྱོར། །ལྟུམ་དུག་རྡོ་དུག་འདུས་པ་སྦྱར་དུག་དང་། །རྨ་བྱའི་སྔོང་དུག་ལ་སོགས་དུག་རིགས་ནི། །སྟོང་དང་རྩ་བཞི་འཛོམས་པའི་སྦྱོར་བ་ཡིན། །ཞེས་སོགས་རྒྱ་ཆེར་གསུངས་པ་ལྟར་རོ། །

གསུམ་པ་མདོར་བསྡུས་ཀྱི་ཕན་ཡོན་བསྟན་པ་ནི། ནམ་མཁའི་ཐིག་གིས་ཀུན་

འཛོམས་ལྟར། །དུག་སོགས་ནད་རྣམས་མ་ལུས་སེལ། །ཀླུང་དང་གྲང་བ་མ་གཏོགས་པའི། །རིམས་འཁྲུགས་ཚད་པ་སྙིང་པ་སོགས། །ནད་རྣམས་མ་ལུས་ཀུན་ལ་ཕན། །རིམས་སོགས་རྒྱུ་གཟེར་རྣམས་ལ་ཤེས། །ནད་མེད་མི་ལ་བཏང་བས་ནི། །རྐས་དང་རྐུད་པ་སེལ་བར་བྱེད། །སྐྲ་དཀར་གཉེར་མ་མེད་པ་དང་། །སྐྲ་དང་སྨ་ར་སྟུམ་ཞིང་མཉེན། །ཉུས་པ་རྡོ་རྗེ་ལྟ་བུར་འགྱུར། །འགོ་བའི་ནད་རྣམས་འབྱུང་མི་འགྱུར། །དུག་དང་ཁ་ཟས་མ་འཕྲོད་པ། །བཙན་དུག་དང་ནི་སྦྱར་དུག་རྣམས། །གནོད་པར་བྱེད་པ་ཞི་བར་འགྱུར། །བགེགས་དང་གདོན་ནི་མ་ལུས་འཛོམས། །གཙོ་འཁོར་སྨན་སྣ་བརྒྱ་ཕྲག་དང་། །ཕབ་རྒྱུན་ཐབས་ཤེས་དང་སྦྱར་བའི། །ཟབ་ཁྱད་རིན་ཆེན་རིལ་ནག་འདི། །ཡུངས་འབྲུ་ཙམ་ཞིག་སེམས་ཅན་རྣམས། །སུས་སྤྱོད་མཁའ་སྤྱོད་འགྲུབ་པར་འགྱུར། །ཡོན་ཏན་བསམ་གྱིས་མི་ཁྱབ་བོ། །ཞེས་སོ། །

བརྒྱད་པ། རིན་ཆེན་རིལ་བུའི་རིགས་གཏོང་ཚུལ་མགྱོགས་བསྡུས།

རིན་ཆེན་རིལ་བུའི་རིགས་གཏོང་ཚུལ་མགྱོགས་བསྡུས་ནི་རྒྱུད་ཕྱི་མར། ཟ་ཁ་འབྱེད་ལ་ཚ་སྔོར་གཡེར་མས་བྱ། །རིལ་བུའི་སྔོན་དུ་ཞུན་མར་ཞག་འགའ་བསྟེན། །ཕྱི་སྲུང་ཚ་གྲང་སྦྱོར་བའི་མར་གྱིས་བྱུགས། །ཉུས་པ་བསྐྱེད་པ་རིལ་བུ་ཆང་གིས་དབུལ། །ཤ་ཆང་ལྟོར་བསྟེན་སྐབས་སུ་བ་སྤུར་དབྱུང་། །ཞེས་སོགས་གཞུང་དོན་ལྟར། རིན་ཆེན་རིལ་བུ་མ་བཏང་བའི་ཞག་བདུན་གྱི་སྔོན་ནས་སྤུད་སྨན་གྱི་ཐང་དང་། ཞུན་མར་ཙུང་ཟད་རེ་ཁོང་དུ་བཏང་ཞིང་ལྟོ་བ་སོགས་སུ་སྟུམ་བྱུག་བྱ། རིལ་བུ་གཏོང་བའི་སྔ་ཉིན་ནས་ཟ་ཁ་འབྱེད་པའི་ཆེད་དུ་འབྲས་ཐུག་སླ་པོ་ཞིག་གི་ནང་དུ་གཡེར་མ་འབྲུ་བདུན་གྱི་སྔོར་བཏབ་པའི་ཐང་འཐུང་། དེ་ནུབ་ནས་དཀར་ཡོལ་གས་ཆག་མེད་པའི་ནང་དུ་ཆང་བཟང་པོའམ་ཛ་ཁུ། ཆུ་འཁོལ་གཙང་མ་གང་ཙུང་བླུགས་པའི་ནང་རིལ་བུ་སྦངས་ཏེ་དར་དམར་གྱིས་ཁ་བཀབ་ལ་ཞག་གཅིག་བཞག །ཕྱིར་ནངས་

ཐོ་རེངས་ཆུ་གཙང་གིས་ཁ་བཀྲུ་བཤལ་བྱས་ཏེ་རིལ་བུ་སྦྱིན་ལག་གིས་བཤིག་ལ་འཐུང་། དེ་ནས་མལ་གོས་ཤིན་ཏུ་དྲོ་བ་གྱོན་ཏེ་རྔུལ་ཐོན་ངེས་བྱས་ལ་ཉལ། རྔུལ་ཐོན་རིམ་བཞིན་རས་ཀྱིས་ཕྱི། ལུས་མ་རྔུལ་ན་ཆུ་ཚོད་གཅིག་ཙམ་ནས་ཇ་ཐང་ཚ་མོ་ཅུང་ཟད་འཐུང་ནས་ལུས་རྔུལ་བའི་ཐབས་བྱ། རིལ་བུ་བཏང་ནས་ཆུ་ཚོད་གཉིས་ཙམ་སོང་རྗེས་སླར་ཙ་ཁ་སྦོམ་བྱེད་མར་ཁུ་བཙག་བཅད་ཞུང་ཏུའི་ནང་དུ་དོམ་མཁྲིས་ཐུན་ཆུང་ཞིག་བཏབ་ལ་འཐུང་། དེ་ནི་ཙ་ཁ་འབྱེད་སྦོམ་གྱི་གནད་ཡིན་པས་དེ་མ་ཤེས་ན་སྨན་གྱི་ནུས་པ་ཚུལ་བཞིན་མི་འབྱུང་ངོ་། །ཡང་རླུང་ལྷང་ན་ཆང་བཀུང་ནས་སྐབས་དེར་ནད་རོ་བ་ཕྱུར་དབྱུང་བར་བྱེད་དགོས། ཕྱང་བྱ་ནི། ཞག་བདུན་ཙུན་ལ་ཁ་ཟས་སྐྱག་བཙོང་དང་། ལ་ཕུག ཁ་ཚ། རུལ་སུངས། སྔོ་དྲོད་ཀྱི་རིགས། ཆང་སྐྱུར། ཀུ་ཤུ། ཆུ་རྐང་། ཤ་མོ་སོགས་དང་། སྤྱོད་ལམ་ཡང་འཁྲུགས་ལས་དང་། ཉལ་པོ་བྱེད་པ་སོགས་འཛོམས་ན་སྨན་ནུས་ལེགས་པར་ཐོན་པའི་དགོས་པ་ཁྱད་པར་ཅན་ཡོད་པས་ཕྱང་བླངས་ལེགས་པར་བྱ་བ་གལ་ཆེའོ། །

དུག་གསུམ་རྒྱུས་བསྐྱེད་ཉེས་པ་ཆེར་འཁྲུགས་པས། །རྣམ་པར་གྱུར་པའི་སྡུག་བསྔལ་མ་ལུས་ཀུན། །བྲུང་ནས་འཕྱིན་ཕྱིར་དྲང་སྲོང་སྨན་པའི་རྗེའི། །ཚེ་ཡི་རིག་བྱེད་འགྲོ་བའི་གསོས་སུ་བྱིན། །ཞེས་བར་སྐབས་ཀྱི་ཚིགས་སུ་བཅད་པའོ། །

གཉིས་པ། ཟུར་མཁར་མཉམ་ཉིད་རྡོ་རྗེའི་དགོངས་དོན། རཏྣ་བསམ་འཕེལ་གྱི་སྦྱོར་བ་ལ།

རིན་པོ་ཆེ་སོགས་སྨན་སོ་སོའི་ངོས་འཛིན་དང་མཆོག་དམན་དབྱེ་བ་སོགས་བཤད་པ་དང་། རིན་པོ་ཆེ་སོགས་སྨན་རྣམས་ཀྱི་དུག་འདོན་འདུལ་སྦྱང་གི་ལག་ལེན་བཤད་པ། སྦྱོར་བའི་ཚད་དངོས་བསྟན་པ། སྦྱོར་ཚུལ་གྱི་ལག་ལེན་སོགས་བསྟན་པ། སྦྱར་ཟིན་སྨན་གྱི་ཕན་ཡོན་བསྟན་པ་སྟེ་ལྔ་ལས།

དང་པོ། སྦྱོར་བ་འདིར་དགོས་པའི་རིན་པོ་ཆེ་སོགས་སྨན་སོ་སོའི་ངོ་བོ་དང་། མཆོག་དམན་དབྱེ་བ་སོགས་བཤད་པ།

སྦྱོར་བ་འདིར་དགོས་པའི་རིན་པོ་ཆེ་སོགས་སྨན་སོ་སོའི་ངོ་བོ་དང་། མཆོག་དམན་དབྱེ་བ་སོགས་བཤད་པ་ནི་ཐོག་མར་རིན་པོ་ཆེ་གཟི་ནི། སྤྱིར་དབྱིབས་ཟླུམ་པོ་ལྟག་ཡོག་དང་། ནར་མོ་རྐང་རིང་སྣེ་རྩ་བའི་རིགས་གཉིས། རི་མོའི་ཁྱད་པར་ལས་ཡུལ་སོ་སོའི་མིང་མི་འདྲ་བ་རེ་འདོགས་སྲོལ་ཡོད། རྟ་སོ་མ་དང་། ནོར་གཞོང་མ། མདུང་སྒྲིལ་མ། གནམ་ས་ཁ་སྦྱོར། ཚེ་བུམ་ཅན། ལུག་མིག་མ་སོགས་ལྟ་བུ་དང་། ཚུ་མིག་གཉིས་པ་གསུམ་པ་བཞི་པ་ནས་དགུ་པ་སོགས་ཡོད་ལ། ཁ་དཀྲིས་རེ་རེ་ཡོད་པ་དང་། ཁ་དཀྲིས་གཉིས་ཡོད་པའི་དབྱེ་བའོ། །ཁ་དོག་གི་ཁྱད་པར་ལས། གཟི་དམར་དང་གཟི་ནག གཟི་སྨུག གཟི་དཀར་བཅས་བཞི་ཡོད། གཟི་དམར་ལའང་ཞོ་རྩི་ཅན་དང་འོ་རྩི་ཅན། རྣམ་སྲས་གཟི་དམར་ལྕུགས་ཀྱུ་ཅན། གཡང་གཟི་ཞེས་གྲགས་པ་དང་། ཚེ་བུམ་ཅན། ཚུ་མིག་གཅིག་ནས་གཉིས་སོགས་མང་། གཞན་ཡང་ཕལ་ཆེར་གཟི་ཡི་ཏུས་ཡིན་པ་ལ་ཤེལ་བཟོ་ཙུང་ཟད་ཡོད་པ་ཤིན་ཏུ་དྭངས་པ་ལུང་མི་སྒྲིབ་པ་མཚོན་གཟི་ཞེས་པའང་ཡོད་པ་ནི་གཟི་དངོས་མིན་པས་དམན། དེང་སྐབས་གཟི་ནག་ཁྲ་དང་དཀར་ཁྲ་གཉིས་ཞིབ་པར་མ་བརྟགས་ན་གཟི་འདྲ་བཟོས་མ་མང་བས་ཡིད་གཟབ་ཀྱིས་བརྟག་པ་གལ་ཆེ། ཚུ་མིག་མང་ཉུང་དང་། ཁ་དཀྲིས་མང་ཉུང་གིས་མཆོག་དམན་གྱི་དབྱེ་བ་འབྱེད། དེ་ནི་རྒྱུན་ཆའི་སྐབས་ལས་སྨན་གྱི་ནང་དུ་རྒྱུ་གཟི་ཡིན་ན་འགྲིག ཚུ་མིག་གྲངས་དགུ་པ་ནི་སྨན་དང་རྒྱན་གཉིས་ཀར་མཆོག་ཡིན། གཟི་དཀར་ཁྲ་ནི་ངོ་བོ་གཟི་ཡིན་པ་གཞི་ཁ་དོག་དཀར་ལ་འཁྱུར་མིག་ཁམ་ནག་ཡོད་པ། ཡང་ན་གཞི་མདོག་གསལ་ལ་དཀྱིལ་དུ་རི་མོ་དཀྲིས་སྐོར་གཉིས་གསུམ་བརྒྱབ་པ་ཡོད། གཟི་ནག་ཁྲ་དེའང་ངོ་བོ་གཟི་ཡིན་པ། གཞི་མདོག་ནག་རྐྱང་ལ་འཁྱུར་མིག་དཀར་པོ་ཅན། དེ་

ཡའང་འགྱུར་མིག་མང་ཉུང་གིས་རབ་འབྲིང་འབྱེད་པས། དགུ་དང་གསུམ་པ་ནི་མཆོག་དང་འབྲིང་། གཉིས་པ་ནི་དམན་པ་སོགས་སུ་བཤད། དེ་བཞིན་ཚེ་བུམ་མ་དང་། ནོར་གཞོང་མ་སོགས་སྣ་ཚོགས་ཡོད། གཟི་དམར་ཁྲ་འདི་ལ་ངོས་འཛིན་མང་ཡང་ངོ་བོ་གཟི་ཡིན་པ་ཁ་དོག་མཚོན་དམར་འདྲ་བ་ལ་ཆུ་མིག་སྐོར་མོ་ཡིན་པར་དཀར་ཐིག་ཅན་ཞིག་དང་། ཞོ་རྩི་དང་འོ་རྩི་ལྟ་བུའི་རི་མོ་དཀར་པོ་ལྕགས་ཀྱུའི་དབྱིབས་འདུག་པས་ལྕགས་ཀྱུ་མ་དང་དབང་སྡུད་ཀྱི་གཟིའང་ཟེར། གཞི་མདོག་གོང་མཚུངས་ལ་གཟི་ནག་ཁྲའི་རི་མོ་ལྟར་ཆུ་མིག་ཡོད་པའང་ཡོད་པས་དེ་ལ་རྣམ་སྲས་གཟི་དམར་ཟེར། ཡར་གཟི་དམར་གྱི་རི་མོ་ཕལ་ཆེར་གཞི་དམར་པོ་ལ་རི་མོ་འོ་མས་བྲིས་པ་ལྟ་བུ་ཡོད་པས་ཞོ་རྩི་འོ་རྩི་ཅན་ཞེས་སྙིང་སྲོལ་ཡོད། གཟི་སྨུག་ནི་ངོ་བོ་གཟི་ལ་དབྱིབས་གཟུགས་མང་ཆེ་བ་ཟླུམ་པོ་དང་། མདོག་ཁམ་སྨུག་ལ་རི་མོ་རང་འགྲོས་ཀྱིས་འཁྱིལ་བ་ལྟ་བུ་དང་ཕྱི་ངོས་སུ་རྗོ་དྲིག་འགོས་པ་ལྟར་གྱི་སྐྱ་བོ་ཚོམ་ཚོམ་པ་ཞིག་ཡོད། མདོར་ན་གཟི་ཡི་རིགས་ལས་ཧལ་ཞེས་པའི་དཀར་པོ་དང་། གཟི་དཀར་གྱི་རིགས་དང་གཟི་དམར་འགའ་ཞིག་མ་གཏོགས་གཟི་གྲུབ་སྟངས་ལ་ཁ་སྤུ་ཞེས་པའི་སེན་རྗེས་ལྟ་བུའི་རི་མོ་ངེས་པར་ཡོད་པས་དེ་ལྟར་བརྟག་ན་གཟི་འདྲ་དང་མི་ནོར་བའི་ཁྱད་པར་འབྱེད་ཐུབ། ཁྲ་སེན་ནི། ཧ་ལམ་གཟི་ཡི་རུས་འདྲ་བ་ལ་ཁ་དོག་སྣ་ཚོགས་ཡོད་པར་རི་མོ་སྤོ་དཀར་དང་། དམར་ཁམས་སོགས་དཀྲིས་པ་ལྟ་བུའི་ནང་དུ་ཁྲོ་ཞལ་གྱི་དབྱིབས་ཡོད་པ་དེ་ལ་དམངས་ཁྲོད་ཀྱིས་གཟའ་ཡི་ཁ་དང་། གཟའ་ཁྲ་སེན་ཟེར། དབྱིབས་རིལ་མོ་དང་ནར་མོ་ཅི་རིགས་ཡོད། ཡང་གནམ་ས་ཁ་སྦྱོད་ཅེས་པ་དེའང་ཁྲ་སེན་གྱི་རིགས་སུ་བཤད། གཟི་ནག་ཁྲ་ཆུ་མིག་དགུ་པ་ཁྲ་སེན་མཆོག་ཏུ་བཤད་པ་ནི་ཁྲ་སེན་མཆོག་གི་ནུས་པ་ཡོད་པ་ལ་དགོངས་ཀྱི་ངོ་བོ་ནི་གཟི་རང་ཡིན། ཞུ་མིག་ནི། ཁ་དོག་ལྗང་ལ་སྐྱ་ཞད་ཡོད་པ་ལུང་མི་སྒྲིབ་པའི་ཉི་མར་བལྟས་ན་ཞུན་བུའི་མིག་ལྟར་འོད་འབྱུང་བ་རང་བྱུང་དེ་མཆོག མདོག་སེར་སྨུག་

མར་ཁུ་ལྟ་བུ་གསེར་ཞིབ་ཡོད་པ་རང་བྱུང་དེ་དམན། བཟོས་མའི་རིགས་ཀྱིས་མི་ཏུང་། གཡང་ཏིའུ་ནི་རང་བྱུང་རྡོ་རིགས་ཁ་དོག་ཕྱུར་ཁུའི་མདོག་ཅན་དང་། ཁམས་ཞད་ཅན་གཉིས་སྣང་། རང་རང་གི་ཁ་དོག་སྐྱ་ཚོ་གཉིས་འདྲེས་ནས་ཕྲིན་འཕྲིགས་པ་ལྟ་བུ་ཞིག་ཡོད་པ། རྒྱ་ནག་ནས་ཕོར་པ་སོགས་ཡོ་ཆས་སྣ་ཚོགས་ཐོན་པ་དེ་རྣམས་ཡིན། སྨིན་དང་མ་སྨིན་གྱི་ཁྱད་པར་ལས་ཤིན་ཏུ་སྲ་ཞིང་དྭངས་ལ་གྲིས་གཞོག་མི་བཏུབ་པ་ནི་སྨིན་པ་དང་། སྙི་བ་དང་ཁམས་མི་དྭངས་པ་གྲིས་གཞོག་བཏུབ་པ་བཅས་ནི་མ་སྨིན་པ་ཡིན། གཞན་ཡང་རྫུའི་དང་། རྡོ་ཁྱུང་སྐྱུགས་དང་ནོར་སོ་ཡོད་པས་ཞིབ་པར་བརྟག་དགོས། མ་ན་ཧོ་ནི། རང་བྱུང་རྡོ་རིགས་ཁ་དོག་ནག་ཁམས་ཅན་དང་། དམར་པོ་ཞིག་གཉིས་སྣང་། རྒྱ་ནག་གི་ཡུལ་སྐད་དུ་མ་ནའོ་ཞེས་རྟའི་ཀླད་པ་འདྲ་བའི་རང་བྱུང་རྡོ་རིགས་ཤིག་ཏུ་བཤད། དེང་སྐབས་རིན་ཆེན་རང་བྱུང་རྡོ་རིགས་ཐལ་ཆེར་མ་ནའོ་ཞེས་འབོད། བོད་ཀྱིས་ཇི་སྐད་དུ། མ་ན་ཧོ་ནི་རྟ་ཡི་ཀླད་པ་འདྲ། །དེ་ལ་དམར་མདངས་བྱུང་ན་ནོར་བུ་ཡིན། །ཞེས་ཟེར་སྲོལ་ཡོད་ཀྱང་མང་ཆེ་བ་དམར་པོར་སྣང་ལ། དཀར་པོ་སོགས་དང་རྒྱུ་ངོ་བོ་ལ་ཁྱད་པར་མི་འདུག མཆོག་རིགས་ལས་རྡོའི་འབྲུ་ཞིབ་ཙམ་གཟི་རིགས་ལས་རྩིང་ཙམ་དབྱིབས་དང་རི་མོ་སོགས་སྣ་ཚོགས་ཡོད་ལ་འདིར་ངོས་འཛིན་མི་འདྲ་བ་མང་བས་ཞིབ་པར་བརྟགས་པས་ཤེས། ཤིང་ཚ་ནི། སྲབ་མཐུག་གཉིས་ཀྱི་ནང་ནས་སྲབ་པ་ལེགས། མཐུག་པ་ནི་དྭ་ཚར་ངོས་འཛིན་བྱེད། ཤིང་ཚ་རྒས་པ་དྭ་ཚ་ཡིན། ཟེར་སྲོལ་ལྟར་རོ། །གཟའ་དུག་དཀར་ནག་འདི་ལ་དབྱེ་བ་མང་ཡང་བསྡུ་ན་རྐོང་གཡུང་གཉིས་ཡིན། ཁག་གཅིག་གི་སླ་བ་སྲད་མ་ཟེར། འདིར་རྐོང་པ་དྲི་ང་བ་དེ་ལེགས། དཀར་པོ་ལ་ངོས་འཛིན་མི་འདྲ་བ་གཉིས་སྣང་གཅིག་ནི་ལོ་སྡོང་གོང་དང་གཞི་མཚུངས་ཡིན་པ་ལ་མེ་ཏོག་དཀར་པོ་ཡིན་པ་དེ་ལ་འདོད། གཅིག་ནི་ཛ་རི་མཐོ་སར་སྐྱེ་བའི་མེ་ཏོག་ནག་པོ་མདངས་མེད་ལ་མེ་ཏོག་རྣམས་ཕྲུ་མ་ལྟ་བུས་བསྐུམས་པ། དྲི་ང་བ་དེར་

འདོད། གཉིས་ཀ་ནུས་པ་གཅིག་པར་བཞེད། རི་བོང་སྙིང་ནི། མིས་བདག་ཏུ་མ་བཟུང་བའི་རི་བོང་གི་སྙིང་ལེགས། དེའང་མ་རུལ་མ་སྲུངས་པ་དགོས། འབྲི་ཧ་ས་འཛིན་ནི། གྲོ་ལོ་ས་འཛིན་དང་མ་ནོར་བ་གཅེས། ལྕམ་པ་ནི་རིགས་མང་ཡང་། མ་ནིང་ལྕམ་པ་ཐང་སྐྱེས་དེ་ལེགས། ཧ་ལོའི་ཤ་ནི་རུལ་སྲུངས་སོགས་སྐྱོན་མེད་དགོས། ཐོག་ལྕགས་ནི་རྒྱུ་ཁྲོ་དམར་འདྲ་བ། འབྲོག་ཁུལ་ས་མཐོའི་ས་ནས་ཐོག་བརྒྱབ་པའི་ས་ཤུལ་དུ་ལོ་གསུམ་མམ་ལྔ་བདུན་གང་རུང་སོང་ནས་རྙེད་རྒྱུ་ཡོད་པར་བཤད། ཕུར་པ་ཕྱེད་ཀའི་དབྱིབས་སོགས་དབྱིབས་གཟུགས་སྣ་ཚོགས་སྣང་། ཤིང་མངར་ནི། དོས་འཛིན་ཐུན་མོང་ལྟར་ཤེས་སླ། ཁཊྚ་བྱུང་ན་ལེགས། སྨན་གཞན་རྣམས་རིན་ཆེན་གྲང་སྦྱོར་གྱི་སྐབས་ལྟར་ཡིན་པས་འདིར་མ་བྲིས་སོ། །

གཉིས་པ། རིན་པོ་ཆེ་སོགས་དུག་འདོན་འདུལ་སྦྱོང་གི་ལག་ལེན།

རིན་པོ་ཆེ་སོགས་དུག་འདོན་འདུལ་སྦྱོང་གི་ལག་ལེན་ནི་རིན་པོ་ཆེའི་རིགས་རྣམས་ཀྱི་དུག་འདོན་སོགས་ནི་གོང་གི་གྲང་སྦྱོར་ཆེན་མོའི་སྐབས་ལྟར་བྱའོ། །ཧ་ལོའི་ཤ་ནི། ཐལ་རྡུལ་སོགས་ཆུ་གཙང་གིས་ལེགས་པར་བཀྲུས་ལ་ཆུ་འཕོལ་གྲང་ལ་སླ་སྡེ་དྲི་ཐོན་ཙམ་བཏབ་པའི་ནང་དུ་ཞག་གཅིག་སྦངས། ཕྱི་ཉིན་ཁུ་བ་དོར། བཀྲུ་བཤལ་ལེགས་པར་བྱས་ཏེ་ཉི་མར་སྐམ། དེ་ནས་ལྕགས་སླང་དུ་རླངས་ཐོན་ཙམ་བཙོས་ལ་ཞིབ་བཏགས་ཚགས་སུ་དྲངས་པའི་ཕྱེ་མ་སྣོད་གཙང་དུ་ཁ་བྱང་ལྡན་པར་བླུགས། སྡིག་པ་ནག་པོ་ནི་ཐལ་རྡུལ་སོགས་ཆུ་གྲང་གིས་ལེགས་པར་བཀྲུ། སླ་སྡེ་དྲི་ཐོན་ཙམ་གྱི་ཆུ་ལ་ཞག་གཅིག་སྦངས། ཕྱི་ཉིན་ཁུ་བ་དོར། བཀྲུ་བཤལ་ལེགས་པར་བྱས་ནས་ཉི་མར་སྐམ། དེ་ནས་ལྕགས་སླང་ནང་རླངས་ཐོན་ཙམ་བཙོས་ལ། ཞིབ་བཏགས་ཚགས་སུ་དྲངས་པའི་ཕྱེ་མ་ཁ་བྱང་ལྡན་པར་བླུགས། སྡིག་པ་དཀར་པོ་ནི། གཞན་གོང་གི་སྡིག་པ་ནག་པོ་ལྟར་ལ་བཟོ་མི་དགོས། སྨན་གཞན་རྣམས་ཀྱི་དུག་འདོན་འདུལ་སྦྱོང་སོགས་བྱ་ཚུལ་ཡང་རིན་

ཆེན་གྲང་སྦྱོར་རིལ་ནག་ཆེན་མོའི་སྐབས་ལྟར་བྱའོ། །

གསུམ་པ། སྦྱོར་བའི་ཚད་དངོས་བསྟན་པ།

སྦྱོར་བའི་ཚད་དངོས་བསྟན་པ་ནི་མུ་ཏིག་སྲང་༡༨༠ གཡུ་སྲང་༤༥ བྱུ་རུ་སྤུས་ལེགས་སྲང་༩༠ གཟི་ནག་ཁྲ་སྲང་༢༠ གཟི་དཀར་ཁྲ་སྲང་༡༠ གཟི་སྨུག་སྲང་༢༠ གཟི་དམར་སྲང་༡༠ གཡང་ཏི་སྲང་༣༠ མུ་མེན་སྲང་༣༠ ཞུ་མིག་སྲང་༥༠ ནལ་སྲང་༡༠ མ་ན་ཧོ་སྲང་༣༠ ཁྲ་མེན་སྲང་༧༢ མཆད་སྲང་༢༠ ཐལ་བསྲེགས་ཀྱི་ལག་ལེན་ཚུལ་བཞིན་བྱས་པའི་གསེར་ཐལ་སྲང་༣༠ དེ་བཞིན་ཟངས་ཐལ་སྲང་༣༠ ལྕགས་ཐལ་སྲང་༣༠ ཞན་ཐལ་སྲང་༣༠ གཤའ་ཐལ་སྲང་༣༠ ཏི་ཚའི་ཐལ་བ་སྲང་༣༠ རག་ཐལ་སྲང་༣༠ འཁར་ཐལ་རྒྱང་པའམ་འཁར་ཐལ་ཐོག་ལྕགས་ཐལ་བ་འདྲེས་མ་སྲང་༣༠ དངུལ་ཐལ་སྲང་༣༠ ཁམས་བརྒྱད་ཐལ་བ་བསྡོམས་སྲང་༡༤༠ གུར་གུམ་སྲང་༡༢༠ ཛཱ་ཏི་སྲང་༡༢༠ ཤིང་ཚ་སྲང་༩༠ ཙུ་གང་སྲང་༡༢༠ ཀླི་ཤཾ་སྲང་༩༠ བསེ་རུ་དཀར་པོ་སྲང་༡༠༠ ཀ་ཀོ་ལ་སྙིག་ཕྲལ་སྲང་༩༠ གཟའ་དུག་དཀར་པོ་སྲང་༩༠ གཟའ་དུག་ནག་པོ་སྲང་༩༠ ཟི་ར་དཀར་པོ་སྲང་༩༠ ཟི་ར་ནག་པོ་སྲང་༩༠ ཨ་རུ་རའི་ཤ་སྲང་༢༠༠ བ་རུ་རའི་ཤ་སྲང་༢༠༠ སྐྱུ་རུ་རའི་ཤ་སྲང་༢༠༠ པི་ལིང་སྲང་༩༠ ཧྲིག་སྲིན་དཀར་པོ་སྲང་༢༠༠ ཧྲིག་པ་ནག་པོ་སྲང་༢༠༠ ཐལ་ཀ་རྡོ་རྗེ་སྲང་༢༠༠ སོ་མ་ར་ཛ་སྲང་༢༠༠ སྤོས་དཀར་སྲང་༢༠༠ སུག་སྨེལ་སྙིག་ཕྲལ་སྲང་༩༠ ཙན་དན་དཀར་པོ་སྲང་༢༠༠ ཙན་དན་དམར་པོ་སྲང་༢༠༠ ཨ་ག་རུ་སྲང་༢༠༠ རི་བོང་སྙིང་སྲང་༡༠ འབྲི་ཏ་ས་འཛིན་སྲང་༣༠༠ ཤིང་མངར་ཁཎྜ་སྲང་༢༠༠ གུལ་ནག་སྲང་༢༧༠ ཉ་ཕྱིས་བཏུལ་མ་སྲང་༡༢༠ ལི་ཤི་སྲང་༡༢༠ གླུ་བདུད་རྡོ་རྗེ་སྲང་༢༠༠ ལྕམ་འབྲུ་སྲང་༨༠ སླ་རྩི་སྲང་༤༥ སྒ་སྐྱ་སྲང་༤༥ དངུལ་ཆུ་བཙོ་ཐལ་སྲང་༤༠༠ གྲི་ཤའམ་འབྲོང་སྙིང་སྲང་༡༥ རྒྱ་ཚྭ་སྲང་༩༠ ཏ་ཡོའི་ཤ་སྲང་༣༠ བཅས་སྨན་སྣ་བདུན་ཅུ་ཐམ་པ་དང་། གཞན་ཡང་སྔོས་ཀྱི་གཉེན་པོ་བཞི་སྙན་བརྒྱུད་ཞལ་ཤེས་སུ་ཁ

ཚར་དུ་བརྒྱབ་པས། སྨན་སྣ་དོན་བཞིའི་གྲངས་ལྡན་འབྱུང་བ་འཕེལ་ཟད་བདུན་ཅུ་རྩ་བཞིའི་གཉེན་པོར་འགྱུར་བའི་རྟེན་འབྲེལ་དང་བཅས་སྦྱར་བ་ནི་དངོས་དང་གསང་བའི་སྨན་རྣམས་ཆད་ལྷག་མེད་པར་ལེགས་པར་སྦྱོར་བ་དང་། དེ་ལྟར་སྦྱོར་ཚད་འདིའི་ནང་བཅོ་ཐལ་དང་སྐོས་ཀྱི་གཉེན་པོ་འགའ་ཞིག་དགེ་མཚན་ཆེ་བར་མཐོང་ནས་ཆ་བསྐྱེད་པ་དང་རིན་པོ་ཆེ་སོགས་སྨན་རྣམས་ཕྱུས་ལེགས་ཤིང་ཆ་ཚང་བ་དང་། ཕབ་རྟའི་བྱིན་རྟེན་སོགས་ཀྱང་གྲུབ་མཐའ་རིས་མེད་ལས་བྱུང་བ་ཚད་ལྡན་གོང་གི་རིལ་ནག་ཆེན་མོའི་སྐབས་ལྟར་སྦྱར་བར་བྱའོ།།

བཞི་པ། སྦྱོར་རྩལ་ལག་ལེན་ལ་སྨན་ཕྱེ་བསྲེ་བའི་གོ་རིམ་སོགས།

སྦྱོར་རྩལ་ལག་ལེན་ལ་སྨན་ཕྱེ་བསྲེ་བའི་གོ་རིམ་སོགས་ནི་རྩ་བའི་སྨན་རྣམས་སོ་སོར་ཞིབ་བཏགས་ཁ་བྱང་དང་བཅས་སྣེ་སྣེགས་བུའི་ཁར་གོ་རིམ་དང་ལྡན་པར་བཀོད་པ་དང་། སྨན་འདུལ་མཁན་དང་རྡོ་གཞོང་སོགས་ཀྱི་གཙང་སྦྲ། བསངས་དང་བདུག་པ་སོགས་གོང་གི་གྲང་སྦྱོར་གྱི་སྐབས་ལྟར་ཞིབ་ཚགས་ཀྱི་སྒོ་ནས་ཉེ་བའི་སྟོན་འགྲོ་ལེགས་པར་བྱས་ནས་རྡོ་གཞོང་དུ་སྨན་ཕྱེ་རྣམས་ཕྱོགས་གཅིག་སྐམ་འདུལ་དགོས་པས། དེའང་ཐོག་མར་བསྲེ་བའི་ཚེ་བོང་དཀར། ཅུ་གང་། ཛྙ་ཏི་སོགས་མིང་པྲ་ལེགས་པས་སྣ་དྲངས་ཏེ་སྨན་ཕྱེ་གཞན་རྣམས་སྨན་སྦྱོར་གྱི་གོ་རིམ་དང་སྦྱར་ཚད་ལྟར་ཆད་ལྷག་སོགས་མེད་པར་རྒྱ་མར་བཀྲུགས་ནས་རིམ་བཞིན་བསྲེས་ཏེ་སྐམ་འདུལ་བྱ། རིན་པོ་ཆེའི་ཕྱེ་མ་དང་ཐལ་སྨན་རྣམས་དང་། རྡོ་སྨན་རྣམས་སྣར་རྡོ་གཞོང་དུ་ཞིབ་པར་འདུལ་ཏེ། དེ་དང་ལྷན་དུ་ཁཎྜ་དང་སྦྲུམ་རིགས་བྲི་ཐེབས་བཅས་སོ་སོར་ཆུ་གཙང་དུ་སྦངས་ནས་བཞག སྨན་ཕྱེ་རྣམས་བསྲེ་འདུལ་ལེགས་པར་ཟིན་ནས་དངོས་གཞི་འདམ་འཐག་སྐབས་སྨན་ཕྱེ་རྣམས་རྡོ་གཞོང་སོ་སོར་བགོ རྡོ་སྨན་དང་རིན་པོ་ཆེའི་ཕྱེ་མ་བཅོ་ཐལ་དང་བཅས་ཀྱང་རྡོ་གཞོང་སོ་སོར་ཆ་མཉམ་བགོས་ཏེ་སྨན་ཁྱིངས་དང་བསྲེས་ནས་སྐམ་འདུལ་

འདྲིས་ངེས་བྱ། དེ་ནས་རིམ་བཞིན་ཁཎྜའི་ཁུ་བ་དང་སྨུམ་རིགས་ཀྱི་ཁུ་བ། སེ་འབྲུ་བཟང་པོ་ཆུ་ཁོལ་གཙང་མར་སྦྱངས་པའི་ཁུ་བ་སོ་སོར་ཚགས་ལ་དྭངས་པ་བླུགས་ཏེ་གར་སླ་ཚ་ཙམ་བྱས་ཏེ་འདུལ། དེ་རྗེས་ཀྵི་ཕཾ་དང་ཁ་ཆེ་གུར་གུམ། ཀླུ་རྩི་བཅས་སོ་སོར་ཞིབ་བཏགས་ཆུར་སྦྱངས་བའི་ཁུ་བ་རིམ་པར་བླུགས་ནས་འདམ་འཐག་ལེགས་པར་བྱ། བསྲེ་འདུལ་བྱེད་ཚུལ་དང་། འདམ་འཐག་གི་ཡུན། བྱང་བའི་ཚད། སྨན་བྱིན་རླབས་ཀྱི་སྔགས་རྒྱུན་སོགས་རིལ་ནག་ཆེན་མོའི་སྐབས་ལྟར་ཚད་ལྡན་ཞིབ་ཚགས་བྱ་བ་གལ་ཆེ། དེ་ལྟར་བྱས་པས་ལེགས་པར་བྱང་བའི་སྨན་ཟན་རྣམས་ལྕགས་ཁྲོའི་སྣོད་ཆེ་བ་ཞིག་ཏུ་ཕྱོགས་བསྡུས་བྱས་ནས་བླུགས། རྫ་གཞོང་དང་རྫ་གཏུན་ལ་འབྱར་བ་རྣམས་བླངས་ཏེ་ཕྱོགས་གཅིག་ཏུ་བླུགས། དེ་ནས་གཙང་སྦྲ་དང་ལྡན་པའི་སྒོ་ནས་རིལ་བུ་བསྒྲིལ་བ་དང་། སྨན་སྒྲུབ་རབ་གནས་བྱས་ཏེ་ལེགས་པར་བཅང་བའི་ཚུལ་བཅས་གྲང་སྦྱོར་རིལ་ནག་ཆེན་མོའི་སྐབས་ལྟར་བྱས་པས་འགྲུབ་བོ། །

ལྔ་པ། ཕན་ཡོན་བསྟན་པ།

ཕན་ཡོན་བསྟན་པ་ནི་རིན་པོ་ཆེའི་སྦྱོར་བ་ཐུན་མོང་སྤྱིའི་ཕན་ཡོན་དང་བྱེ་བྲག་སྨན་སོ་སོའི་ཕན་ཡོན་ནི་གོང་གི་རིན་ཆེན་གྲང་སྦྱོར་སྐབས་དང་སྨན་སོ་སོའི་རྒྱུད་སེལ་སོགས་ལས་ཤེས་པར་བྱ། ཁྱད་པར་རཏྣ་བསམ་འཕེལ་འདིའི་ཕན་ཡོན་ནི་ཇི་སྐད་དུ། རིན་ཆེན་སྨན་གྱི་སྦྱོར་བ་ཁྱད་པར་ཅན། །འདི་ཡི་ཕན་ཡོན་བརྗོད་ཀྱིས་མི་ལངས་ཀྱང་། །མདོར་བསྡུས་ཚ་གྲང་འདུ་བ་འཁྲུགས་པའི་ནད། །ཡུན་རིང་གསོ་དཀའ་སྨན་པས་བོར་བ་དང་། །ཁྱད་པར་རྩ་དཀར་རེངས་འཁུམས་འཁྲུགས་པ་འཛོམས། །བྱེར་བ་བསྡུ་ཞིང་སྙིང་པ་གཏིང་ནས་འདོན། །མཁལ་ཚད་རྩ་འགྲམ་ཁྲག་རླུང་གཟེར་མདའ་གཙོག །སྟེང་གདོན་གཟའ་དང་བར་གདོན་རྒྱལ་པོ་བཙན། །འོག་གདོན་ཀླུ་ཡི་རིགས་རྣམས་ཐམས་ཅད་སེལ། །རྨ་སྙིང་སུཏྲ་ཀང་འབམ་ཞ་འཁུམས

སོགས། །ཕྱི་ནང་ཕལ་ཆེར་ནད་ལ་བསྟེགས་པ་སྟེ། །མགུལ་དུ་འཆང་ན་སྲུང་བའི་རྒྱལ་པོར་འགྱུར། །དྲི་ཚོར་ཙམ་གྱིས་གདོན་བགེགས་འབྱུང་པོ་འབྲོས། །དེ་ཕྱིར་བསམ་འཕེལ་ཡིད་བཞིན་རིན་པོ་ཆེ། །སྨན་གྱི་ནོར་བུ་རྒྱན་ཤེས་སྨན་པའི་ལུགས། །གསོ་རིག་རྒྱ་མཚོ་བསྡུས་པའི་བདུད་རྩི་སྟེ། །དྲང་སྲོང་འཚོ་ཐབས་ཤེས་པའི་སྙིང་ནོར་ཡིན། །ཞེས་གསུངས་སོ། །བསྐྱེད་ཚུལ་ནི་རིན་ཆེན་གྲང་སྦྱོར་ལྟར་བྱ་བ་གནད་དམ་པའོ། །

གསུམ་པ། རིན་ཆེན་མང་སྦྱོར་ཆེན་མོའི་སྦྱོར་བ་འགོད་པར་བྱ་སྟེ།

དེ་ཡང་ཕྱི་མ་རྒྱུད་ལས། དུག་གི་ནད་ལ་མང་སྦྱོར་ཆེན་མོ་མཆོག །ཅེས་གསུངས་པ་རིལ་ནག་ཆེན་མོ་དང་ནུས་པ་མཉམ་ཞིང་། ཉེད་པར་སླ་བ་དེ་ལས་ཀྱང་ནོ་ཁྱད་ཆེ་བའི་རིན་ཆེན་མང་སྦྱོར་ཆེན་མོའི་ལག་ལེན་ལ་རིན་པོ་ཆེ་སོགས་སྨན་རྣམས་ཀྱི་ངོས་འཛིན་དང་། དུག་འདོན་སོགས་སྔོན་གྲང་སྦྱོར་རིལ་ནག་ཆེན་མོ་དང་། རཏྣ་བསམ་འཕེལ་གཉིས་ཀྱི་སྐབས་སུ་བཤད་པ་ལྟར་ལས་འདིར་དམིགས་བསལ་གྱིས་བགྱི་བ་གང་ཡང་མེད། སྦྱོར་བའི་ཚད་དང་སྨན་གྱི་རྣམ་གྲངས་མང་ཉུང་ཅི་རིགས་ཤིག་མཆིས་ཀྱང་མཁྱེན་བརྩེ་པདྨ་འོད་གསལ་མདོ་སྔགས་གླིང་པའི་ཕྱག་བྲིས་དངོས་མཐོང་གི་སྦྱོར་ཚད་ལྟར་སྦྱར་བ་ནི་ཨ་རུ་གསེར་མདོག་གི་ཤ་ལྡུགས་རྩེ་ཟླ་འོད་སྲང་༢༩༠ དངུལ་ཆུ་བཙོ་ཐལ་སྲང་༢༢༠ བསེ་རུ་དཀར་པོ་ཆུ་འདུལ་བྱས་པ་སྲང་༤༠ གསེར་བྱེ་ལེགས་པ་སྲང་༡༠༠ ཐིག་སྲིན་དུག་འདོན་བྱས་པ་སྲང་༡༠༠ ལྡུམ་པའི་འབྲུ་སྲང་༡༠༠ ཛཱ་ཏི་སྲང་༤༠ ཟླུག་ཙུ་གང་སྲང་༤༠ ཁ་ཆེ་གུར་གུམ་སྲང་༤༠ སུག་སྨེལ་སྐྱག་ཕྲལ་སྲང་༤༠ ལི་ཤི་སྲང་༤༠ ཀཱ་ལ་སྐྱག་ཕྲལ་སྲང་༤༠ རུ་རྟ་སྲང་༤༠ ཨ་འབྲས་དང་ཤ་འབྲས་ཕྱེད་ཕྱེད་བྱས་པ་སྲང་༤༠ སྣ་འབྲས་སྲང་༤༠ འཇམ་འབྲས་སྲང་༤༠ ཙན་དན་དཀར་པོ་སྲང་༤༠ རང་བྱུང་མཚལ་དཀར་སྲང་༩༠ ཆར་ཉུང་ཁཎྜ་སྲང་༡༥༠ གོ་རོ་ཙ་ན་སྲང་༥༠ བྱིའུ་ལ་ཕུག་སྲང་༡༠༠ རྒྱལ་པོ་རེ་རལ་སྲང་༡༠༠ བེ་སྐྱིས་རེ་རལ་སྲང་༡༠༠ བྲེ་གུ་གསེར་ཐིག་སྲང་

༡༠༠ ཐྲག་སྐྱ་ཧ་བོ་མེ་ཏོག་བཅས་པ་སྲང་༨༠ ཕྱུ་ཚན་གསུམ་སོ་སོར་སྲང་༦༠ སྲམ་བྲུན་སྲང་༣༠ ཞ་ཏུས་སྲང༣༠ དོམ་མཁྲིས་སྲང་༥༠ བོང་དཀར་སྲང་༡༠༠ བོང་དམར་སྲང་༨༠ དཔའ་རྒོད་སྲང་༨༠ དཔའ་བོ་དཀར་པོ་སྲང་༡༠༠ དཔའ་བོ་སེར་པོ་སྲང་༨༠ ཡུང་བ་སྲང་༡༠༠ ཀོ་ཐི་ལ་དུག་ཕྲལ་སྲང་༡༠༠ བོ་ཡུ་སྲང་༨༠ ཐྲག་ཞུན་ཁཎྜ་སྲང་༨༠ སུ་མི་སྨུག་པོ་སྲང་༨༠ སུ་མི་སེར་པོ་སྲང་༨༠ བ་ཏུའི་ཤ་སྲང་༨༠ སྐྱུ་ཏུའི་ཤ་སྲང་༡༠༠ གཡུ་གསེར་རྙིང་སྲང་༥༠ ཅི་ཏྲ་སྤྲུས་ལེགས་སྲང་༥༠ མུ་ཏིག་སྲང་༥༠ མུ་མེན་སྲང་༥༠ ཞ་ཕྱིས་སྲང་༣༠ བ་ཤ་ཀ་སྲང་༥༠ སླ་རྩི་སྲང་༥༠ བཅས་སྨན་སྣ་བཞི་བཅུ་ཞེ་དགུའི་སྟེང་དུ་འཚོ་བྱེད་གྲུབ་པའི་དགོངས་པའི་ཁ་ཚར་སྨན་ནི། ཨར་ནག་སྲང་༥༠ སླེ་ཏྲེས་སྲང་༥༠ ཙན་དན་དམར་པོ་སྲང་༥༠ རྒྱ་ཏིག་སྲང་༣༠ པི་ལིང་སྲང་༣༠ གསེར་མེ་སྲང་༣༢ དུག་མོ་ཉུང་སྲང་༣༠ མ་ནུ་སྲང་༥༠ འུ་སུ་སྲང་༣༢ ཏོང་ལེན་སྲང་༥༠ སྤོས་དཀར་སྲང་༣༢ ཐལ་ཀ་རྡོ་རྗེ་སྲང་༣༢ སོ་མ་ར་ཛ་སྲང་༣༢ མ་ཏྲ་ཙེ་སྲང་༣༢ བྱི་ཏང་ཀ་སྲང་༣༢ རྡོ་རྒྱུས་སྲང་༣༢ འབྲི་ཏ་ས་འཛིན་སྲང་༣༢ ཤིང་མངར་སྲང་༣༢ ཕྲུང་སེར་དཀར་སྨུག་འདྲེས་མ་སྲང་༣༢ རྒྱ་ཕུབ་བམ་རིན་ཆེན་སྨྱུག་སྦུམ་ལྡན་སྲང་༣༢ ཅོང་ཞི་དུལ་མ་སྲང་༥༠ གཞན་ཡང་གསང་སྨན་གཉིས་དང་བདུད་རྩི་ཆོས་སྨན་སོགས་ཕབས་རྟའི་རིགས་གང་ལེགས་ཕུན་སུམ་ཚོགས་པའི་ཡན་ལག་ཏུ་སྦྱར་ནས་སྐམ་འཐག་དང་འདམ་འཐག་བྱེད་ཚུལ། རིལ་བུ་དྲིལ་ཏེ་སྨན་སྒྲུབ་རབ་གནས་སོགས་རིལ་ནག་ཆེན་མོའི་སྐབས་ལྟར་བྱའོ། །དེ་ལྟར་ལེགས་པར་གྲུབ་པའི་རིན་ཆེན་མང་སྦྱོར་ཆེན་མོའི་ཕན་ཡོན་ནི། ཕྱི་མ་རྒྱུད་ལས། དུག་ནད་ཀུན་ལ་མང་སྦྱོར་ཆེན་མོ་མཆོག །ཅེས་དང་། བླ་མ་མི་ཕམ་གྱིས། སྦྱར་དུག་གྱུར་དུག་རང་བཞིན་དངོས་ཀྱི་དུག །མཐོང་རེག་ཉེ་ཟེར་ཁ་རླངས་ལ་སོགས་པའི། །ས་སྟེང་དུག་གི་ནད་རིགས་ཡོད་དོ་ཅོག །མ་ལུས་དྲུང་འབྱིན་སྨན་གྱི་རྒྱལ་པོ་སྟེ། །གབ་ཚད་ཚད་རྙིང་གཉིང་འདོན་མན་ངག་མཆོག །ཤིན་ཏུ་བཙོས་བརྟགས་ནད་

ཀྱི་རྩ་བ་འཕྱིན། །རིན་ཆེན་མང་སྦྱོར་ཞེས་བྱ་བླ་ན་མེད། །ཅེས་གསུངས་པ་དང་། འཇམ་དབྱངས་མཁྱེན་རྩེའི་དབང་པོས། སྦྱར་བ་དང་གྱུར་པ་དངོས་ཀྱི་དུག་སོགས་དུག་རིགས་ཐམས་ཅད་ལ་མཆོག་ཏུ་ཟབ་པ་མ་ཟད། བསིལ་དྲོད་སྙོམས་པས་ཁོང་ནད་ཀྱི་རིགས་ཕལ་ཆེར་ལ་ཕན་པ་ཤིན་ཏུ་ཆེ་བ་ཡིན་ནོ་ཞེས་སོ། །

སྐར་སྨྲས་པ། འབྱུང་འགྲུགས་ཟུག་རྡུས་ལང་ཚོའི་དཔལ་ཉམས་ཤིང་། །སྲོག་གཅོད་ནད་དགུས་ཕྱི་མའི་ལྦ་ལམ་དུ། །འགྲུགས་པར་ཉེ་བའི་ལུས་སེམས་ཡོངས་གདུང་བ། །སྨན་མཆོག་བདུད་རྩིས་མྱུར་དུ་ཞི་གྱུར་ཅིག །བསིལ་ལྡན་འཛིན་མའི་ཁོངས་སུ་བདེ་སྐྱིད་ཀྱི། །ནོར་བུས་ཡོངས་གཏམས་མི་མཐུན་དབུལ་བ་ཞི། །བསམ་དོན་ལྷུན་གྲུབ་དགེ་ལེགས་རྒྱ་མཚོའི་རླབས། །དགུང་དུ་འཕེལ་བས་སྐྱེ་རྒུ་འཚོ་བྱེད་ཤོག །ཅེས་བར་སྐབས་ཀྱི་ཚིགས་སུ་བཅད་པའོ། །

བཞི་པ། གྲུབ་པའི་དབང་ཕྱུག་ཆེན་པོ་ཨོ་རྒྱན་པའི་ཕྱག་བཞེས་དབང་རིལ་ཤེལ་དཀར་མཆོད་རྟེན་ཆེན་མོའི་སྦྱོར་བའི་ལག་ལེན་ལ།

སྨན་སོ་སོའི་དུག་འདོན་འདུལ་སྦྱོང་དང་། སྦྱོར་བའི་ཚད་བསྟན་པ། སྨན་ཕྱེ་བསྲེ་བའི་གོ་རིམ་དང་འདམ་འཐག་བྱེད་ཚུལ། གཏོང་ཚུལ། ཕན་ཡོན་བསྟན་པ་བཅས་ལས།

དང་པོ། སྨན་སོ་སོའི་དུག་འདོན་ངར་འདོགས་ཀྱི་ལག་ལེན།

སྨན་སོ་སོའི་དུག་འདོན་ངར་འདོགས་ཀྱི་ལག་ལེན་ནི་གཡུ་རིགས་རྣམས་སྐང་ཐོག་པའི་འབྲུ་ཚོབ་བརྡུངས་བྱས་པ་རས་ཐུམ་བྱས་ཏེ་རླངས་པར་བཙོས་པའི་སྒུམ་གྱིས་བྲུགས་ལ་མེ་ཉོབ་ཏུ་རེག་མི་ཕོད་ཙམ་བསྲེགས། མུ་ཏིག་དང་མུ་མེན་ལ་ཕག་ཚིལ་བྲུགས་ཏེ་ཤིང་སེ་བའི་མེ་ཉོབ་ཏུ་རེག་མི་ཕོད་ཙམ་དུ་བསྲེགས། ཨ་རུ་གསེར་མདོག་རྡོག་པོ་རྒྱ་སྐྱེགས་ཤིང་མེར་བསྲེགས་ཀྱི་ཐལ་བ་གྲོ་ཆང་དུ་བཏབ་སྐེ་དྲོད་ཐོག་པའི་ནང་དུ་ཞག་གཅིག་སྦངས་པ་གྲིབ་སྐམ་བྱས་ལ་ཞིབ་པར་བཏགས། ཡང་རུས་པ་དོར་བའི་ཤ

ཡིན་ན་ཐལ་བ་ཆུར་བཀྱུང་པའི་དྭངས་མ་ལ་སྦྱངས་པས་ཚོག ཤ་བའི་ཚིལ། ཟེར་མོའི་སྟོད་ཤ། རུས་སྦལ་ནག་པོའི་ཤ་རུས་རྣམས་གོ་བོའི་ཤ་ཕྱེ་ཐུན་བཟང་དང་། སླ་རྩི་ཐུན་བཟང་། འབྲས་གསུམ་ཕྱེ་མ་སོ་སོ་ནས་ཐུན་བཟང་རེ་བཅས་ཆུར་བཏབ་པའི་ནང་དུ་ཤ་རྣམས་རིམ་པར་བཙུག་སྟེ་བཏོན་ལ་ཚག་ཤའི་བར་དུ་བཙུག་ནས་མེ་ནང་དུ་ཚག་ཤ་སེར་ཙམ་བསྲེགས་ནས་འདོན། སྐྱག་གི་མཆེ་སྤེར་ནུས་ལྡན་བསྲེག སྒོག་པ་ཆིག་སྐྱེས་ཀྱང་ནུས་ལྡན་བསྲེགས། སྦྱལ་མིག་ནི་ཟེ་ཚྭ་དང་སླ་རྩི་བོང་བུའི་རྫིག་པ་གསུམ་གྱི་ཕྱེ་མ་ཐུན་རེ་ཆུར་བཏབ་པ་ལྡོག་གཅིག་བསྐོལ་བའི་ནང་དུ་ཞག་གཅིག་སྦངས་ལ་སྐམ། སྐྱག་ལོ་མའི་སོ་ནི་བ་སོའི་ཕྱེ་མ་ཅུང་ཟད་དང་ལྷན་དུ་ཆུ་ཚོད་བཞིའི་རིང་བཙོས་ནས་བཀྲུ་བཤལ་དག་པར་བྱ། སྦྱི་སྨྲ་དང་སྐྱག་གི་ཁ་སྤུ་མེ་ཤེལ་འོད་བསྲེགས་ཀྱིས་གཞོབ་བྱ། ཆུ་བྱའི་ཁྲག ཁྱིམ་བྱའི་ཟེ་ཁྲག སྦལ་ཁྲག ཕག་ཁྲག་རྣམས་སླ་རྩིའི་ཆུར་སྦངས་ནས་ཞག་གཅིག་བཞག་ལ་མ་རུལ་བར་སྐམ། བྱ་ཕོའི་ཕྱི་སྤེར་སྣུམ་ནག་བྱུགས་ལ་མེར་སེར་ཙམ་བསྲེག ཕག་མཆིན། འཕྱི་མཆིན། དོམ་མཆིན་རྣམས་སླ་རྩིའི་ཆུར་སྦངས་ཏེ་སླར་བཏོན་ནས་གྲིབ་སྐམ་བྱས་ལ་ཞི་བར་བཏགས། དོམ་མཁྲིས། བྱ་རྒོད་མཁྲིས་པ། ནེ་ཙོའི་མཁྲིས་པ། སྤྲེའུའི་མཁྲིས་པ་རྣམས་ཞིབ་པར་བཏུལ་ལ་ཆུར་སྦངས་ཏེ་བསྲེ། ཁྱེའུ་ལོ་བཅུ་གསུམ་དང་། བུ་མོ་ལོ་བཅུ་གཅིག་ལོན་པའི་མཆིན་རྩ་རུ་ཐུང་ལྷ་གནས་མེད་དུས་གཏར་རྒྱུའི་སྦྲ་རོལ་ཞག་ལྔའི་གོང་ནས་ཧྲི་ཕྲཾ་ཞོ་གསུམ་རེ་ཕྱེ་མ་བྱས་པ་དེ་ཐུན་ཚད་བགོས་ཏེ་ཞག་བཞིའི་བར་དུ་གར་ཆང་ཕོར་པ་དོ་གསུམ་ལས་མི་ཉུང་བས་ཉིན་རེ་དུས་གསུམ་རེ་སོ་སོར་བླུད་རྗེས་ཕོ་གཡས་དང་མོ་གཡོན་གྱི་གཏར་ཁྲག་བཟང་དྭུག་བཏུལ་མའི་ཕྱེ་མ་དང་བསྲེ། ཆུ་རྗེལ་ནི། འབབ་ཆུའི་གད་པ་བཤོར་བའི་འགེམ་ཞབས་ལྷ་བུ་ནས་བླངས་པ་གནམ་མི་མཐོང་བར་བྱས་ཏེ་རྡོབ་ཙམ་བརྡུངས་ལ་མཚུར་སེར་གནག་གི་ཆུར་བསྐོལ་ནས་ཞག་གཅིག་བསྙལ། ཕྱིར་ནངས་དེ་ལྟར་སླར་བསྐོལ་ལ་མཚུར་ཆུ་པོ་

ནས་ཡང་ཡང་བཤལ། ཁྱི་གུ་མིག་མ་ཕྱེ་བ་ཤི་བའི་རྒྱུ་མ་མ་རུལ་ཞིང་གནམ་མ་མཐོང་བ་ཧ་རྡེག་གི་གཞོབ་ཕྱེའི་ཚུར་སྦྲངས་ལ་སྐམ་སྟེ་ལ་ཆའི་མེར་སེར་ཙམ་བསྲེག ཕུ་ཤུད་དང་ཙི་གའི་སྒོ་ང་རློན་པ་རྩོལ་ལ་འདམ་འཐག་སྐབས་ལྷན་ཅིག་གདབ་རྒྱུའི་སྨན་དང་བསྲེ། སྨན་གཞན་རྣམས་ཀྱི་དུག་འདོན་སོགས་གྲང་སྦྱོར་གྱི་སྐབས་ལྟར་དང་། དུག་ཕྲུང་མི་དགོས་པ་རྣམས་ནི་ཞིབ་བཏགས་ཕྱེ་མ་བསྲེས་པས་འགྲུབ།

གཉིས་པ། སྦྱོར་བའི་ཚད་བསྟན་པ།

སྦྱོར་བའི་ཚད་བསྟན་པ་ནི་དབང་རིལ་སྲང་༣༠ བཙོ་ཐལ་སྲང་༢༠༠ གསེར་ཐལ་སྲང་༥༠ དངུལ་ཐལ་སྲང་༢༠ ཟངས་ཐལ་སྲང་༦༠ ལྕགས་ཐལ་སྲང་༦༠ ལྕགས་རྩི་ཟླ་འོད་སྲང་༢༠༠ ལྕགས་རྩི་དཀྱུས་མ་སྲང་༡༥༠ སྦྲུར་ལེན་སྲང་༥༠ བྱུ་རུ་སྲང་༢༠༠ ཁྱུང་སྐྱུགས་སྲང་༢༠༠ དུང་སྲང་༢༠༠ ནལ་སྲང་༥༠ མུ་མེན་སྲང་༣༠༠ གཡུ་སྲང་༥༠༠ མན་ཤེལ་སྲང་༥༠ ཤེལ་མོ་རྡོ་སྲང་༢༥༠ ཕ་ལམ་སྲང་༠༠༣ གངས་ཐིགས་སྲང་༡༠༠ མུ་ཏིག་སྲང་༡༠༠ ཅོང་ཞི་སྲང་༢༥༠ ཙནྡན་དཀར་པོ་སྲང་༢༠༠ ཙནྡ་དམར་པོ་སྲང་༢༠༠ ལི་ཤི་སྲང་༥༠ སུག་སྨེལ་སྲང་༡༠༠ རྒྱ་ཙུ་གང་སྲང་༢༠༠ ཁ་ཆེ་ཤ་སྐམ་སྲང་༡༠༠ གུར་གུམ་སྲང་༡༠༠ ཀོ་ལ་སྲང་༧༠ ཀླུ་ཤིང་སྲང་༢༠ མཆལ་དཀར་དམར་སྲང་༣༠༠ བོང་དཀར་སྲང་༨༠༠ བོང་དམར་སྲང་༡༠༠ དཔའ་བོ་དཀར་པོ་སྲང་༡༠༠ དཔའ་བོ་སེར་པོ་སྲང་༥༠ དཔའ་རྒོད་སྲང་༡༠༠ སུ་མི་སྨུག་པོ་སྲང་༡༠ སུ་མི་སེར་པོ་སྲང་༡༠༠ ཡུག་ཤིང་ཁནྟ་སྲང་༢༥༠ གདྣ་ཆུང་སྲང་༢༠༠ བེ་ལྗོང་རེ་རལ་སྲང་༡༥༠ བསེ་རུ་དཀར་པོ་སྲང་༡༠༠ རྨ་བྱའི་མདོངས་ཐལ་གྲངས༥༠༠ སྟག་གསོན་སྨ་ར་གྲངས་༥ སྤྲ་ཚན་གསུམ་སྲང་༣༠ ཉ་རུས་སྲང་༡༠ ཡུངས་དཀར་སྲང་༡༠༠ ཡུངས་ཞི་སྲང་༡༠༠ སྐྱེར་ཤུན་སྲང་༢༥༠ བྲག་ཞུན་ཁནྟ་སྲང་༣༠༠ སྲད་ནག་སྲང་༢༠༠ འགྲོན་ཐལ་སྲང་༡༠༠ ཁྱུང་སྡེར་དཀར་པོ་སྲང་༡༠༠ ཁྱུང་སྡེར་སྨུག་པོ་སྲང་༡༠༠ དུག་མོ་ཉུང་སྲང་༢༠༠ ཕག་ཁྲག་སྲང་༥༠ ཉ་ཕྱིས་

སྲང་༢༠༠ སླ་རྩི་སྲང་༣༠ ལྷང་ཚེར་ནག་པོའི་ཐལ་བ་སྲང་༣༠༠ རྡོ་ཧི་སྲང་༧༠༠ དོམ་མཁྲིས་སྲང་༠༥ བྱ་རྒོད་མཁྲིས་པ་བུབ་༧ ཀོ་བྱི་སྲང་༢༠༠ ཤ་བའི་ཚིལ་སྲང་༧༠ ཟེར་མོའི་སྡོད་ཤ་སྲང་༧༠ ཆར་ཞུང་ཁཎྜ་སྲང་༣༠༠ ཡུང་བ་སྲང་༣༠༠ དཀར་པོ་ཆིག་ཐུབ་སྲང་༥༠ སྐྱེས་དར་མ་གྲེར་ཤི་བའི་ལག་ཉ་སྲང་༠༥ སྣོག་གཅིག་ཐལ་བ་སྲང་༣༠ ནེ་ཙོའི་མཁྲིས་པ་སྲང་༧༠ ཆུ་བྱའི་ཁྲག་ཕྲན་ཙམ། ཕག་མ་གསར་གྱི་མཆིན་པ་སྲང་༣༠ དོམ་མཆིན་སྲང་༣༠ སྟག་གི་མཆེ་བ་སྲང་༧༠ ཕྱི་བའི་མཆིན་པ་སྲང་༧༠ རུས་སྦལ་ནག་པོའི་ཤ་རུས་གྲངས་༧ གཟུག་མོའི་བྱི་ཐུར་གྲངས་༧༣ ཕུ་ཤུད་ཀྱི་སྒོ་ང་གྲངས་༥ ཙོ་གའི་སྒོ་ང་གྲངས་༥ སྦྲུལ་མིག་གྲངས་༧༠ ཁྱིམ་བྱའི་ཕྱི་སྙེར་ཆ་༢ ཁྱིམ་བྱའི་ཟེ་ཁྲག་བུབ་༣ ཨ་རུ་གསེར་མདོག་གི་ཤ་སྲང་༣༠༠ སྤྲེའུའི་མཁྲིས་པ་བུབ་༧ གཞན་ཡང་གསང་སྨན་ལྡེ་སྦྱོར་ཚད་དང་བཅས་ཞལ་ཤེས་ལྟར་སྦྱར་བ་དང་། སངས་རྒྱས་འོད་སྲུངས་ཀྱི་རིང་བསྲེལ་རྫོག་༢ དེ་སོགས་ཕབས་རྩ་སེལ་མེད་བྱིན་ལྡན་གང་འཕྱོར་ཕུན་སུམ་ཚོགས་པའི་ཡན་ལག་ཏུ་སྦྱར་བ་སོགས་སྒྱི་འགྲོས་ལྟར་ལེགས་པར་སྦྱར་བར་བྱའོ། །

གསུམ་པ། སྨན་ཕྱེ་བསྲེ་བའི་གོ་རིམ་དང་འདམ་འཐག་བྱེད་ཚུལ།

སྨན་ཕྱེ་བསྲེ་བའི་གོ་རིམ་དང་འདམ་འཐག་བྱེད་ཚུལ་ནི་སྨན་རྣམས་ཞིབ་བཏགས་སྦྱོར་ཚད་ལྟར་སྲང་ལ་བཏེགས་ནས་སོ་སོར་ཁ་བྱང་དང་ལྡན་པར་བྱ་བ་སོགས་སྔོན་འགྲོ་སྒྲིའི་ལག་ལེན་ནི་གོང་གི་རིལ་ནག་ཆེན་མོའི་སྐབས་ལྟར་བྱ། ཁྱད་པར་དུ་བསྲེ་འདུལ་སྐབས་སྨན་འདུལ་མཁན་ཕ་མ་འཛོམས་ཤིང་མིང་པྲ་ལེགས་པས་ཐོག་མར་རྗེ་གཞོང་གཙང་མར་དངུལ་ཆུ་སྒྱུ་ཟེ་འདྲེས་པ་དང་། ལྷང་ཚེར་ཐལ་བ་བཅས་སྐམ་འདུལ་ཛ་ཡུན་རིང་ཙམ་བྱ། དེ་ནས་ཁྲོ་ནང་དུ་བླུགས་ཏེ། སྔོན་ནས་སྦངས་པའི་ཕབས་རྩ་དང་འཕེལ་གདུང་བཅས་སྟར་བུ་ཁྱོར་ཉེ་ཤུའི་བབས་ཀྱི་ཁཎྜའི་ཚུལ་འདམ་བཏགས་ཛ་ཡུན་ཙམ་དང་། དེ་ནས་སྨན་ཕྱེ་རྣམས་བསྲེ་བའི་དང་པོ། ནེ་མཁྲིས། སྤྲེལ་མཁྲིས། རྒོད་

མཁྲིས། དོམ་མཁྲིས་རྣམས་སྔ་ཉིན་ཕྱེ་མ་བྱས་ནས་སྦྱངས་པ་དང་སྦྲུལ་མིག ཟེ་ཁྲག ཕྱི་སྡེར། སོ། ཤ་ཆོལ། ཤ་སྣ། ཁྲག་སྣ། མཆིན་པའི་རིགས་ཐམས་ཅད་བཏབ་ལ་འདྲིས་ངེས་འདུལ། དེ་ནས་བོང་ང་གཉིས་དང་། དཔའ་བོ་གསུམ། སུ་མི་སྨུག་པོ་བཅས་གདབ། དེ་ནས་ཨ་རུ། སྲད་ནག ལྕུམ་སྟག་གདབ། དེ་ནས་ཡུངས་གཉིས། ཧི་ཤིཾ། སླ་རྩི། ཁྱི་ཐུར་རྣམས་གདབ། དེ་ནས་རིན་ཆེན་རིགས་རྣམས་ཐམས་ཅད་གདབ། དེ་ནས་ཚན་བུ་གསུམ་དང་། སྟག་ལོ་མའི་མཆིན་པ་དང་ཕག་མ་གསར་གྱི་མཆིན་པ་བཅས་གདབ། དེ་ནས་བཟང་དྲུག་དང་། ཁྱིའུའི་ཁྲག་གདབ། དེ་འཕྲོས་སྨན་ལྷག་ཐམས་ཅད་དང་། སྔ་ཉིན་ནས་སྦྱངས་པའི་ཁཎྜ་རྣམས་བཅས་གདབ། དེ་དག་ཀྱང་སྔ་མ་འདྲིས་ངེས་ཀྱི་ཧ་ཡུན་རིང་བ་ཙམ་འདུལ། བསྲི་འཐག་ཉིན་གཅིག་ནས་ཉིན་གཉིས་བར་དང་། འདམ་འཐག་སྐབས་སྨན་བུངས་ལ་དཔག་པའི་འདུལ་སྣོད་དུ་བགོས་ནས་ལག་ལེན་ཞལ་ཤེས་ཟུར་གསལ་ལྟར་འདུལ་བའི་ཁུ་བ་ཚགས་བརྒྱབ་ཀྱིས་ཉིན་དགུ་ལ་གར་སླ་ཚོ་ཙམ་བྱས་ལ་བཏགས་དགོས་པར་གསུངས་ཀྱང་བྱང་བའི་ཚད་དུ་སླེབས་དགོས་པ་ཡིན་པས་ཉིན་མཚན་ཁ་སྒྱུར་བདུན་སོགས་གང་དགོས་སྐབས་བསྟུན་གྱིས་ཤིན་ཏུ་བྱང་བའི་ཚད་དུ་སླེབས་པར་བྱས་ནས་རིལ་བུ་དྲིལ་བ་དང་། སྨན་སྒྲུབ་རབ་གནས་བཅངས་ཚུལ་སོགས་རིལ་ནག་ཆེན་མོའི་སྐབས་ལྟར་བྱའོ། །

བཞི་པ། གཏོང་ཚུལ་དང་ཕན་ཡོན་གཉིས།

གཏོང་ཚུལ་དང་ཕན་ཡོན་གཉིས་ལས་དང་པོ་རྩ་བའི་གཞུང་ལས། དེ་ནས་གཏོང་བའི་ཆོ་ག་ལ། །ཆོས་གཅིག་ནངས་པར་རིལ་བུ་བཟའ། །རྩ་སྔོ་འཁྱིད་གཅོད་གང་གིས་ཤེས། །དུག་རིགས་མ་ཤིའི་བར་དུ་ཐུབ། །དགོས་པ་ཆེ་ན་རིལ་བུ་རེ། །ལོ་རེ་ཟླ་རེ་རིག་པས་སྦྱར། །གསོ་ཡང་རང་གྲོལ་སྨན་གྱི་རྒྱལ། །ཕྱེ་མ་སྐྱོན་མེད་སྣོད་ཀྱི་ནང་། །སྦྱོས་བྱེད་བཟང་པོ་ཤུལ་གང་ལ། །ཐུར་འགོ་གང་སྦྱར་སྦྱིད་དུས་བསླལ། །ནད་

པ་དགོང་བཀུག་ཐོ་རངས་དུས། །སླར་ཡང་སྦྱོས་བྱེད་དག་གིས་ཕུལ། །གོས་དྲི་འགྲུལ་བསྲུང་སྒྲུག་ལ་འཇོམ། །གལ་ཏེ་དྲག་པོར་འབྲུ་འདོད་ན། །དན་རོག་བཟང་པོ་དག་དང་སྦྱར། །དུག་མེད་ཙམ་པ་དག་དང་མཚུངས། །ཀུན་ལ་ཟས་སྤྱོད་འཇིག་རྩི་སྲུང་། །འཇིག་རྩི་བྱུང་ལ་བསྐྱལ་ལ་བཏང་། །ཞེས་དང་། འཚོ་བྱེད་གྲུབ་པའི་ཛོ་རྗེའི་ཚིག་འགྲེལ་ལས། ནད་མེད་པས་བསྟེན་ཚུལ་ལ། དང་པོ་ལྟོ་སྦྱོང་འཛམ་པོས་སྟོད་ཀྱི་དྲི་མ་བསལ། དེ་རྗེས་དབེན་པའི་གནས་སུ་གྲོགས་ཡིད་འོང་དང་བཅས་ནས། ཞག་བཅལ་མལ་གྱིས་སྨན་སེ་བ་གཉིས་ཙམ་བསྟེན་པ་ཟླ་ཕྱེད་ཙམ་བྱ། དེ་རྗེས་སེ་བ་བཞི་ཙམ་བསྟེན་པ་ཟླ་བ་ཕྱེད་ཙམ་བྱས་ལ་བསྟེན་པའི་དུས་སུ་ཟས་གསར་བཅུད་དང་ཁྱད་པར་ཆང་ཞིམ་པོ་དུམ་ཙམ་བསྟེན། སྨན་ཧ་འང་ཆང་ལ་བྱའོ། །དེ་དུས་བུད་མེད་བསྟེན་པ། ཆུ་བཀྱལ་བ། རྡུལ་འདོན་པ། ཆུ་རྐང་དང་སྐྱུར་བའི་ཟས་ཐམས་ཅད། སྙིག་བཙོང་མ་གཏོགས་སྡོ་ངད་ཐམས་ཅད། ཉི་མ་ལ་ཡུན་རིང་སྡོད་པ། ཉིན་གཉིད་རྣམས་སྤངས། ཁམས་འཇོག་ཏུ་མི་འཇུག འཛག་སྲུང་བཙང་ངོ་། །ཞེས་གསུངས་པ་ལྟར་མཐོང་བརྒྱུད་ཀྱི་ལག་ལེན་དང་ལྡན་པས་ཚུལ་བཞིན་ཉམས་སུ་ལེན་པར་བྱའོ། །

གཉིས་པ་ཕན་ཡོན་ལ་ནད་མེད་དང་། ནད་ཅན་གྱིས་བསྟེན་པ་གཉིས་ལས། དང་པོ་ནི། དུས་འཁོར་ལས། ཟླ་བ་དྲུག་ཏུ་ཁ་ཟས་སྤངས་ནས་བསྟེན་པས་འཆི་བ་དང་རྒས་པ་འཇོམས། ཞེས་གསུངས་ཤིང་། དེ་བཞིན་འཆི་མེད་སྙིང་པོ་དང་། །ཛོ་རྗེ་མཁའ་འགྲོ་སོགས་ལས་ཀྱང་། །སླང་པོའི་སྟོབས་དང་ཉི་ཟླའི་ཚེ། །ལྷ་ཡི་ལང་ཚོ་འཛིན་པར་འགྱུར། །ཞེས་དང་། དེ་སྦྱོང་བས་ཀྱང་གྲུབ་པས་ཡིད་ཆེས་པར་འགྱུར་ཞེས་སོགས་བོད་རྒྱ་བསྟན་བཅོས་རྣམས་སུ་རྒྱས་པར་གསུངས་པ་ལྟར་ཤེས་པར་བྱའོ། །

གཉིས་པ་ནི། གཞུང་ལས། ལེགས་པར་བསྟེན་པའི་ཕན་ཡོན་ནི། །

དུག་རིགས་ཤ་སྦྱོར་རྩི་སྦྱོར་དང་། །སྔོ་སྦྱོར་སྦྲུ་སྦྱོར་ས་རྫོའི་སྦྱོར། །ཞིང་སྦྱོར་རིན་པོ་ཆེ་ཡི་སྦྱོར། །ཆུ་སྦྱོར་ཚ་སྦྱོར་གྲང་སྦྱོར་སོགས། །མདོར་ན་དུག་རིགས་གང་ཡིན་ཀྱང་། །མི་ཐུབ་གཅིག་ཀྱང་ཡོད་མ་ཡིན། །གསོ་དང་བསྲུང་བ་གཉིས་ཀ་བྱེད། །གསོ་ན་གང་ལ་བབས་པ་ཡི། །དོན་སྣོད་སོ་སོའི་ཁ་འཛིན་སེལ། །སྲུང་བ་ཡོད་དུས་ལྟོར་སོང་ན། །ཞུ་ལོང་མེད་པར་འཛག་སྐྱུག་བྱེད། །དྲི་ལྡན་སྐྱུགས་པ་བྱུང་གྱུར་ན། །བསད་པའམ་སྦྱང་བའི་ལས་ལ་སྦྱར། །གཉེན་པོ་འདི་ཡིས་སྲོག་འཕྲོག་གི། །གསོ་སྲུང་འདི་ལས་ལྷག་པར་མེད། །འཛམ་བུའི་གླིང་གི་ནོར་སྣ་ལས། །འདི་བས་ལྷག་པའི་ནོར་གཞན་མེད། །འབྲུད་ཀྱི་ཕ་བོང་སྨུམ་འབྲེད་འདྲ། །བསྲུང་བ་བཙན་པོའི་མཁར་ཞུགས་འདྲ། །སོ་བ་བྱ་ར་བཞག་པ་འདྲ། བེ་ཙ་དགྲ་ཡི་དཔུང་མི་ཚུགས། །ཤ་དུག་རེ་རལ་དཔའ་བོ་ཟེར། །ཕྱིའུ་ལ་ཕུག་འོམ་བུ་ཡི། །ཁྲུ་བ་དག་དང་བསྡེབས་ལ་བཏང་། །བཙན་དུག་ཨ་རུ་ར་དང་སེལ། །བ་མོར་ཉི་མ་ཕོག་པ་བཞིན། ཐེངས་པས་ཆོག་པའི་མན་ངག་ཡིན། །ཞེས་སོགས་རྒྱས་པར་གཞུང་དང་མན་ངག་རྣམས་ལས་གསུངས་པ་ལྟར་རོ། །

ལྔ་པ། གྲང་སྦྱོར་རྡ་རི་མའི་སྦྱོར་བ།

རིན་ཆེན་ལྡུགས་རིལ་ལམ་རིན་ཆེན་གྲང་སྦྱོར་རིལ་བུ་རྡ་རི་མའི་མན་ངག་རྒྱ་ནག་གི་གཏེར་མ་ནི་སྐྱེས་བུ་མི་ལྷས་སྤྱན་དྲངས་པ་ཀརྨ་པ་ཡབ་སྲས་དང་། འགྲུབ་པ་ཐམས་ཅད་མཁྱེན་པ་ནས་རིམ་པར་བརྒྱུད་པ་ཤིན་ཏུ་ཟབ་པའི་མན་ངག་འདི་ལ་སྦྱོར་བའི་ཚད་བསྟན་པ་དང་། དུག་འདོན་འདུལ་སྦྱོངས། ཕན་ཡོན་བཅས་གསུམ།

དང་པོ། སྦྱོར་བའི་ཚད་ནི། དངུལ་ཆུ་བཙོ་བཀྲུ་ཆེན་མོ་ཕྲུག་ལེན་ཚུལ་བཞིན་བྱས་པ་སྲང་༡སང་སྨན་སྦྱོར་ཚད་བཅས་ཟུར་གསལ་ལྟར་སྦྱར་བ་བཅས་སོ། །

གཉིས་པ། དུག་འདོན་འདུལ་སྦྱོངས་ནི། སྦྱར་དུས་གཟའ་སྐར་བཟང་ཞིང་དམ་ཚིག་

དང་ལྡན་པ་གཅིས། འདིའི་གཏེར་བདག་ཞང་བློན་རྡོ་རྗེ་བདུད་འདུལ་ཡིན་པས་གཏོར་མ་རེ་འབུལ་དགོས། ཨ་རུ་ཟླ་འོད་མ་ལག་ལེན་སྤྱི་ལྟར་བྱས་པ་དེས་རིན་པོ་ཆེའི་དུག་རྣམས་སེལ་བས་གསེར་དངུལ་ཟངས་ལྕགས་རྣམས་ཞིབ་པར་བཏགས་ལ་སུག་པའི་ཆུ་ལ་ཉིན་གཅིག་བཙོ། དེ་ནས་ཆུ་གཙང་ལ་བཙོས་ནས་བཀྲུ་བཤལ་ཐེངས་གསུམ་བྱས་ནས་རྩི་བཞིན་བཏགས་པ་གོང་གི་ཨ་རུ་ར་དང་བསྲེས་ནས་ཉིན་གཅིག་འདམ་འཐག་བྱ། རྡོ་སྨན་གྱི་རིགས་རྣམས་བོང་ང་དམར་པོའི་ཆུ་ལ་ཉིན་གཅིག་བཙོ། དེ་ནས་ཆུ་གཙང་གིས་དག་པར་བཀྲུས་ལ་ཤིན་ཏུ་ཞིབ་པར་བཏགས། སྨན་གཞན་རྣམས་ཀྱང་རྩི་བཞིན་བཏགས། རིན་པོ་ཆེ་རྣམས་དང་བསྡེབས་ནས་ཞག་བདུན་འདམ་བཏགས་བྱ། རིལ་བུ་སོགས་བྱ་ཐབས་རིན་ཆེན་སྦྱོར་སྡེ་གོང་མ་རྣམས་དང་མཚུངས།

གསུམ་པ། ཕན་ཡོན་ནི། རིན་ཆེན་གྲང་སྦྱོར་རིལ་བུ་རྟ་རི་མ། །རྒྱ་ནད་མིག་སེར་བལ་ནད་མོན་དུག་དང་། །བོད་དུག་ལ་སོགས་དུག་ནད་ཀུན་ལ་བརྟགས། །ཁྱད་པར་སྦྱར་བའི་དུག་གི་གཉེན་པོ་མཆོག །དུག་ཚབ་ཆེ་ན་ཀོ་ཁའི་བཤའ་རྗེས་སུ། །རིལ་བུ་གསུམ་སོགས་ལུས་ཟུངས་ནད་སྟོབས་སྦྱར། །འཇུག་པ་དཀའ་ན་དྭངས་མ་གནས་འཛོག་དང་། །ལྟག་པ་སྲུད་དེ་བསྐྱེན་པས་ནད་གཏིང་འདོན། །སྟོད་མེན་ཡོག་ལྷ་ཅན་ལ་འདི་མི་སྦྱིན། །དགེ་བས་མཁའ་ཁྱབ་སེམས་ཅན་རྣམས། །དུས་མིན་རྐྱེན་ལས་གྲོལ་གྱུར་ཏེ། །བླ་ན་མེད་པའི་མཆོག་ཐོབ་ཤོག །

དྲུག་པ། གཡུ་སྙིང་ཉེར་ལྔའི་སྦྱོར་བ།

གཡུ་སྙིང་པ་སྲང་༥༠ ཟངས་ཀྱི་ཁ་བུན་ཟངས་གཡས་བཟློས་པའི་གཡུ་གསར་དེ་གཏོང་མི་རུང་། མུ་ཏིག་སྲང་༧༠ ཅུ་གང་སྲང་༦༠ རྒྱ་མཚལ་སྲང་༢༠ ཨ་རུ་སྲང་༥༠ སྐྱུ་རུ་སྲང་༨༠ བ་རུ་སྲང་༥༠ ལྕགས་རྩི་དུལ་མ་སྲང་༣༠༠ བྲག་ཞུན་ཁཎྜ་སྲང་༦༠ ཙན་དན་དཀར་པོ་སྲང་༦༠ ཙན་དན་དམར་པོ་སྲང་༥༠ བ་ལེ་ཀ་སྲང་༥༠ བ་ཤ་ཀ་སྲང་༥༠ རུ་

ཧ་སྲང་༨༠ བོང་དཀར་སྲང་༩༠ སྐྱུག་ཙུ་གང་སྲང་༣༠ གུར་གུམ་སྲང་༣༠ ལི་ཤི་སྲང་༢༥ ཛཱ་ཏི་སྲང་༢༥ སུམ་ཏིག་སྲང་༤༥ ཨུཏྤལ་སྲང་༥༠ ནཱ་ག་གེ་སར་སྲང་༠༥ ཁ་ཆེ་གུར་གུམ་སྲང་༢༠ ཀླི་ཤྃ་ལེགས་པ་སྲང་༠༢ བཅས་ཕྱེ་བསྡོམས་སྨན་སྣ་ཉེ་ཤུ་རྩ་ལྔ་དང་། དེའི་སྟེང་དངུལ་ཆུ་བཙོ་ཐལ་སྲང་༢༥ སུག་སྨེལ་སྲང་༠༥ བཅས་ཉེར་བདུན་ཞིབ་བཏགས་བྱས་ཏེ་སྐབས་སེང་ཧོབ་བརྡུང་ཆུ་གཙང་དུ་བཙོས་པའི་ཁུ་བས་འདམ་འཐག་བྱས་ལ་རིལ་བུ་དྲིལ་བ་སོགས་གོང་བཞིན་ནོ། །

ཕན་ཡོན། ཚད་ལྡན་རིལ་བུ་བསྐོལ་གྲང་ཕུལ་བ་ཡིས། །ལེ་བརྒྱན་རྒྱས་དང་ལྷེམ་བུ་དུག་ཐབས་དང་། །ཆུ་སེར་རྐྱན་བུ་འོར་ལྷུང་ཁ་ལུད་དང་། །གཞུང་རེངས་མཆིན་གྲུམ་ནག་པོ་ཧལ་སྐེམ་དང་། མཆིན་དྲི་དཀར་ནག་གནད་མཆིན་རྩ་བྱེར་འཇོམས། །ཞེས་སོ། །

བདུན་པ། ཕྱུར་དམར་ཉེར་ལྔའི་སྦྱོར་བ་བརྒྱལ་གཟེར་འཇོམས་བྱེད་ནི།

ཕྱུ་རུ་དུག་འདོན་བྱས་པ་སྲང་༡༠༠ མུ་ཏིག་སྲང་༨༣ མུ་མེན་སྲང་༡༢༠ ཉ་ཕྱིས་བཙལ་མ་སྲང་༧༢ ཨ་རུ་གསེར་མདོག་གི་ཤ་སྲང་༡༨༠ རུ་རྟ་གཙང་རུས་ཁམས་རུས་འདྲེས་མ་སྲང་༥༢ ཤུ་དག་ནག་པོ་སྲང་༢༧ བཙན་དུག་སྲང་༥༠ སླ་སྒྲེ་སྲང་༢༨༥ གངས་ཐིགས་ལེགས་པ་སྲང་༡༢༠ མཚལ་དཀར་སྲང་༡༨༠ རྡོ་སླད་སྲང་༡༠༠ འབྲུག་རུས་སྲང་༥༢ སེན་ཧྲ་རུ་སྲང་༧༢ ཁབ་ལེན་སྲང་༨༠ ལི་ཤི་སྲང་༧༠ ཛཱ་ཏི་སྲང་༧༠ གུར་གུམ་སྲང་༡༢༠ ཨ་བྲག་གཟེར་འཇོམས་སྲང་༡༢༠ ཨར་ནག་སྲང་༧༠ པིལ་བ་སྲང་༧༠ ཏིལ་དཀར་སྲང་༤༢ རྒྱ་ཏིག་སྲང་༥༢ མེ་ཏོག་ལུག་མིག་སྲང་༤༥ ཤིང་མངར་སྲང་༡༢༠ བཅས་སྨན་སྣ་ཉེ་ཤུ་རྩ་ལྔ་དང་། དེའི་སྟེང་དེང་དུས་བརྒྱལ་གཟེར་གྱི་ནད་ལ་སྨོས་ཀྱི་གཉེན་པོར་ཁ་ཚར་སྨན། འབྲི་ཏ་ས་འཛིན་སྲང་༥༠ ལུག་ངལ་སྲང་༥༠ སྡིག་སྲིན་སྲང་༨༥ སྤོས་དཀར་སྲང་༩༠ བྱི་ཏང་ཀ་སྲང་༨༠དང་ཕུན་སུམ་ཚོགས་པའི་རྫས་

དངུལ་ཆུ་བཙོ་ཐལ་སྦུས་ལེགས་རྒྱ་སྲང་༥༠ གཞན་ཡང་དེ་བཞིན་གཤེགས་པའི་རིང་བསྲེལ་སོགས་བྱིན་རྟེན་ཁྱད་འཕགས་དང་ཕབས་རྫ་ཚད་ལྡན་བཅས་ཀྱང་སྦྱར་བར་བྱ། རིན་ཆེན་རིགས་དང་རྫོ་སྨན་རིགས་སོགས་དུག་འདོན་དང་། ཞིབ་འདུལ་བསྲེལ་འདུལ་སོགས་སྨན་སྦྱོར་སྔ་མ་རྣམས་ཇི་བཞིན་བྱས་ཏེ་སྦྲ་རྩི་ཆུ་ལོག་ཏུ་སྦྲངས་པའི་ཁུ་བས་འདམ་འཐག་འཐེམ་པར་བྱས་ནས་རིལ་བུ་དྲིལ། མཚལ་གྱི་ན་བཟའ་གསོལ། རིལ་ཆགས་ལེགས་པར་བྱས་ཏེ་སྣོད་གཙང་དུ་བླུགས་ནས་ཁྲུས་གསོལ་རབ་གནས་བྱའོ། །

ཕན་ཡོན་ནི། བྱུ་དམར་ཉེར་ལྔས་མགོ་ཡི་ནད་རྩའི་ནད། །རྩ་དཀར་ཀླད་གཟེར་མགོ་འཁོར་གཉའ་རེངས་དང་། །ལྷག་པ་དགྲི་གུག་བརྐྱལ་འཐིབ་མ་ལུས་སེལ། ཞེས་གསུངས།

བརྒྱད་པ། དབང་རིལ་ཉེར་ལྔའི་སྦྱོར་བ་ལ།

དབང་རིལ་འབྲུལ་མེད་དུག་འདོན་བྱས་པ་སྲང་༢༠ བསེ་རུ་དཀར་པོ་བཙལ་མ་སྲང་༡༠ ཁ་ཆེ་གུར་གུམ་སྲང་༢༠ ཨ་རུ་ར་སྲང་༥༠ བ་རུ་སྲང་༣༠ སྐྱུ་རུ་སྲང་༦༠ ཙན་དན་དཀར་པོ་སྲང་༢༠ ཛུ་གང་སྲང་༥༠ སུག་སྨེལ་སྲང་༢༧ ལི་ཤི་སྲང་༡༧ རུ་རྟ་སྲང་༢༥ གོ་ཡུ་སྲང་༢༠ ཨ་འབྲས་སྲང་༢༢ སྲ་འབྲས་སྲང་༢༢ འཇམ་འབྲས་སྲང་༢༢ མཁལ་ཞོ་དཀར་པོ་སྲང་༢༢ བེ་ལྷོང་རེ་རལ་སྲང་༦༠ སྦྱིག་སྲིན་སྲང་༡༢༥ གསེར་བྱེ་དངོས་སྲང་༡༥ ལྕམ་འབྲུ་སྲང་༢༢ བ་ཤ་ཀ་སྲང་༢༧ ཆར་ཞུང་ཁཎྜ་དང་སྦྲ་རྩི་གཉིས་ཀྱི་སྦྱོར་ཚད་ཞལ་ཤེས་བཅས་སྨན་སྣ་ཉེ་ཤུ་རྩ་ལྔའོ། །

དབང་རིལ་སོགས་སྨན་རྣམས་ཀྱི་དུག་འདོན་འདུལ་སྦྱོང་གྲང་སྦྱོར་སྐབས་ལྟར་ཡིན། ཆར་ཞུང་ཁཎྜས་འདམ་འཐག་ལེགས་པར་བྱས་ཏེ་རིལ་བུ་འདྲིལ་བ་སོགས་གོང་ལྟར་རོ། །དབང་རིལ་མེ་དང་ཉེ་ཟེར་བུད་མེད་ཀྱིས་མ་རེག་པར་བྱ་བ་ནི་གནད་ཀྱི་བསླབ་བྱའོ། །

ཕན་ཡོན་ནི། གཞུང་ལས། ཕན་ཡོན་དུག་ནད་གསར་རྙིང་དང་། །ཚད་པ་རྙིང་པ་

རྣམས་ལ་ནི། །སྐྱིད་དང་གསོད་དང་འཇོམས་པར་བྱེད། །འདི་ལས་ཟབ་པ་གཞན་ན་མེད། །ཅེས་དང་། སྦྱར་དུག་དང་སྒྱུར་དུག་གི་གཙོས་བོང་ནད་རིགས་སྤྱི་དང་ཁྱད་པར་སྨུག་པོ་དུག་ཐབས་ལ་ཡུན་བསྲིང་སྟེ་བསྟེན་ན་ཤིན་ཏུ་ཕན་པ་ལག་ལེན་སྦྱོང་གྲུབ་པོ། །ཞེས་གསུངས།

དགུ་པ། ཟུར་ལུགས་བཙོ་བཀྲུ་ཟླ་ཤེལ་ཆེན་མོའི་སྦྱོར་བ་ལ།

དངུལ་ཆུ་བཙོ་ཐལ་ཕྱུས་ལེགས་སྲང་༢༠༠ ཙོང་ཞི་མཛོ་འོས་འདམ་བཏགས་བྱས་པ་སྲང་༡༠ གུར་གུམ་སྲང་༢༠ ཛཱ་ཏི་སྲང་༢༠ ཅུ་གང་སྲང་༢༠ ལི་ཤི་སྲང་༢༠ སུག་སྨེལ་སྲང་༢༠ ཀྱི་ཤིཾ་སྲང་༣༠ ཀ་ཀོ་ལ་སྲང་༢༠ ཙན་དན་དཀར་པོ་སྲང་༡༨ ཙན་དན་དམར་པོ་སྲང་༢༧ གསེར་མེ་སྲང་༣༠ རྒྱ་གར་དུག་ཁུང་ཕྲ་བ་སྲང་༤༥ སུམ་ཏིག་སྲང་༢༠ བོང་དཀར་སྲང་༣༨ བ་ཤ་ཀ་སྲང་༣༨ ཏ་ཧྲ་ལེགས་པ་སྲང་༤༢ སྐྱུ་རུ་རའི་ཤ་སྲང་༣༠ སེ་འབྲུ་སྲང་༢༢༠ བྲག་ཞུན་སྲང་༥༩ ལྕགས་ཕྱེ་ཟླ་འོད་（ལྕགས་ཕྱེ་དགྲུས་མས་ཀྱང་ཏང་）སྲང་༡༡༠ ཕྲི་ཡང་ཀུ་སྲང་༥༩ གངས་ཐིགས་སྲང་༤༢ གུ་གུལ་ནག་པོ་སྲང་༢༣༠ ཁུར་ཚ་སྲང་༢༩༠ ཆུ་ཚ་སྲང་༢༩༠ མ་ནུ་སྲང་༡༧ ཀོ་ཐེ་དུག་བཏོན་སྲང་༣༣ ཧོང་ལེན་སྲང་༨༠ ལུག་རུ་སྨུག་པོ་སྲང་༦༢ ཨུཏྤལ་སྔོན་པོ་སྲང་༦༥ སླ་ཕྱེ་སྲང་༠༨ ཨ་རུ་སྲང་༨༨ པི་ལིང་སྲང་༡༠ དོམ་མཁྲིས་སྲང་༠༩ གསང་སྨན་གཉིས་ལག་ལེན་ཟུར་གསལ་ལྟར་བཅས་ཁྲོན་བསྡོམས་སྨན་སྣ་སུམ་ཅུ་སོ་བདུན་ཚད་ལྷག་མེད་པར་སྦྱར། ཐབས་རྟ་རིལ་ནག་ཆེན་མོ་དང་། བདུད་རྩི་རིལ་བུ་ཆོས་སྨན་སོགས་ཀྱང་སྦྱར་བར་བྱའོ། །དུག་འདོན་སོགས་ཀྱི་ལག་ལེན་ནི་སྔར་ལྟར་རོ། །གུ་གུལ་དང་། སླ་ཕྱེ། ཀྱི་ཤིཾ། ཁ་ཆེ་གུར་གུམ་བཅས་ཞིབ་བཏགས་ཆུར་སྦྱངས་པའི་ཁུ་བས་རིམ་བཞིན་འདམ་འཐག་བྱ། རིལ་བུ་དྲིལ་ནས་གྲིབ་སྐམ་བྱས་རྗེས་རིལ་ཆགས་ལེགས་པར་བརྒྱབ་སྟེ་གཙང་མར་བཅང་པར་བྱའོ །

ཕན་ཡོན་ནི། ནད་གཞི་དང་བསྟུན་རང་རང་སྨན་རྗེས་ཕུལ། །དུག་དང་སྨུག་པོ་

ཁྲག་དང་འབྲུ་སྐྱུག་དང་། །གབ་ཚད་ཚད་རྙིང་འགྲམས་འཁྲུགས་འཐབ་པ་དང་། །མ་ཞུ་སྐྱང་ཐབས་སྲིན་དང་ཆུ་སེར་སྐྲན། །ལྷན་འདུས་ནད་རྣམས་འཇོམས་པའི་རྡོ་རྗེ་ཡིན། ཞེས་གསུངས་སོ། །

བཅུ་པ། ཁྲ་མེན་མང་སྦྱོར་ཆེན་མོའི་སྦྱོར་བ་བསྟན་པ་ལ།

སྨན་སྦྱོར་འདི་ནི། རང་གིས་སྨན་དཔྱད་ཀྱི་ལས་ཀ་དུས་ཡུན་རིང་ཙམ་བྱས་པའི་ནང་། སྙིང་དང་གློད་པ། ཁྲག་དང་། དབང་པོ། རྩ་དཀར། ཆུ་རྒྱུས་སོགས་ཀྱི་ནད་རིགས་སྣ་ཚོགས་དང་། དེ་དག་ལ་རྒྱུན་དུ་སྤྱོད་པའི་རྩ་ཆེའི་སྨན་སྦྱོར་རཏྣ་བསམ་འཕེལ་དང་། བྱ་དམར་༢༥ མུ་ཏིག༢༥ སོགས་ལ་ཞིབ་འཇུག་ལག་ལེན་བེད་སྤྱོད་བྱས་པའི་ཉམས་མྱོང་ལ་གཞིགས་ཏེ་གོང་གསལ་རྩ་ཆེའི་སྨན་སྦྱོར་འདི་དག་གི་སྙིང་པོ་གཅིག་ཏུ་སྡུད་སྒྲིག་གསར་དུ་བཟོས་པ་ཡིན། འདི་ཡི་སྦྱོར་ཚད་ནི། ཁྲ་མེན་སྲང་༡༥ མུ་ཏིག་༡༥ བྱུར་རུ་༡༠༢ མན་ཤེལ་༠༠༥ གཟི་༠༠༡ ཞུ་མིག་༠༨ བཙོ་ཐལ་༠༥ ལྕགས་བཀྲུད་ཐལ་བ་༠༣ ཁམས་བདུན་ཐལ་བ་༠༣ སྐྱི་ཤུ་༠༠༥ སླ་རྩི་༠༥ འབྲི་ཏ་ས་འཛིན་༡༠ དྭ་ལིས་༡༠ ཤིང་མངར་༡༠ མཛོ་མོ་ཤིང་༡༠ སྙིང་ཞོ་༡༠ གུ་གུལ་དཀར་པོ་༡༠ གུ་གུལ་ནག་པོ་༡༠ ཉ་ཕྱིས་༢༠ གུར་གུམ་༠༥ ཙུ་གང་༠༥ སུག་སྨེལ་༠༥ ལི་ཤི་༠༣ ཀོ་ལ་༠༣ སྟར་བུའི་ཁནྡ་༡༠ ཨ་ག་རུ་༠༨ ཨ་རུ་ནག་ཆུང་༠༨ གསེར་མདོག་༠༨ སྐྱུ་རུ་༠༥ བ་རུ་༠༥ མ་ནུ་༠༥ སེང་ལྡེང་༠༨ ཙནྡན་དཀར་པོ་༠༨ ཙོང་ཞིང་༡༠ མཚལ་དཀར་༠༥ རྡོ་རྒྱུས་༠༨ བ་ནུ་༠༨ མཐིང་རྒྱུས་༠༨ རྡོ་གླད་༠༨ ཙོག་ལ་༠༥ གྲུ་བཞི་༠༨ ཁབ་ལེན་༠༨ དཀར་པོ་སྤྲལ་རྒྱབ་༠༨ སྨུག་པོ་སྤྲལ་རྒྱབ་༠༨ སེ་འབྲུ་༠༣ སྣ་སྐྱུ་༠༣ སོ་མ་རཱ་ཛ་༠༨ སེ་མེ་༠༨ ཐལ་ག་རྡོ་རྗེ་༠༨ ཚ་ལ་༠༣ སླེ་ཏྲེས་༠༥ གནྡྷ་ཀ་རི་༠༥ ལི་ག་དུར་༠༣ རེ་སྐོན་༠༣ གོ་སྙོད་༠༥ ལུག་རུས་༡༠ ཀོ་ཐྱི་༡༠ དབང་ལག་༠༨ གསང་སྨན་གཉིས་དང་སྦྱར་ཚད་ལག་ལེན་ཞལ་ཤེས་ལྟར་བྱའོ། །སྨན་སྦྱོར་ལག་ལེན་དུག་འདོན་འདུལ་

སྦྱོང་སོགས་ནི་གོང་གསལ་རཏྣ་བསམ་འཕེལ་སོགས་ལྟར་ལེགས་པར་བྱ་དགོས་སོ། །

ཕན་ཡོན་ནི། འདི་ལྟ་སྟེ། སྙིང་དང་གླད་པར་ཁྲག་རྒྱས་མགོ་བོ་ན། །གླད་རྩ་རྫོལ་ནས་དྲན་མེད་བརྒྱལ་བ་དང་། །རྩ་དཀར་ནད་ཀྱིས་ཡན་ལག་རེངས་ཤིང་འཁུམས། དྲན་པ་མི་གསལ་ལུས་སྦྲིད་ཁ་མིག་ཀྱོག །རྩ་ནད་རླུང་དང་འབྲེལ་བའི་ནད་ཀུན་སེལ། །

སྔར་སྨྲས་པ། འབྱུང་འགྲུགས་ནད་ཀྱི་ཐུག་ཧྲུ་ཧི་སྙེད་པ། །འཇོམས་བྱེད་གཉེན་པོ་མཆོག་དེ་སྨན་ཡིན་ཞེས། །ཆོས་ཀུན་རྟེན་ཅིང་འབྲེལ་བ་འབྱུང་བའི་ཚུལ། །ཤེས་ནས་སྨྲ་བ་མང་པོས་མཆིད་དུ་སློང་། །དེ་ཕྱིར་ཚེ་ཡི་རིག་བྱེད་ཀྱིས། །གཞུང་དོན་མན་ངག་ཟབ་མོའི་དོན། །མཐོང་བརྒྱུད་ལས་ཀྱི་ཚ་ག་ལ། །སྤྲོ་བས་འཇུག་པའི་ཁུར་འདི་བླངས། །སྟེར་མེད་ལེགས་བཤད་གསར་པ་འདིར་བརྗོད་མེད། །གཞན་ཕན་སྙིང་རྗེའི་འོད་སྣང་ཆེས་ཕྲ་ཡང་། །བཅུད་རྒྱལ་བདུད་རྩིར་བསྒྲུབ་པའི་ལས་ཀྱི་རྒྱུན། །ཆད་པར་ཕོངས་ནས་བརྗེད་བྱུང་ཙམ་དུ་བྲིས། །བགྲང་བྱའི་ཁུར་ཆེན་ལྷི་བས་ཆེར་དུབ་ཀྱང་། །སྐྱིས་སྦྱངས་བློ་གྲོས་ན་ཚོད་ཆེས་ཕྲ་བས། །འགལ་དང་མ་འབྲེལ་ལོག་པར་སྨྲས་པ་གང་། །དམ་པ་རྣམས་ཀྱིས་བཟོད་པར་མཛད་དུ་གསོལ། །འདིར་འབད་ལེགས་བྱས་པད་རྩ་ལྟར་དཀར་བ། །འགའ་ཡང་མཆིས་ན་དགེ་དེས་འགྲོ་ཀུན་གྱི། །རྒྱུ་འབྲས་ནད་ཀུན་སེལ་ཞིང་གསོ་རིག་གི། །འཕྲིན་ལས་ནམ་མཁའི་ཕ་མཐར་ཁྱབ་གྱུར་ཅིག །ཅེས་པ་འདི་ནི་ཆོས་ཀྱི་རྒྱལ་པོ་ཤར་ཀཿཐོག་པའི་རིག་གནས་སློབ་གྲྭའི་མཁན་པོར་དབང་བསྐུར་བ་དང་། ཁྲོ་རུ་དགོན་པའི་མཁན་མིང་། བོད་ལྗོངས་བོད་ལུགས་གསོ་རིག་སློབ་གྲྭ་ཆེན་མོའི་སློབ་སྤྱི་དང་། དགེ་རྒན་ཆེན་མོའི་མིང་འཛིན་ཐུན་མོང་དུ་ཁྲོ་རུ་ཚེ་རྣམ་ཞེས་འབོད་པས་རབ་བྱུང་བཅུ་བདུན་པའི་མེ་ཕྱི་ལོའི་ས་ཟླའི་ཡར་ཚེས་བཅོ་ལྔ་ཉིན་མཇུག་རྫོགས་པར་བྲིས་པའི་དགེ་བས་བོད་ལུགས་གསོ་བ་རིག་པའི་ལག་ལེན་མི་ནུབ་དར་ཞིང་རྒྱས་ལ་ཡུན་རིང་དུ་གནས་པའི་རྒྱུར་གྱུར་ཅིག །དགེའོ། །

༄། །སྨན་སྦྱོར་བདུད་རྩིའི་ཐིག་ལེ་ཞེས་བྱ་བ་བཞུགས་སོ། །

མི་ཕམ་འཇམ་དབྱངས་རྣམ་རྒྱལ་རྒྱ་མཚོས་མཛད།
ཁྲི་རུ་ཚེ་རྣམ་གྱིས་སྦྱོར་ཚད་གཏན་ལ་ཕབ།

༄། །ན་མོ་གུ་རུ་པདྨ་མཉྫུ་ཤྲཱི་བཛྲ་ཏི་ཀྵྞ་ཡ། །རང་བྱུང་ཡེ་ཤེས་བདུད་རྩིའི་ཐིག་ལེ་ནི། །ཕན་བདེའི་འོད་ཟེར་སྟོང་གིས་རབ་མཛེས་པས། །ལུས་ཅན་ཡིད་ཀྱི་ཀུན་དགའ་འཕེལ་མཛད་པ། །སྨན་རྒྱལ་གུ་རུའི་ཞབས་ལ་གུས་བཏུད་ནས། །ཤིན་ཏུ་ཪྙེ་ལ་མྱུར་བའི་སྨན་གྱི་སྦྱོར། །འབད་མེད་རྙེད་པར་སླ་བའི་ནོར་བུ་འདི། །འོ་མཚོར་ངང་མོ་རྒྱུ་བ་ཇི་བཞིན་དུ། །ལྷག་བསམ་དྲང་སྲོང་ཡིད་ཀྱི་ངོས་ན་འཁྱོ། །གང་ཞིག་གཞན་ཕན་ལྷག་བསམ་གྱིས། །རང་དང་གཞན་གྱི་དོན་སྒྲུབ་པའི། །དྲང་སྲོང་གཞོན་ནུ་དེ་དག་ལ། །བྱམས་པའི་སེམས་ཀྱིས་འདི་སྐད་ཟླུ། །སྙིང་གི་ཚལ་པ་བཞིན་དུ་བདག་ཉིད་ལ། །ཤིན་ཏུ་བརྩེ་ཞིང་བྱམས་པ་གཅེས་དགུའི་མ། །ལས་ཀྱིས་འཕངས་པའི་གཞན་དབང་སྐྱེ་བའི་ལུས། །སྣ་ཚོགས་སྡུག་བསྔལ་ནད་ཀྱིས་རྣམ་པར་བཅོམ། །འདི་ལ་ཙུང་ཟད་ཕན་པར་གྱུར་ན་ཡང་། །དབྱིངས་ནས་སྲས་བཅས་རྒྱལ་བའི་འཇམ་མཉེན་ཕྱག །རིང་དུ་ཆྱོང་བཞིན་དགྱེས་པའི་མེ་ཏོག་ཆར། །རྣམ་པར་བཀྲམ་པས་ཀུན་དགའ་ཉིད་དུ་བྱེད། །དེ་སླད་འཚོ་བྱེད་སྐལ་བཟང་རྣམས། །རྒྱུད་

ལ་མཁས་ཤིང་མན་ངག་ཤེས། མཐོང་ཚད་སྨན་དུ་བཀོལ་བཏུབ་པ། །འདི་ཡང་བདེ་ལ་ཕྱི་མར་བདེ། །དྲང་སྲོང་ཐུགས་རྗེ་ཆེན་པོ་དེས། །མཐའ་འཁོབ་དབུལ་པོའི་ནད་བསལ་ཕྱིར། །ཉིད་སླ་སྔོ་སྦྱོར་གང་གསུངས་པ། །ཙུ་ཟད་རྒྱས་པའི་ཚུལ་དུ་ཕྱེ། །ཚད་པའི་ནད་རིགས་མཐའ་དག་ལ། །སྔོ་ཡི་ནུས་པ་ཁྱད་པར་འཕགས། །གྲང་བ་རླུང་ལ་སོགས་པའི་རིགས། །རྩི་སྨན་རྣམས་ཀྱིས་གདུལ་བ་ཡིན། །དེ་ཕྱིར་ནད་ཆེན་གཏིང་ཟབ་མོ། །ཕལ་ཆེར་རྩི་ཡིས་འདུལ་དགོས་ཀྱང་། །ཕྲོ་བུར་ནད་ཀྱི་ཐུག་ཕྲད་ལ། །སྔོ་ཡི་སྦྱོར་བ་འགའ་ཞིག་འབྲི། །དགོས་འབྱུང་ཡིད་བཞིན་ནོར་བུའི་སྨན། །ས་ལ་ཡང་དག་སྐྱེ་བ་གང་གཅེས་པ་བདུན་གྱི་ཤིང་ཏ་ལ། །དྲངས་ནས་རྣམ་པར་བཅད་བྱ་སྟེ། །འདིར་བཤད་ཇི་བཞིན་གཞུང་སྔོ་འདོན། །ཁ་བསྒྱུར་གང་ལ་གང་དགོས་སྦྱར། །རོ་ནུས་ཞུ་རྗེས་མི་འགལ་བར། །རིགས་མཐུན་མང་སྣ་སྤྲད་ཀྱང་ཅུང་། །ལེགས་པར་སྦྱར་ལ་བྱིན་གྱིས་བརླབས། །ཕུད་ཀྱིས་དྲང་སྲོང་རིག་འཛིན་མཆོད། །འགྲོ་ལ་ཕྱོགས་ལྷུང་མེད་པར་སྦྱིན། །སྙིང་རྗེས་སེམས་ཅན་དྲག་ཏུ་བཟུང་། །རྟེན་འབྲེལ་སྒྱུ་མའི་དོན་ལ་བལྟ། །ལྷ་དང་བླ་མར་གསོལ་བ་གདབ། །རྒྱུད་དང་མན་ངག་ཉམས་མྱོང་བསྟུན། །རང་གཞན་དོན་གཉིས་འགྲུབ་པར་མཛོད། །

རྒྱལ་བའི་སྤྱན་ཅན་༢༠ སྤོང་རི་ཟིལ་༢༠། །དྲིས་མ་༧༠ ཚུ་རྩ་༧༠ ལྷུམ་རྩ་༧༠རྣམས། །རྒྱལ་བ་ལྷ་ཞེས་ཨ་ཏུ་རས་༠༣། །སྔོ་བཏོན་གཉན་ཚད་བད་མཁྲིས་རླུང་། །བཞི་བརྒྱ་རྩ་བཞིའི་ནད་རིགས་སེལ། །ས་སྟེང་འདི་ན་ནད་ཀྱི་རིགས། །གང་ལ་ཕྲད་ཀྱང་མི་གནོད་ཕན། །ཁ་བསྒྱུར་རླུང་ལ་སྒོག་ཐལ་ཏེ། །མཁྲིས་པ་ལ་ནི་ཏིག་ཏས་བསྒྱུར། །བད་ཀན་སྐྱུ་རོར་དབྱི་མོང་སྟེ། །འདུས་པར་ད་ལིའི་མེ་ཏོག་བསྣོབ། །བྱིས་པའི་ནད་ལ་བྲི་ཡང་ཀུ། །མོ་ནད་ཀུན་ལ་འོལ་མོ་སེ། །གདོན་ལ་མིང་ཅན་ནག་པོ་བཏང་། །གཉན་དང་རྨ་རིགས་སྟག་ཤ་བ། །དུག་རིགས་ཀུན་ལ་ཨ་པོ་སྟེ། །བཙུད་

ལེན་ར་མོ་ཞག་གིས་བསྒྱུར། །རོ་ཅན་དབང་པོ་ལག་པས་བསྐྱེད། །དབང་པོ་གསལ་འདོད་རྩྭ་ཨ་བ། །ཚེ་འཕེལ་བཀྲ་ཤིས་དུར་བ་སོགས། །ཁ་བསྒྱུར་ཤེས་ན་ཅི་ཡང་བྱེད། །ནད་བརྒྱ་སྨན་གཅིག་ངོ་མཚར་ཅན། །དྲང་སྲོང་སྔོན་ལམ་མཚོ་ལས་འབྱུངས། །

རུ་རྟ་༢༠ རྒྱ་སྤོས་༡༠ སྤང་སྤོས་༡༠དང་། །ལྕུམ་རྩ་༡༠ ཆུ་རྩ་༡༠ ཉེས་མེད་ལྔ། །ཅོང་ཞི་༠༣ ཡིས་ནི་རྙོ་འདོན་པས། །མི་ཕྱུགས་དུག་ཐབས་ན་བ་སོགས། །ཐམས་ཅད་ཀུན་ལ་འཕྲོད་ཅིང་འཇམ། །རྟ་ཟོག་དུག་ནད་ཐང་ཕྲམ་བསྟན། །ངོས་མ་ཟིན་པ་ཀུན་ལ་འགྲོ། །

ཨ་ཤོ་གནྡྷ་༢༠ ལྩ་བ་༡༠ དང་། །ཧང་ཀུན་༡༠ གོ་སྙོད་༡༠ སྒོག་སྐྱ་༡༠ལྔ། ཨ་ཤོ་ལྔ་པ་ཞེས་སུ་གྲགས། །ཛཱ་ཏི་༠༣དག་གིས་རྙོ་འདོན་བྱས། །རླུང་ནད་དུག་ཙུ་རྩ་གསུམ་འཇོམས། ། ཚད་རླུང་འཐབ་པའི་སྐབས་དག་ཏུ། །སྒོག་སྐྱ་བསྲེགས་ཐལ་བྱས་པ་ལ། །ཨ་གར་གྱིས་ནི་རྙོ་འདོན་བྱ། །སྲོག་རླུང་རྙོ་འདོན་ལི་ཤི་སྣེ། །མགོ་རླུང་སྙིན་ལ་ཤིང་ཀུན་ནོ། །ཁ་བསྒྱུར་མཁྲིས་པར་སེ་མེ་ཏོག །བད་རླུང་གྲང་བར་ཟྭ་འབྲུམ་སྦྱར། །

ཏིག་ཏ་༢༠ རྩ་མཁྲིས་༡༥ གཡའ་ཀྱི་མ༡༠། །ཟངས་རྩི་༠༥ ཀྱི་ལྕེ་༡༠ ཏིག་ཏ་ལྔ། །རྙོ་འདོན་གསེར་གྱི་མེ་ཏོག་༠༣ཡིན། །ཚ་མཁྲིས་མེ་ལྟར་འབར་བ་ཞི། །ཁ་ཤོར་དོམ་སོགས་མཁྲིས་པས་བསྒྱུར། །རྒྱ་མར་སྤང་རྩི་དོ་བོ་སྣེ། །རིམས་ལ་དེ་བ་རླུང་ལྡན་ཚོ། །ཁ་བསྒྱུར་སེ་བའི་མེ་ཏོག་ཡིན། །མཁྲིས་སྐྲན་མིའམ་ཕག་བྲུན་ནི། །བསྲེགས་ཐལ་བྱུངས་མཉམ་བྱས་པས་ཕན། །

ས་ཛཱི་ཀ་༢༠ དང་དབྱི་མོང་༡༠དང་། །ལྕེ་ཚ་༡༠ ཟྭ་འབྲུ་༡༠ སྤུབ་ཀ་༡༠ལྔ། །ས་ཛཱི་ལྔ་པ་འདི་ལ་ནི། །སེ་འབྲུ་༠༣ཡིས་ནི་རྙོ་འདོན་བྱ། །མ་ཞུ་ལ་སོགས་གྲང་ནད་

སྟོང་། །སེལ་ཞིང་ཕོ་བའི་མེ་དྲོད་བསྐྱེད། །སྨད་ཀྱི་གྲང་བར་ལྷ་བ་ཡིས། །ཁ་བསྒྱུར་གྲང་མཁྲིས་སེ་མེ་བསྟན། །རླུང་དང་ལྡན་ན་གོ་སྙོད་བསྲེ། །ཕྱོས་ཀར་ཨུག་ཆོས་འབྲུ་དང་ནི། །སྐྲན་ལ་རྡོ་ཐལ་ཚད་ལྡན་སྦྱར། །གྲང་ཆུར་ཧུག་སྒྲོའི་ཐལ་བ་སྦྱར། །མ་ཞུ་སྐྱི་ལ་ཁ་རུ་ཚ། །ཡང་ན་རྒྱམ་ཚྭ་བསྲེས་པའམ། །ལན་ཚྭ་བཙོས་པས་ཀྱང་རུང་ངོ་། །རྩམ་པ་མ་ཞུ་བུལ་ཏོག་སྤེ། །ཤ་མ་ཞུ་ན་སོག་ཡུའི་ཐང་། །སྙོ་ངད་མ་ཞུ་ཟྭ་ལོ་བསྡེབས། །ཆང་མ་ཞུ་ན་ཕབས་ཆང་བསྐོལ། །ཡང་ན་སོག་ཚིགས་ཐང་དང་སྦྱར། །ཧ་མ་ཞུ་ན་ལན་ཚྭ་བསྟན། །ཞོ་དང་འོ་མ་མ་ཞུ་ན། །སྨན་དང་ལྕག་སྲིད་སྦྱར་ཁུ་བཏུང་། །མར་ཆིལ་མ་ཞུ་ན་ཞེས་སོ། །མཆན། ཅོང་ཞི་རྒོད་བཙུལ་བསྟན། །འབྲུ་མར་མ་ཞུ་སྲན་མའི་ཕྱེ། །སྨན་དང་ལྕག་པ་སྦྱོད་ལ་ཟ། །རྡོ་མ་ཞུ་ན་མཚུར་ཟེ་ཚྭ། །གང་རིགས་རྩ་བའི་སྨན་ལ་བསྟན། སྨན་མ་ཞུ་ན་དུག་རིལ་དང་། ལྕག་སྦྱོད་པའམ་རྒྱམ་ཚྭ་བསྟན། །དོན་སྣོད་སོ་སོའི་གྲང་བ་ལ། །སོ་སོའི་ཁ་འཛིན་གཉེན་པོས་བསྒྱུར། །དྭངས་མ་མ་ཞུ་བ་ལ་ནི། །ཐྲག་ཞུན་ཡང་ནི་ཕྲི་ཡང་གུས། །ཁ་བསྒྱུར་མ་ཞུ་དྲུང་ནས་འབྱིན། །ཡང་ན་སྨན་ལྔ་ནུས་བསྲེགས་ལ། །པི་ལིང་རྡོ་བརྟན་རྒོད་བཙུལ་གྱི། །ཅོང་ཞིས་ཁ་བསྒྱུར་གྲང་སྐྲན་བཤིག །པི་ལིང་ཚབ་ཏུ་འགྲོན་ཐལ་དང་། །ཅོང་ཞིའི་ཚབ་ཏུ་སྟར་བུ་བྲུས། །ཚ་སྐྲན་ཁྲག་སྐྲན་ཐལ་བར་བཤིག །

ཚ་བ་གསུམ་༢༠ ༡༠ ༡༠དང་བ་ལུ་༡༠དང་། །ལན་ཚྭ་༡༠ལྔ་པོ་བསྲེགས་ཐལ་ལ། །ན་ལེ་ཤམ་༠༣གྱིས་རྡོ་བརྟན་པས། །བད་ཀན་སྐྱ་བོ་བེ་སྣབས་སེལ། །རྡོ་ཐལ་སྦྱར་བས་ཕོ་ཐོག་ནི། །གྲང་བ་དག་དང་སྐྲན་རིགས་སེལ། །ཁ་བསྒྱུར་ས་ཐེ་ལྔ་པ་བཞིན། །

ཚེར་སྔོན་༢༠ རུ་རྟ་༡༠ བ་ཤ་ཀ་༡༠། ཏང་ཀུན་༡༠ དྲིས་མ་༡༠ ཚེར་སྔོན་ལྔ། །ཨ་གར་༠༣གྱིས་ནི་རྡོ་བརྟན་པ། །བདུད་རྩི་ཆང་དང་སྦྱར་ལ་བཏང་། །རླུང་ཁྲག་སྟོད་དུ་འཚང་བ་འབེབས། །འབམ་ལ་སྟག་ཤས་ཁ་བསྒྱུར་ན། །སྨད་དུ་འབེབས་

པར་ངེས་པ་ཡིན། །གཞན་ཡང་ཁ་བསྒྱུར་རིགས་པས་འགྲོ། །ནད་རིགས་གཞན་དག་ཕབ་ན་ཡང་། །སྨན་འདི་ངེས་པར་ཟབ་པ་སྟེ། །རང་རང་ནད་ཀྱི་ཁ་བསྒྱུར་དང་། །སླང་ཆེན་གི་ཕོ་བྱུངས་ཆེར་བསྟེབས། །

ཡུ་མོ་སྲོལ་གོང་༢༠ བ་ལུ་༡༠དང་། །འབྲི་ཏ་ས་འཛིན་༡༠རུ་རྟ་༡༠དང་། །མ་ནུ་༡༠སྲོལ་གོང་ལྔ་པ་ཞེས། །ག་བུའི་གྲི་བས་༠༣རྗེ་འདོན་བྱ། །གྲི་ཐོག་ནད་རིགས་དགུ་པོ་འཇོམས། །ཚ་ཤས་ཆེ་ན་གི་ཝཾ་བསྣན། །གྲང་ཤས་ཆེ་ན་རྗེ་ཐལ་བསྲེ། །གྲི་བ་འཛེར་ལ་སྤང་རྒྱན་ཏེ། །གཉན་ཤས་ཆེ་ན་སྟག་ཤ་གཏོང་། །ཨ་རུ་ནག་ཆུང་བོང་བསྐྱེད་ནས། །ཡུན་རིང་ཐོས་ན་ནད་མཐའ་བརླག །

བ་ལུའི་མེ་ཏོག་༢༠ རུ་རྟ་༡༠དང་། །ཕྲི་ཡང་ཀུ་༡༠དང་ལུག་ཆུང་བ༡༠། །མ་ནུ་༡༠སྦྱར་བའི་བ་ལུ་ལྔ། །ཅོང་ཞི་འདམ་བཏགས་༠༣ཀྱིས་རྗེ་འདོན། །གལ་ཏེ་མ་ནུ་མ་རྙེད་ན། །ཚབ་ཏུ་བྲག་ཞུན་གཏོང་བར་བྱ། །འདུས་ནད་སླུག་པོའི་རིགས་ཀུན་འཇོམས། །མཆོག་ཏུ་ཚ་གྲང་འཐབ་པ་སེལ། །ཁྲག་ཤས་ཆེ་ན་སྐྱུ་རུ་ར། །རླུང་ཤས་ཆེ་ན་ཛྙ་ཏི་དང་། །མཁྲིས་པ་ཤས་ཆེ་གསེར་མེ་ཏོག །གྲང་ཤས་ཆེན་ན་ལི་ཤམ། །འཁྲིང་འདྲིལ་ནད་ལ་སྟར་བུ་དང་། །ཅེར་རྒྱས་ཞི་དཀར་ཕག་ཁྲག་སྟེ། །རྩིབ་གཟེར་ཕུས་ཀར་སྨུ་ལ་བཏང་། །

ཚ་བ་སྦོ་ཡིན། མཆན། གསུམ་པོ་༡༠ ༡༠ ༡༠བསྲེགས་ཐལ་ལ། །གོ་ཐལ་༢༠ རྗེ་ཐལ་༢༠ཐལ་བ་ལྔ། །ཟེ་ཙྪ་ཆུ་བཅད་༠༣ཙུང་ཟད་ཀྱིས། །རྗེ་འདོན་སྨན་རིགས་མཐའ་དག་ཀུན། །འབིགས་བྱེད་མདུང་ཐུང་ངར་མ་ཡིན། །ཡང་ན་ཅོང་ཞིའི་འབྲུལ་ཐལ་༠༣སྦྱར། ཁྲག་སྨན་ལ་ནི་སྟར་བུས་བསྒྱུར། །འདྲིལ་བ་བཤིག་ལ་སྦྲུལ་གྱི་ཤ །གྲང་སྨན་ཀུན་ལ་ཕི་ཕི་ལིང་། །མཁྲིས་སྨན་མི་དང་ཕག་བྲུན་སྦྱར། །

ད་ལི་༢༠ ཧོང་ལེན་༢༠གཉིས་ཐལ་བ། །ཏིག་ཏ་༡༠ རུ་རྟ་༡༠ བོང་དཀར་

༡༠ལྷ། །འགྲོན་ཐལ་༠༣གྲིས་ནི་རྡོ་འདོན་བྱ། །ཚ་སྣན་ཕྱི་ནང་བར་གསུམ་འཇོམས། །ཁ་བསྒྱུར་སྤྱི་ལྟར་རིག་པས་འཕྲུལ། །

ད་ལི་༢༠ གོ་སྙོད་༡༠ སླ་སྐང་བ༡༠། །སྟག་ཚེར་༡༠ སྐྱེར་ཤུན་༡༠ ལྕགས་ཕྱེ་༠༣ཡིས། །རྡོ་བཏོན་མངར་གསུམ་ཉིང་ཁྲོལ་སྦྱར། །སྐྱ་ཐབ་ནད་རིགས་ལྔ་པོ་འཇོམས། །

ཐང་ཤིང་༢༠ བོང་དཀར་༡༠ བ་སྲུ་བ༡༠། །སྲིད་དཀར་༢༠ སེང་ལྡེང་༡༠ སྤོས་དཀར་༠༣གྲིས། །རྡོ་བཏོན་འོར་ནད་དྲུག་པོ་འཇོམས། །

ག་དུར་༢༠ ཕྱི་སྲད་༡༥ པྲི་ཡང་ཀུ༡༥། །སྤོ་སྨན་སྤྱི་བཞུར་༡༥ ཆུ་མ་རྩི༡༥། འདི་རྣམས་དུས་བཏུས་ངག་ལ་ཉན། དེ་ལྷ་སྐྱུ་རུས་༠༣རྡོ་བཏོན་པས། །ཚ་གྲང་དམུ་ཆུའི་སྤྱི་སྨན་ཟབ། །ཕྱི་བྲག་ཚ་ཤས་ཆེ་བ་ན། །གུར་གུམ་གྱི་ནི་ཁ་ཚར་གདབ། །གྲང་ནད་དཔྱི་མོང་བསྣན་པར་བྱ། །

ལྕུམ་འབྲས་༢༠ སྲུབ་འབྲས་༡༠ དཔྱི་མོང་འབྲུ༡༠། །པྲི་ཡང་ཀུ་༡༠དང་གཟི་མ་༡༥ ལྷ། །སྐྱུ་རུས་༠༣རྡོ་བཏོན་གྲང་ཆུ་སྐེམ། །ཁ་བསྒྱུར་རྣམ་དཔྱོད་སྤོབས་ཀྱིས་འཕྲུལ། །ཤིན་ཏུ་ཞི་བར་དཀའ་བ་ན། །གཟི་༢༠ལྕུམ་༡༥ སྤོན་བུ་༡༥ ཁྲོན་བུ་༡༠དང་། །ཆུ་མ་རྩི་༡༠ ལྷ་ཆུ་སྲུར་༠༣གྲིས། །རྡོ་བཏོན་དམུ་ཆུའི་རྒྱ་མཚོ་ནི། །ཆང་རྫའི་ཐེམ་བུ་བཞིན་དུ་རྡོལ། །

ད་ལིའི་ཐལ་བ་༢༠ཀྱི་ལྕེ་བ༡༠། །གཟི་མ་༡༠ གོ་སྙོད་༡༠ ཕྱི་ཚེར་༡༠ལྷ། །སེ་འབྲུས་༠༣རྡོ་འདོན་མར་ཁུ་ལ། །བཙོས་པའི་ཤ་དང་བསྲེས་ཏེ་ཟ། །གཙོང་ཆེན་ཟད་བྱེད་ཐལ་བར་བརྡུག །

ད་ལི་༡༠ དྲེས་མ་༡༠ ལུག་མིག་པ༡༠། །ཁུར་མོང་༡༠ ག་བྲ་༢༠དག་ལ་ནི། །ཨ་རུས་༠༣རྡོ་བཏོན་བདུད་རྩི་ནི། །ལྷ་ཐང་ཞེས་བྱ་ཚ་གྲང་ནད། །མ་སྨིན་ལ་སོགས་

ཀུན་ལ་ཕན། །

གཡའ་ཀྱི་༢༠ ཧོང་ལེན་༡༠ སུམ་རྩ་ཧྲི་ག༡༥། བོང་དཀར་༡༥ སྤང་རྩི་དོ་བོ་༡༥ལྡེ། །ཀི་ཕཾ་༠ཙྪིས་ནི་རྗེ་འདོན་བྱ། །མ་རྙེད་བྲག་ཞུན་༠ཙྪིས་ཀྱང་རུང་། །ཐྲི་ཟེར་ལྡེ་པ་ཞེས་བྱ་བ། །ཚད་རིགས་ཀུན་སེལ་བདུད་རྩི་དངོས། །རྒྱས་ཚད་ཕྱེ་མ་ཆུ་བསིལ་དབུལ། །མ་སྨིན་པ་དང་རྙོགས་ཚད་ལ། །སྨྱུང་རྩི་སྤྲས་སྦྱར་བསྡུས་ཐང་བྱ། སྟོང་ཚད་བསྡུས་འཇམ་གོ་སྙོད་བསྟན། །གབ་ཚད་སྟོང་རི་ཟིལ་པ་བསྟན། །སྙིང་ཚད་སྤང་སྤོས་ཨ་བི་ཁ། །གང་རུང་ཁ་བསྒྱུར་བསྡུས་འཇམ་བཏང་། །འགྲམ་ཚད་ལ་ནི་སྤྱི་བཞུར་སྦྱར། །འབྲུགས་དང་གློ་ཚད་སྤོ་ལོས་བསྒྱུར། ཁྲག་ལ་བ་ཤ་ཀ་ཡིས་བསྒྱུར། །རིམས་ལ་པར་པ་ཏ་ཡིས་སོ། །སྙིང་གི་ཚད་པར་ཏང་ཀུན་ཏེ། །གློ་ལ་སུག་འདྲ་ཨ་གྲོང་བསྒྱུར། །མཆིན་པའི་ཚད་པར་པྲི་ཡང་ཀུ། །ཁོད་སྤོས་ཅྱི་ཚེར་ཁྲག་ཤང་གསུམ། །གང་རིགས་བསྟན་པས་མཆེར་ཚད་སེལ། །ཤུག་ཚེར་ཉི་དགའ་གང་རུང་གིས། །མཁལ་མར་བབས་པའི་ཚ་བ་སེལ། །གུར་རྩ་སྣ་ལོ་འཇིབ་རྩི་གསུམ། གང་རིགས་བསྟན་པས་ཕོ་ཚད་སེལ། །རྒྱུ་ལོང་ཚད་པར་སྣ་ལོ་སྟེ། །བྲག་སྐྱུ་ར་བོས་ཁ་བསྒྱུར་ན། །དུག་ཚད་རིགས་ལ་བདུད་རྩི་འདྲ། །གཡེར་ཤིང་བསྟན་པས་འབྲུམ་ཚད་སེལ། །སྟག་ཤ་བསྟན་པས་གག་ལྷོག་སེལ། །སྤྲུ་རྩ་བསྟན་པས་གཉན་གཟེར་འཇོམས། །གུར་རྩ་ལུག་རྒྱུང་རེ་ཧོན་གསུམ། །གང་རུང་ཁ་བསྒྱུར་བཏང་བ་ཡིས། །སྨུག་པོ་ཚ་བ་རྒྱས་པ་སེལ། །སྟབ་སེང་ཨ་བྱག་སྤྲོལ་གོང་གསུམ། །གང་རུང་བསྟན་པས་མགོ་གཟེར་ཞི། །རྣམ་པར་ཁྲག་ཤང་འབམ་པོ་གསུམ། །གང་རིགས་ཁ་བསྒྱུར་ཡན་ལག་གི། །ཆུ་འཕྲུང་ཚ་བ་གཙོག་པར་བྱེད། །རྩ་མཁྲིས་སྐྱེར་པ་གང་རིགས་བསྟན། མཁྲིས་ཚད་དག་ལ་བདུད་རྩི་འདྲ། །ཚད་པས་འབྲུ་ལ་གང་སྣ་ཆུང་། །ཡང་ན་བྱ་ཤང་བསྟན་པས་གཙོད། །གྲེ་བ་ཚ་ན་ཚར་བོང་བསྒྱུར། །འོམ་བུ་ཐྱིའུ་སྔོང་ཐོག་

གསུམ། །གང་རུང་སྦྱར་བས་ཤ་དུག་གི །ཚ་དབལ་གྲི་བར་འཁྲིལ་བ་སེལ། །སྲིན་ལྷན་ལང་ཐང་རྩེ་སྦྱར་རོ། །སེ་རྒོད་སྐྱེར་པ་སྤུ་མའི་འབྲུ། །གང་རུང་བསྣན་པས་ཆུ་སེར་གཞིལ། །དེ་བ་སྐྱེར་ཤུན་གང་རིགས་ཀྱིས། །ཤ་ཡི་ཚད་པ་སེལ་བར་བྱེད། །གསེར་སྐྱུད་རྩ་ཚད་དུག་ཚད་འཇོམས། །ལུག་རུ་བྲག་སྤོས་སླེ་བ་གསུམ། གང་རུང་གིས་བསྐྱུར་རྩ་ཚད་འཇོམས། །སྟབ་སེང་སེ་རྒོད་གང་གླ་ཆུང་། །གང་རུང་བསྣན་པས་རུས་ཚད་སེལ། །དེ་ལ་སོགས་པ་འཕྲུལ་ཤེས་ན། །ས་སྙིང་ནད་ཀུན་ཕྱི་འདིས་འཇོམས། །

བ་ཤ་ཀ་༢༠ དང་ཧོང་ལེན་༡༥དང་། །རེ་སྐོན་༡༠ སེང་ལྡེང་༡༠མཛོ་མོ་ཤིང་༡༥། །ཁྲག་འཐུང་ལྔ་པ་ཞེས་བྱ་འདིར། །ཀླུ་རུ་༠༣ཡིས་ནི་རྗེ་འདོན་བྱ། །ཁྲག་གི་ནད་རིགས་མཐའ་དག་ཀུན། །ཞི་བྱེད་བདུད་རྩི་མངོན་སུམ་པ། །གཏར་དགོས་གཏར་གྱི་ནུས་མཚུངས་ཉིད། །མཛོ་མོ་ཤིང་ངམ་སེང་ལྡེང་ནི། །གང་རུང་ཚབ་ཏུ་འབྲི་སོག་༡༠རུང་། །འབྲུག་ལ་ཙནྡན་དཀར་པོ་དང་། །རིམས་ལ་པར་པ་ཏ་ཡིས་བསྐྱུར། །སྟོད་གཟེར་རུ་རྟ་བསྣན་ཏེ་བཏང་། །ཁྲག་གི་སྨན་ལ་སྤར་བུ་སྦེ། །སྨུག་པོ་ལ་ནི་སྤྲི་ཡང་ཀྱུ། །གཉན་གཟེར་ཁྲག་འཁྲུགས་སྟག་ཤ་བ། །ཆུ་འབམ་རྐང་ནད་ཁང་ཤུག་བསྣན། །དྲིག་གྲུམ་ཀླུ་གདོན་ཀླུ་བདུད་སྦྱར། །ཀླད་གཟེར་སྟོད་འཁྲུགས་ཆེར་སྔོན་སྦྱར། །དེ་ལ་སོགས་པ་མཐའ་ལས་འདས། །

དེ་བ་༢༠ སྤང་རྩེ་༡༥ པར་པ་ཏ༡༥། །རྒྱལ་བའི་སྤྱན་ཅན་༡༠ ག་བྲ་༡༠ལྔ། རིམས་འཇོམས་བདུད་རྩི་ལྔ་པ་ཟེར། །ཨ་རུ་ར་༠༣ཡིས་རྗེ་འདོན་བྱ། །རིམས་ཀྱི་ནད་ཀུན་དྲུང་ནས་འབྱིན། །ཡང་ན་ག་བྲའི་ཚབ་ཏུ་ནི། །ཀྱི་ལྕེ་རེ་སྐོན་གང་རུང་བཏང་། །འབྲུམ་པར་གཡེར་ཤིང་ལྕུམ་པ་དང་། །སྤང་རྒྱན་ནག་པོ་གང་རུང་བསྣན། ཁྲིད་པར་སྤང་རྒྱན་ནག་པོ་བཟང་། །གུ་གུལ་ཁ་ཚར་བཏབ་པར་བྱ། །རྒྱུ་གཟེར་རྒྱུ་དྲུས་ཆོས་སྨན་སྦྱར། །དམར་བཤལ་གཅོད་ན་བྱ་རྐང་བ། །ཆམ་པ་ལམ་ལྷོག་སླ་སྒང་

དང་། །སེང་གེ་སྦར་མོ་གང་རིགས་བསྣན། །བྲང་ཚ་ལུག་མུར་བསྣན་བྱ་སྟེ། །གྲེ་བ་ཚ་ན་སྤང་རྒྱན་དཀར། །ཁྲག་དང་ཆུ་སེར་གཉན་བསྔོངས་ན། །བདུད་རྩི་སྨག་ཤ་བཏང་བ་ཟབ། །འཕྲིབ་ན་འབྲི་ཏ་ས་འཛིན་བསྣེབས། །སྲིན་དང་བསྔོངས་ན་ལང་ཐང་རྩེ། །རླུང་རིམས་སྔོག་ཐལ་ཁ་བསྒྱུར་བྱ། །མཁྲིས་རིམས་མགོ་ནད་ཏིག་ཏས་བསྒྱུར། །སྟོད་བརྒྱངས་གཟེར་ན་བ་ཤ་ཀ །དེ་ལ་སོགས་པ་མཐའ་ལས་འདས། །

ཕུར་ནག་༢༠ སྨག་ཤ་༡༥ མིང་ཅན་ནག་༡༥། །དཀར་པོ་ཆིག་ཐུབ་°ཙྦྲུ་ནག་༡༠ལྷུ། །གཉན་འཛོམས་དཔའ་བོ་མཆེད་ལྔ་ཞེས། །གཉན་གྱི་གྲོང་ཁྱེར་ཟས་སུ་ཟ། །ནོ་འདོན་སྣ་རྩེ་°ཙྦྲ་བ་སྟེ། །ས་སྟེང་གཉན་ནད་འདི་ཡིས་འཛོམས། །ཡོང་ལྡོག་ལ་ནི་ཤ་ཆེན་བསྒྱུར། །ཡང་ན་དཀར་མོ་ལུག་དུག་བསྣན། །དེ་གཉིས་ལྡན་པར་བཏང་ན་རབ། །གག་པར་ངང་པ་གསེར་སྔོང་བསྣན། །ཡང་ན་སྤྱང་གིའི་ལྕེ་ཡང་བསྲེ། །ལྡོག་པར་འཛིན་པ་བུང་ཆེར་བསྐྱེད། །ཡང་ན་བྱ་རྒོད་སྤུག་པ་གཏོང་དྲེག་གྲུམ་ལ་སོགས་གླུ་ནད་རིགས། །གཟེར་དྲག་གཉན་དང་བསྔོངས་པ་ན། །གླུ་བདུད་རྡོ་རྗེས་ཁ་བསྒྱུར་བྱ། །སྲིན་ལ་བྱི་ཏང་ཀ་དང་ནི། །ཡང་ན་མ་ནུ་རྩེ་ཡིས་བསྒྱུར། །སྐྲང་འབྲས་འདུལ་ལ་འབམ་པོ་གཏོང་། །མིང་ཅན་ནག་པོ་ཤུ་དག་བཅས། །བསྡུགས་ཞིང་བཅིང་ན་ནད་རིགས་སྤྱང་། །གནས་དུས་ཁ་བསྒྱུར་དབྱེ་བ་མང་། །སྲོག་འཛིན་ནད་རིགས་ཕལ་ཆེར་གསོ། །

ལུག་རུ་༢༠ དྲེས་མ་༢༠ གཉིས་ཐལ་བ། །རུ་རྟ་༡༠ སྨག་ཚེར་༡༠ རྒྱ་སྤོས་༡༠ལྷུ། །ཐུགས་པས་སྐྲ་དཀར་གླད་ནད་སེལ། །

ཨ་བ་༢༠ གོ་སྙོད་༢༠ རྟག་ཏུ་༡༠དང་། །བ་ལུ་༡༠དྲེས་མའི་མེ་ཏོག་༡༠ལྷུ། གསལ་བྱེད་མེ་ཏོག་ལྔ་པ་འདིར། །གུར་གུམ་°ཙཤིང་མངར་°ཙགང་རིགས་ཀྱིས། །རྣོ་བཏོན་དབང་པོ་ཀུན་གསལ་བྱེད། །རང་རང་དབང་པོ་དང་འབྲེལ་བའི། །དོན་གྱི་བཟང་པོས་ཁ་བསྒྱུར་ན། །དབང་པོའི་ནུས་པ་ཁྱད་པར་འཕེལ། །མདུང་རྩེ་བསྣན་པས་མིག་དབང་

གསལ། །རྩ་བར་ཨུག་ཆོས་མེ་ཏོག་སྟེ། །པགས་མདངས་གསལ་ཕྱིར་སྦྲང་རྩི་བསྣན། །ལུས་ཀྱི་ཁམས་རྣམས་ཀུན་ལ་ཡང་། །བདུད་རྩི་ལྟ་བུར་ཤིན་ཏུ་འཕྲོད། །ཞུན་མར་སྦྱར་ཏེ་བཏང་བར་བྱ། །

སྐྱེར་ཤུན་༢༠ ཞིམ་ཐིག་༢༠ བྱུལ་ཏོག་༠༥དང་། །སླ་རྩི་༠༥༨་མཁྲིས་༠༥ལྷ་པོ་ལ། །ནིར་མ་ལི་༠༣སྦྱར་ར་འོའམ། །རིགས་བཟང་ནུ་ཞོར་སྦྱར་བ་ནི། །མིག་དུ་བླུག་པས་ཚག་འཁྲིབ་སོགས། །མིག་ནད་མ་ལུས་ངེས་པར་སེལ། །

ཅུ་རྟ་༢༠ སུག་ཐལ་༡༠ སྤྲུ་རྩ་༡༠དང་། །བ་བླ་༠༥སྤོང་རོས་༠༥ལྷ་པོ་རྣམས། །རྟ་སྤང་ཁུ་བས་སྦགས་པའི་ཕྱེས། །སྣ་ལས་སྣ་ནང་བླུག་གོ། མཆན། བྱུང་བའི་ནད་ཀུན་སེལ། །

ཨུག་ཆོས་༢༠ སྐོག་སྐྱ་༡༠ ལ་ཕུག་༡༠དང་། །ཅུ་རྟ་༡༠ ཤུ་དཱི་༡༠ལྔ་པོ་ལ། ཨ་རུའི་༠༣རྗོ་བཏོན་ཁུ་བ་གང་། །རྩ་བར་བཏིགས་པས་ན་བའི་ནད། །ཟུག་རྡུ་རྣག་ཁྲག་བཙས་པ་སེལ། །འོན་པར་ར་ཐུག་གཅིན་སྦྱར་བླུག །རླུང་ལ་ཞུན་མར་སྦྱར་ཏེ་དགང་། །སྲིན་ལ་ཕུར་མོང་ཁུ་བ་སྦྱར། །

ཅུ་རྟ་༢༠ སྤྲུ་རྩ་༡༠ སྐྱེར་པ་༡༠དང་། །ས་ཛཱི་ཀ་༡༠ནག་མཚུར། མཆན། དང་བ་ཤ་ཀ་༡༠། །སྦྲང་རྩའི་ཁུ་བས་མཁུར་བཀང་བྱ། །ཁ་ནང་ནད་རིགས་མཐའ་དག་སེལ། །

ཨཏྲལ་༡༠ ཏིག་ཏ་༡༠ བ་ཤ་ཀ་༡༠། །ཅུ་རྟ་༡༠ སྤང་རྒྱན་༢༠ ལྔ་པོ་ལ། །ཨོལ་མདུད་སྣ་ཚོགས་ཁུ་བ་ཡིས། །རྗོ་བཏོན་མགུལ་ལྷ་ཐམས་ཅད་སེལ། །ཏེ་འཕྱིས་ཞེས་པའི་སྨན་དང་སྦྱར། །ལུས་གནས་གཞན་གྱི་ལྷ་བའང་འཇོམས། །

སྤང་རྒྱན་༢༠ སྲོ་ལོ་༡༠ ལི་ག་དུར༡༠། །ཅུ་རྟ་༡༠ ཏང་ཀུན་༡༠ལྔ་པོ་ལ། །ལི་ཤིས་༠༣རྗོ་བཏོན་གྲེ་བའི་ནད། །མཐའ་དག་ཚ་གྲང་མེད་པར་འཇོམས། དབྱངས་སྙན་མགྲིན་པ་བདེ་བར་བྱེད། །གྲེ་བ་ཚ་ན་ཚར་བོང་དང་། །བྲང་ཚ་ལུག་མུར་སྦྱར་

བ་ཡིས། །སྐད་འགགས་ནད་རིགས་ཀུན་སེལ་བས། །ཐོར་ནད་ཐོག་མའི་སྐབས་སུའང་སྦྱར། །

ཙ་ཧ་༢༠ ག་སྟོད་༡༠ ར་མཉེ་༡༠དང་། །སྒོག་སྐྱ་༡༠ ཧག་ཏུ་༡༠བདེ་སྐྱིད་ལྡེ། །འདི་ལ་ཛྙ་ཧིས་༠༣རྡོ་བཏོན་པས། །སྙིང་གི་ནད་སེལ་ཡིད་བདེར་འགྱུར། །ཚ་གྲང་ཆུ་སེར་ལ་སོགས་པ། །གང་ལ་གང་ཕན་ཁ་བསྒྱུར་རམ། །མ་བསྒྱུར་ན་ཡང་ཅི་ལའང་ཕན། །

ཕྲི་ཡང་ཀུ་༢༠ དང་ཧིག་ཏ་༢༠དང་། །སླ་སྨང་༡༠ ཏོང་ཞེན་༡༠ ད་ལི་༡༠སྦྱར། །ཀུར་ཀུམ་༠༣རྡོ་བཏོན་མཆིན་ནད་སེལ། །

ཨ་གྲོང་༢༠ སྲོ་ལོ་༡༥ གསེར་སྐུད་༡༠དང་། །འདམ་བུ་ཀ་ར་༡༠གངས་ཤམས་པ་༡༠། །ཙུ་གང་༠༣རྡོ་བཏོན་གློ་བ་ཡི། །ནད་བརྒྱ་སྨན་གཅིག་ངོ་མཚར་ཆེ། །

དབང་ལག་༢༠ བ་སྲུ་༡༠ བྱི་ཚེར་༡༠དང་། །ཁྲག་རྐང་༡༠ ད་ལི་༡༠ ཀ་ཀོ་༠༢ལས། །ཁ་བསྒྱུར་མཆེར་ནད་ཀུན་ལ་ཕན། །

བྲི་ག་༢༠ གཟེ་༢༠ ལྕུམ་༡༠ སེང་ལྡེང་༡༠དང་། །བ་ལུ་༡༠ སུག་སྨེལ་༠༣རྡོ་ལྡན་པ། །མཁལ་མའི་ནད་རིགས་མ་ལུས་སེལ། །སེང་ལྡེང་ཚབ་ཏུ་སྐྱེར་པའང་རུང་། །གཡེར་ཤིང་བྱུང་ན་ཕུལ་དུ་འགྱུར། །དྭ་ཏན་ནད་ཙ་ཧ་གུམ་ཟང་མཁལ་གྲུམ་སྐྱེ་ཚེ། །ཆུ་ཤོར་ཤུག་ཆེར་སོགས་བསྒྱུར་རུང་། །ལ་ལ་ཕུད་༢༠དང་ས་ཛཱི་ཀ་༡༠། ག་སྟོད་༡༠ ལྕུམ་རྩ་༡༠ ད་ལི་༡༠ལྡེ། །སེ་འབྲུས་༠༣རྡོ་བཏོན་ཕོ་ནད་ཀུན། །སེལ་ཞིང་ཤིན་ཏུ་འཕྲོད་པར་འགྱུར།།

སྐྱ་ལོ་༢༠ ག་སྟོད་༡༠ ཧིག་ཏ་༡༥དང་། །འཛིབ་རྩི་༡༠ ད་ལི་༡༠ དུག་ཅུང་༠༣གིས། །རྡོ་ལྡན་རྒྱ་མའི་ནད་རིགས་སེལ། །སྤུར་བུ་༢༠ ལྕུམ་རྩ་༡༥ ཀྱི་ལྕེ་༡༠དང་། །ག་སྟོད་༡༠ ད་ཡིར་༡༠ ཁ་ཙུ་ཚྭས་༠༣། །རྡོ་ལྡན་ལོང་གི་ནད་རིགས་འཇོམས།།

སེང་ཕྲོམ་༢༠ ཙུ་རྷ་༡༠ སྐྱེར་ཁཎ་༡༠དང་། །སྲོ་ལོ་༡༠ གོ་སྙོད་༡༠ སྦྲ་རྩི་༠༣ཡིས། །རྡོ་ལྷན་བྱུག་པས་ཕོ་མཚན་གྱི། །ནད་རིགས་མཐའ་དག་རྣམ་པར་འཇོམས། །

གོ་སྙོད་༢༠ ནས་ཚིག་ཐལ་བ་༡༥དང་། །གཟེ་མ་༡༥ བ་ཤ་ཀ་༡༠ ཙུ་རྷ་༡༠། རྒྱ་སྤོས་༢༠ཀྱི་ནི་ཆ་བསྐྱེད་པའི། །སྨན་མར་འཐུང་བས་མངལ་གྱི་ནད། །ཀུན་སེལ་བུ་ཚའི་དཔལ་ཡང་འཛིན། །

རྒྱ་ཤུག་༢༠ གོ་སྙོད་༡༠ སྟར་བུ་༡༥དང་། །སྲུབ་ཀ་༡༠ དབྱི་མོང་༡༠ལྔ་པོ་ལ། །སེ་འབྲུས་༠༣རྡོ་བཙོན་དང་ག་འཇིད། །ཚད་པར་གུར་གུམ་དག་གིས་བསྒྱུར། །

ཞུམ་པ་༢༠ ཞ་སུ་༡༠ སྐྱེར་པ་༡༠དང་། །སོ་ཕག་བསྲེགས་ཁུ་༡༥ སྐྱུར་རྩབས་༡༠ལྔ། །སྦྲང་རྩི་དག་གིས་ཁ་བསྒྱུར་བཏང་། །སྐོམ་དད་ནད་རིགས་མཐའ་དག་སེལ། །

ནས་ཟན་བྲུན་༢༠ དང་སྦྲང་རྩི་༡༠དང་། །ཤུག་དམར་༡༥ ཤོག་ཤིང་༡༥ མེང་ཙན་༡༠ལྔ་། །སྤོས་དཀར་༠༣ ཨ་གར་༠༣ གང་ཙུང་གིས། །རྡོ་བཙོན་ཏུ་བ་སྣ་ཙུ་ཧྲབ། སྐྱིགས་བུ་ལ་སོགས་སྟོད་རླུང་འཁྲིལ། །དུད་ཁུང་ཕྱེས་པ་ལྷ་བུར་སངས། །

སྔོང་ཐོག་༢༠ སྲོ་ལོ་༡༠ ཙུ་རྷ་༡༠དང་། །ཨ་གྲོང་༡༥ རྟའམ་བའི་ལྤི་བ་༡༠། ཆུར་སྦྱངས་ཁུ་བས་འཕྱུལ་བྱས་ན། །དབུགས་མི་བདེ་བ་མཐའ་དག་སེལ། །

སྦྲུ་ནག་༢༠ ཐང་ཕྲོམ་༡༠ བྱི་ཙག་པ་༡༠། །དྲིས་འབྲུ་༡༥ སྲིན་ཤིང་སྣ་མའི་འབྲས་༡༠། །གེ་སར་ལྡེ་པ་བྱི་ཏང་༠༣ངམ། །མ་ཙུ་རྩེ་༠༣ཡིས་རྡོ་འདོན་བྱ། །ཚ་གྲང་སྲིན་གྱི་ནད་བརྒྱ་འཇོམས། །མགོ་སྲིན་ལྕགས་ཏིག་ཁ་བསྒྱུར་ལ། །མར་གསར་ཁུ་བ་ཉུང་ཏུས་དབུལ། །གཞང་སྲིན་ལ་ནི་མས་བཏང་བ། །ཕོ་ལོང་སྲིན་སྣང་འབྱུག་པ་ལ། །ཟས་དང་སྤྱིལ་ལ་ཐུན་འགའ་གཏོང་། །ཤ་ཚིལ་སྦྱར་ལ་སྣ་ནས་བདུག །དེ་ལ་སོགས་པ་རིགས་པས་འགྲེ། །བསེ་སྨུར་སྦྱར་བས་སྣང་ཐབས་འཇོམས། །རྒྱུད་པའང་སྣང་

ཐབས་སྨན་དུ་བཟང་། །

ཚེར་སྔོན་༢༠ སོག་ཁ་པ་༢༠ འདི་གཉིས་མི་བསྲེག་དང་ནི། །ཐར་ནུ་༡༠ སྤུབ་ཀ་༡༠ དབྱི་མོང་༡༠གསུམ། །བསྲེགས་ཐལ་འབྲས་ཡོས་༠༣རྡོ་བརྡོན་པས། །སྐྱུག་པ་མཐའ་དག་གཅོད་པར་བྱེད། །

ཐ་རམ་༢༠ ན་རམ་༢༠ བྱ་རྒོད་༡༥དང་། །འབྲས་ཡོས་༡༠ དུག་ཀྲུང་༡༥ལྷ་པོ་ལ། །དྷ་ཧིག་༠༣བཏབ་བཏང་འཁྲུ་བ་གཅོད། །

ཚུ་རྩ་༢༠ ལྕུམ་རྩ་༢༠ སྟག་ཤ་བ་༡༠། །ཤུ་ཧི་༡༠ཨུག་ཆོས་༡༠ལྷ་པོ་ལ། །བྲུལ་ཏོག་༠༣དག་གིས་རྡོ་བརྡོན་པས། །དྲི་མ་འགགས་པ་མ་ལུས་སེལ། །

ཉི་དགའ་༢༠ གཟེ་༢༠ གཡེར་༡༠ དྲེས་མ་༡༠དང་། །སེ་ར་ཏུས་༡༠ལྷར་རྒྱ་ཚྭ་༠༣འམ་སྲེགས་ཐལ་དགོས། །གསེར་བྱེས་རྡོ་བརྡོན་ཆུ་འགག་འབེབས། །

བྱི་ཚེར་༢༠ སེང་ལྡེང་༡༠ སྐྱེར་པ་༡༠དང་། །སླ་སྨང་༡༥ གཟེ་མ་༡༥ལྷ་པོ་ལ། །སྲང་༠༣གིས་རྡོ་བརྡོན་གཅིན་སྙིའི་ནད། །ཟག་ཁུའི་རིགས་ཀྱུར་ཐམས་ཅད་སེལ། །ཡང་ན་སྐྱུ་རུའི་ཁ་ཚར་གདགས། །

སྤང་སྤོས་༢༠ ཏུ་ཧ་༡༠ སླུ་བདུད་༡༥དང་། །སྤུབ་ཀ་༡༠བ་ཤ་ཀ་༡༠ལྷ་པོར། །སླི་ཧིས་༠༣རྡོ་བརྡོན་དྲིག་ཀུན་སེལ། །གཉན་དང་ཟུག་ཆེ་སྟག་ཤ་བསྣན། །

གཟེ་མ་༢༠ བ་སྦྲུ་༡༠ གཡེར་མ་༡༠དང་། །ཏུ་ཧ་༡༠སླི་ཧིས་༡༥གཟེ་མ་ལྷ། བོང་ཁྲག་༠༣རྡོ་བརྡོན་གྲུམ་བུ་འཇོམས། །

སེང་ལྡེང་༢༠ ར་མཉེན་༡༥ ཉེ་ཤིང་༡༥དང་། །བ་སྦྲུ་༡༠ ལྕ་བ་༡༠སེང་ལྡེང་ལྷ། །སྤོས་དཀར་༠༣གྱིས་ནི་རྡོ་བརྡོན་པས། །ཆུ་སེར་ཐམས་ཅད་སེལ་བའི་མཆོག །ཆུ་སེར་ནག་པོར་སྤང་རྒྱན་སྔོན། །དཀར་པོར་སྤུབ་ཀ་བོང་ཆེར་བསྐྱེད། །མགོ་ལ་ཨ་བྱག་གཟེར་འཇོམས་དང་། །བྱང་ལོག་འབྲི་ཧ་ས་འཛིན་བསྣུར། །དེ་སོགས་ཁ་

བསྒྱུར་སྦྱར་ཞེས་ན། །བཅོས་རྟགས་ཕལ་ཆེར་འདི་ཡིས་འཚོ། །

ཀྱུ་རྡུས་༢༠ ས་འཛིན་༢༠ ལྩམ་པ་༡༠དང་། །རྡོ་དྲེག་༡༠ རུ་རྟ་༡༠ལྡེ་པོ་ལ། གུར་གུམ་༠༣ཛོ་བཙོན་རྩ་དཀར་གྱི། །ནད་རྣམས་མ་ལུས་ངེས་པར་འཇོམས། །གཉན་རིམས་རྩ་ལ་བབས་པ་ལ། །སྨུག་ཤས་ཁ་བསྒྱུར་བྱེད་པ་ཟབ། །དེ་ལ་བྲག་ཞུན་བསྣན་པ་དག །ཁོང་དུ་བཏང་བས་ཞ་གྲུམ་རིགས། །རྩ་རྒྱུས་སྐམ་པ་མཐའ་དག་སེལ། །ཕྱི་ནས་ཚད་ལྡན་བདུད་རྩི་ལྡེ། །མི་རུས་བསྣན་པ་སོགས་ཀྱིས་གདུལ། །

སྐྱེར་ཁཎ་༢༠ བྲག་ཞུན་༡༠ སྒྲོན་ཤིང་༡༥དང་། །དབྱི་མོང་༡༠ཧོང་ལེན་༡༠ལྡེ་པོ་ནི། །སྦྲང་རྩིའི་༠༣ཆུས་འཕྱུལ་འཚོ་ཆེས་པའི། །ནད་ཀུན་ངེས་པར་བཅག་པར་བྱེད། །

རུ་རྟ་༢༠ དུག་ཅུང་༡༠ བ་སླ་༡༠དང་། །སྤོང་རོས་༡༥དུད་པའི་༡༥ལྡེ་གུ་ཡིས། །ཤ་བཀྲ་ཤུ་ཐོར་གཡན་པ་སོགས། །པགས་པའི་ནད་རིགས་མཐའ་དག་སེལ། །

ཤུག་པའི་མར་ཁུ་༢༠ཕབ་བྱས་ལ། །ཉིམ་པ་༡༠ ནག་མཚུར་༡༥ ཏིལ་༡༠ གི་ཕྱེ་༡༠། །རྩབས་སྦྱར་བྱུགས་པས་ཟ་འཕྲུག་སོགས། །པགས་ནད་འགའ་ལ་ཤིན་ཏུ་ཕན། །

ཏ་དཀར་རྩིག་པ་༢༠ སྐྱེར་པ་༡༠དང་། །ཏྭ་བའི་རྩ་བ་༡༥ སེང་ལྡེང་༡༠བཞི། །བསྲེགས་ཐལ་ཆུ་རྩ་༡༠དང་ལྡེ་པོ། །སྦྲང་སྦྱར་བ་ཆུས་བྱུགས་པ་ཡིས། །སྐྱི་བ་ངོ་ཁབ་ཁྲི་མ་སེལ། །གདོང་པ་པད་ཟླ་ལྟ་བུར་མཛེས། །པགས་པའི་ཆུ་སེར་རིགས་ཀྱང་འཇོམས། །

སྟོན་བུ་༢༠ ཁྲིན་བུ་༡༥ ཆུ་རྩ་༡༠དང་། །སྐྱར་བུ་༡༠ ཏིག་ཏ་༡༠རྣམ་པ་ལྡེ། །སོ་མ་རཱ་ཛས་༠༣ཛོ་བཏོན་པ། །བསྟུས་འཇམ་ཐང་གི་ཚུལ་དུ་འཐུང་། །པགས་ནད་ཤུ་ཐོར་རིགས་དང་ནི། །ཁྱད་པར་ཟ་འཕྲུག་ཆེར་རྒྱས་པ། །ཕྲུག་པས་མི་ཕན་པ་དང་ནི། །ཡང་ན་ཕྲུག་ཤུལ་གཟེར་འབྱུང་བ། །དེ་འདྲའི་རིགས་ལ་ཤིན་ཏུ་ཟབ། །

ཆུ་རུག་༢༠ ཆུ་རྩ་༡༠ ཆུ་བལ་༡༠དང་། །གསེར་ལྕེམ་༡༥བྲག་སྤོས་༡༠སིན་དྷུ་

རས༠༣། །རྡོ་བརྟན་མེས་ཚོག་རྩ་ལ་ཕན། །ཡང་ན་ཉ་མཁྲིས་བུལ་ཏོག་བསྣན། །

ཟངས་རྩི་མཚེ་ལྷམ་བྱུགས་པས་མཛེར་པ་སེལ། །གྲི་བར་གྲ་མ་ཟྲུག་ན་སྦྲུལ་ཚིལ་བྱུག །སྣེའུ་ལྷག་པར་རང་གི་དྲི་ཆུ་བྱུག །གཉའ་རེང་ལྷག་དགྲེ་ཚྭ་མར་བྱུག་ལ་མཉེ། །རྐང་ལག་ཁ་བས་ཕྱིད་ན་ཆུ་ཡིས་བསྲེང་། །སྐྱོ་བུར་མིག་སྣད་ཝུ་ཞོ་རྡོ་དྲེག་ནི། །དཀར་པོ་སྦྱར་བྱུག་རླུང་གིས་མཆུ་གས་ན། །སྤྱི་བོར་མར་བྱུག་སེན་སྐྱི་གས་པ་ལ། །ལྡེ་བར་མར་བྱུག་དེ་ལ་སོགས་པ་ཡི། །ཕྲན་བུའི་ནད་བཅོས་སྣ་ཚོགས་གཞན་དུ་བལྟ། །

ཀྱི་ལྕེ་༢༠ ལྕམ་པ་༡༠ བ་ཤ་ཀ་༡༠། །དཔྱི་ཏྲུས་༡༥ སྤེན་མ་༡༥གཉིས་བསྲེགས་ཐལ། །ཨ་ཏྲུ་༠༣དང་བཅས་བཏང་བ་ཡིས། །ཀླུ་མའི་ནད་རིགས་སྐྲང་སོགས་སེལ། །

ཀྱི་ལྕེ་༢༠ ཏིག་ཏ་༡༠ ཕྱི་ཚེར་བ་༡༠། །ལྕུ་བ་༡༠ ར་མཉེ་༡༠ འབམ་པོ་༢༠ཡིས། །ཆ་བསྐྱེད་འབྲས་འདུལ་ཁོང་སྨན་མཆོག །

སྦྲུ་རྩ་༢༠ རེ་ལྕག་༡༥ འབམ་པོ་༡༥དང་། །ཉ་ཤ་༡༠ བྱ་བྲུན་༡༥འབྱུར་གྱིས་ནི། །འབྲས་ཀུན་འདུལ་ཞིང་རྣག་ཏུ་འགྱུགས། །ཤིན་ཏུ་རྒྱས་འདྲིལ་ཞི་དཀའ་ན། །བདུད་རྩི་ལྔ་ལ་འདི་བསྟན་ཏེ། །རླངས་ལུམས་བྱུན་ལུམས་སྤེལ་མ་ཏྲ། །ཞག་བདུན་བྱས་ན་ངེས་པར་རྫོལ། །

ཐང་ཤིང་༢༠ གཟེ་མ་༡༠ བ་སྦྲུ་བ་༡༠། །དུག་ཀྱུང་༡༠ དབྱི་མོང་༡༠ལྔ་པོ་ལ། །ཙི་ཊ་ཀ་༠༣འབམ་ཕྱི་ཏང་གས། །རྡོ་བརྟན་དར་བས་འཕྱུལ་བ་ན། །གཞང་འབྲུམ་མ་ལུས་ངེས་པར་འཇོམས། །

ཀྱི་ལྕེ་༢༠ ཧོང་ལེན་༡༠ སྐྱེར་༡༠ དུག་ཀྱུང་༡༠། །སྲན་ཆུང་༡༥གཟའ་བྱུག་མེད་དབལ་ཞི། །

བ་ཤ་ཀ་༢༠ དང་སེང་ཕྲོམ་༡༠དང་། །སྟག་ཤ་༡༥ སྲ་ཐང་༡༠ ག་དུར་༡༠ལྔ། །སྣེ་ཊེས་༠༣བསྣན་བཏང་སུཏྲ་ཡི། །ནད་རིགས་ཀུན་ལ་མཆོག་ཏུ་ཕན། །

སེང་ཕྲོམ་༢༠ རྟོང་ལེན་༡༠ སྐྱེར་༡༠ སྤྲ་ཐོག༡༠། སྣག་ཤ་༡༠དྲི་ཆུར་སྦྱར་བ་
ཡིས། །ཆེན་བུའི་ནད་རིགས་མཐའ་དག་སེལ། །

ལྕུ་བ་༢༠ བ་སྤྲུ་༡༠ རུ་རྟ་༡༠དང་། །སྐྱེར་པ་༡༠གོ་སྙོད་༡༥ཀྲིག་རྒྱུག་སེལ། །

གདུག་པ་འབམ་གྱི་ནད་རིགས་ལ། །ཚ་འབམ་ཁྲག་འཐུང་ལྡེ་པ་ལ། །གི་ཝཾ་
སྒུ་རུ་བཏབ་པ་བཏེན། །ཚེར་སྔོན་འབེབས་སྨན་གོང་ལྟར་བྱ། །རྗེས་གཙོད་ཆུ་སེར་
སྨན་རྣམས་ནི། །ཁང་ཞུག་དག་གི་ཁུ་བས་གཏོང་། །གྲང་འབམ་དྲོད་སྨན་དུམ་ རེ་
བསྟེན། །བདུད་རྩི་ལྔ་ཐང་དག་ཀྱང་ནི། །ཐོག་མཐའ་བར་གྱི་སྐབས་སུ་སྦྱེལ། །

ཚ་བ་གསུམ་༢༠ ༢༠ ༢༠དང་དུག་མོ་ཉུང་༡༠། །སྣག་ཤ་༡༠ལྡེ་ལ་སྦྱོས་དཀར་
༠༣ཀྱིས། །རྡོ་བཏོན་མཚན་བར་རྡོལ་བ་སེལ། །

ཐང་དཀར་༢༠ སྒྲོ་ལོ་༡༠ རྟོང་ལེན་༡༠དང་། །འདམ་བུ་ཀ་ར་༡༠ནས་སྔོན་ནི། །
འབྲུ་བདུན་གུར་གུམ་༠༣རྡོ་བཏོན་པའི། །ཐང་གིས་ཕྱིས་པའི་ཚད་པ་སེལ། །

སྦྲ་སྐང་༡༠ བ་སྤྲུ་༡༠ ར་མཉེ་བ༢༠། །ཉེ་ཤིང་༢༠ ས་ཛི་ཀ་༡༥ལྡེ་པོ། །སེ་འབྲུའི་
༠༣ཁུ་བས་སྦྲུས་པ་ཡིས། །ཕྱིས་པའི་གྲང་བ་མཐའ་དག་སེལ། །

གུ་གུལ་༢༠ ཡུངས་དཀར་༢༠ མི་ཡི་སྐྲ༡༠། །རྨ་བྱའི་སྒྲོ་༡༠དང་སྣག་ཚེར་༡༠ལྡེ། །ཤུ་
དག་གིས་བྲན་སྤགས་ཁྲོ་བོ་གང་གི་ཀྱིས་བཀླབ། །བཙིང་བདུག་བྱུགས་པས་ཕྱིས་པ་
ཡི། །གདོན་རིགས་མ་ལུས་སྲུང་དང་གསོ། །

འོལ་མོ་སེ་༢༠དང་འཕང་མའི་འབྲུ་༡༥། །སྐྱར་བུ་༡༥ རྟོང་ལེན་༡༠ མཐིང་ཤུན་
༡༠བཅས། །ཤ་བའི་རྭ་ཁྲག་༠༣གིས་རྡོ་འདོན། །བུད་མེད་ཁྲག་ཚབས་ཞི་བར་བྱེད། །མངལ་
སྐྲོན་ལྟུམ་རྩས་ཁ་ཡང་བསྒྱུར། །ཡང་ན་ཁྲིན་བུ་བུངས་ཆེན་བསྣན། །ཟུ་ཚབ་བ་ཤ་
ཀའམ་ནི། །ཀྱི་ལྕེ་བསྣན་ལ་ཐང་དུ་བཏང་། །སྐྱབ་སེང་ཏིག་ཏ་ལྟུམ་རྩ་བསྣན། །བཙས་
རྗེས་བང་ཚད་སྤྱར་དུ་སེལ། །

ལྕུམ་རྩ་༡༠ བ་སྤྲུ་༡༠ ལྕ་བ་༡༥དང་། །དབང་ལག་༢༠ གཟེ་མ་༢༠དང་ལྡེ་ཏོར། །ལི་ཤི་༠༣ཧྡ་ཏི་༠༣གང་ཐུང་བསྣན། །གནག་ལུག་ཤ་བ་གང་ཐུང་གི །ཤ་ཁྲག་ལ་བཏབ་བསྐོལ་ཏེ་བླུད། །ཀླུང་ཚབས་མཐའ་དག་ཞི་བར་བྱེད། །

སྐར་བུ་༢༠ སྤྲུལ་ཤ་༡༠ ཐི་ཙུག་པ་༡༠། །ལྕམ་པ་༡༠ སྤྲུ་འབྲུ་༡༥ སུག་སྨེལ་༠༣སྦྱར། །སྐྱེས་པའི་ས་བོན་ནམ་ལུས་དྲེག་གིས། མཆན། །ཐང་འཕྲུལ་བའམ་མངལ་དུ་བླུག །སྲིན་ཁྲིས་ལ་སོགས་མངལ་ནད་སེལ། །

གཞན་ཡང་བྱིས་པ་བཙའ་བ་དང་། །མངལ་ཁྲག་སྐྱེ་རྒྱུན་གཅོད་པ་ཡི། །སྔོ་སྨན་སྣང་ཡང་གཞན་དུ་བལྟ། །

རྒྱ་སྤོས་༡༥ ཤུག་པ་༡༠ ཙ་ཏྲ་༡༠དང་། །ཡུངས་དཀར་༢༠ ལྡོང་རོས་༡༠ མར་ཉིད་༠༣སྦྱར། །ཟོས་པས་འབྱུང་པོའི་གདོན་ལས་གྲོལ། །བྱ་རྐོད་སྤོས་༢༠ དང་དུག་སྲད་པ་༡༥། །ཡུངས་དཀར་༡༥མིང་ཅན་ནག་པོ་༡༥དང་། །སྐྱག་ཚེར་༡༠ གུ་གུལ་༠༣གྱིས་རྡོ་འདོན། །ཕྱོགས་བཏབ་བདུག་པས་འབྱུང་པོ་བྱེར། །

རྒྱ་སྤོས་༢༠ ཙ་ཏྲ་༡༠ སྐྱག་ཚེར་༡༥དང་། །དབྱི་མོང་༡༠ ཤུག་པ་༡༥མར་ཉིད་སྦྱར། །སྨྱོ་བྱེད་ནད་ལས་རྣམ་པར་གྲོལ། །དེ་ལྟའི་སྟེང་དུ་ཤུ་དག་དང་། །བ་སེར་མཁྲིས་སྦྱར་ཐང་དུ་འཐུང་། །རྗེད་བྱེད་ནད་ཀྱི་འདམ་ལས་ཐར། །

སྟོང་ཟིལ་༡༠ ཟེན་ཏིག་༡༠ གཟའ་དུག་པ༢༠། །ཀླུ་བདུད་༡༥ ར་དུག་༡༠རྣམ་པ་ལྔ། །འབྲུ་བཞིའི་ཧཱུྃ་བཛྲ་ཕཊཿཡིན། ཕྱོགས་ཀྱིས་རབ་ཏུ་གནས། །ཐང་དང་ཕྱེ་མ་ལུས་ཟུངས་སྦྱར། །མི་ཆུ་གནམ་གཟའ་ཀླུ་འབྱུང་གདོན། །བྱད་ཕུར་བར་ཆད་ལྷས་ངན་བཟློག །ཤིན་ཏུ་བཀའ་གཉན་འཚུབ་འགྱུར་ཆེ། །

ཀླུ་བདུད་༢༠ སེང་ལྡེང་༢༠ ཙ་ཏྲ་༡༠དང་། །དྲི་ཆེན་༡༠ ལྕ་བ་༡༠ སླ་རྩི་༠༣འཚམ། །གུ་གུལ་༠༣ གྱིས་ནི་རྡོ་བརྟོན་པས། །མཛེ་རིགས་བཅོ་བརྒྱད་རྨང་ནས

བཀྲག །སྐྱུ་ཡི་ནད་རིགས་ཀུན་ལ་ཕན། །

མཆེ་ལྷམ་༢༠ སོག་ལེ་ཁ་༡༠དང་ནི། །མཁན་པ་༡༥ སྤྲུ་རྩ་༡༥ ལྕ་རྨིག་པ་༡༠། །ཁ་གུར་༠༣ རམ་ནི་དོམ་མཁྲིས་༠༣ཀྱིས། །རྩེ་བཙོན་འཁྲུང་བས་ཁྲག་ཤོར་གཅོད། །རྟ་སྣང་ཁུ་བས་འཕྱུལ་བྱས་ན། །སྣ་ཁྲག་ལ་ཡང་ཤིན་ཏུ་ཟབ། །བྱ་ཕོ་ཅི་སྦྲུར་ཟླ་མཚན་གཅོད། །

ཡུ་གུ་ཤིང་༢༠དང་རྩ་པགས་པ་༡༥། །བྲག་སྤོས་༡༥ བྲག་ཞུམ་༡༥ རྒུ་དྲུས་༡༥ལྡ། །རིག་འཁྲོར་ལྷུ་པ་ཞེས་སུ་གྲགས། །དོམ་མཁྲིས་༠༣ཀྱིས་ནི་རྩེ་བཙོན་པ། །འཁྲུང་ངམ་བྲུག་པ་བྱས་པས་ཀྱང་། །རྨ་རིགས་མཐའ་དག་འདྲུབ་པའི་མཆོག་ཏུལ་གཅོད་འབྲུག་ཏུས་བཏབ་སྐྱེ་དབྱུང་། །རྨེན་ངན་འཁྲིགས་ན་བ་བླ་འདེབས། རྩ་ཏུལ་མི་ཏོག་སེར་ཆེན་བསྒྱུར། །མགོ་ནར་སྨུག་ཆུང་འདྲན་ཡོན་བསྟན། །རྨ་ཡི་ཚད་པར་ཤོ་མང་སྐྱེ། །རྨ་སྲིན་བྱི་ཏུག་བཏབ་པར་བྱ། །ཡང་ན་ཟྭ་བའི་རྩ་བ་བསྟན། །ཁྲག་གཅོད་པ་ལ་མཁན་པ་སྐྱེ། །མགོ་བོའི་ཤ་ཏུས་ཆེར་འགྲམ་ན། །ཚེར་སྔོན་སྒྲོལ་གོང་སྤབ་སེང་གསུམ། །གང་ཏུང་བསྟན་བཏང་ཞི་བར་བྱེད། །སྤང་ཚན་སྤྲུ་ཏུ་བསྟན་པ་ཡིས། །བྱང་ཕོག་རྩ་དོན་འཁྲོར་ཁྲག་སྐེམ། །ཕུར་ཐལ་སྟག་ཤ་སྒྲོན་ཐལ་གསུམ། །གང་ཏུང་ཁ་བསྒྱུར་བྱང་ཕོག་གི །རྣག་ཁྲག་ཆུ་སེར་སྐེམ་པར་བྱེད། གུར་གུམ་འབུ་སུ་ཏང་བསྟན་ནས། །འཁྲུང་བྲུག་རྨ་ལ་བདུད་རྩིར་མཚུངས། །དེ་ལ་སོགས་པ་རིག་པས་འགྲོ། །

ཕུར་མོང་༢༠ སྤྲུབ་ཀ་༡༠ཁང་ཕུག་གི །ཐལ་བ་༡༥ ཟྭ་བ་༡༠ ར་མཉེ་༡༥སྐྱེ། །ཐལ་བ་གསུམ་དང་རྩ་བ་གཉིས། །སྨུ་ཟེ་མར་བསྐོལ་མར་ནག་ནང་། །བཏབ་སྐྱེ་བསྐོལ་བས་གྲང་འབྱམས་རྣག །ཆུ་སེར་རྒྱ་མཚོ་ཙམ་ཡང་སྐེམ། །

སྨུག་ཤ་༢༠ བྲག་སྤོས་༡༥ ཧོང་ལེན་༡༠དང་། །ཚེར་སྔོན་༡༥ སེཀྲ་ར་༡༥དང་

ལྔ། །བྲག་ཞུན་༠༣རྡོ་བཏོན་འཕྲུལ་བ་ཡིས། །ཀྱ་གསར་ཚད་པ་ཆེ་བ་དང་། ཙ་ཐིག་གཉན་ཤས་སྐྲངས་ཤིང་རྣག །ལ་སོགས་བྱང་ཁོག་སྐྱོན་མང་སེལ། །

འོམ་བུ་༢༠ རེ་རལ་༡༥ བྲག་སྐྱུ་༡༥དང་། །ཀོ་ཐ་༡༥ བོང་དཀར་༡༠ལྔ་པོ་ལ། །ཨ་རུས་༠༣རྡོ་འདོན་སྦྱར་དུག་རིགས། །ཐམས་ཅད་མ་ལུས་སེལ་བར་བྱེད། ཆར་ཞུང་ཁཎྜ་༡༥ཡོད་ན་བསྲེ། །དུག་རིགས་ཚ་གྲང་མེད་པ་འཇོམས། །ནད་གཞན་དུག་བག་ལྡན་ལའང་ཟབ། །དུག་འཇོམས་ཆེན་མོ་ཞེས་སུ་བརྗོད། །

ད་ལི་༡༠ ལྕུམ་རྩ་༡༠ ཀོ་ཐ་པ་༡༥། །རེ་རལ་༡༥ འོམ་བུ་༢༠ལྔ་པོ་ལ། །ཨ་རུ་ར་༠༣སྦྱར་མི་འགྲོད་དུག །ཐུག་ཕྲད་སློ་བུར་ཉིད་དུ་སེལ། །

བྱིའུ་ལ་ཕུག་༢༠སེ་རྒོད་ཀྱི། །བར་ཤུན་༡༥ ལུག་རུ་སྨུག་པོ་༡༥དང་། །སྔོན་ཐོག་༡༥ སྤང་རྒྱན་༡༠གཉིས་པོ་ལྔ་། །བྲག་སྐྱུ་ཧ་བོས་༠༣རྡོ་བཏོན་པས། །ཤ་དུག་ཡིན་ནོ་ཅོག་གི་ནད། །གླ་གཉན་བཅས་པ་ཅིག་ཅར་འཇོམས། །

ཧ་བོ་༢༠ བ་ཤ་ཀ་༡༠ ར་བྲག༡༠། །ཕག་ཚིལ་༡༠ སླེ་ཏྲེས་༡༠ བདེ་བྱེད་ལྔ། །འཐུང་ཞིང་སྐབས་འགར་བྱུགས་ཀྱང་རུང་། །བཙན་དུག་ཐང་ཕྲོམ་བསེ་ཤིང་དང་། །ཧ་སྤུའི་དུག་རྣམས་ཞི་བར་བྱེད། །

སྟོང་ཟིལ་༡༠ བ་སྤྲུ་༡༠ ཐང་ཕྲོམ་དཀར༡༥། །ཧོང་ལེན་༡༠ རྒྱ་སྤོས་༢༠ ཨ་རུ་༠༣ཡིས། །རྡོ་བཏོན་ཁྱི་དུག་ངེས་པར་འཇོམས། །

རྒྱ་སྤོས་༢༠ བྱི་རུག་༡༥ ག་བྲ་༡༠དང་། །རུ་རྟ་༡༠ སྐྱེར་པ་༡༠ གུ་གུལ་༠༣ཡིས། །རྡོ་བཏོན་བཟའ་བྱུག་བྱས་པ་ཡིས། །ཁྱི་སྦྲུལ་སྲིན་བུ་བ་དུག་སེལ། །

ཚ་སྟོབས་མདངས་གླིའི་བཅུད་ལེན་ནི། །བཅོམ་ལྡན་འདས་ཀྱིས་ཆོའི་རྫས་སུ། །བྱིན་བརླབས་བཀྲ་ཤིས་དུར་བའི་རྩ༢༠། །གང་གི་གདན་དུ་མཛད་ནས་ཀྱང་། །རྡོ་རྗེའི་སྐུ་བརྟེན་རྩ་ཀུ་ཤ༢༠། །བཅུད་ལེན་རྒྱལ་པོ་མཁའ་འགྲོ་ཡིས། །བྱིན་རླབས་བདུད་

རྩི་ར་མོ་ཤག་༢༠། ཚེ་དཔག་མེད་མགོན་ཚེ་བུམ་གྱི། །བདུད་རྩི་ལས་འབྲུངས་ལུར་སྨུར་བ་༢༠། །དགུན་དུས་མི་སྐམ་རྟེན་འབྲེལ་རྫས། །ཚེ་འཕེལ་བཀྲ་ཤིས་མཁན་པ་༢༠ ལྔ་ཡང་ན་ཤུག་འབྲུམ་༢༠༠གྱིས་རུང་། ། མཉམ་སྦྱོར་སྨན་རྒྱལ་ཨ་རུ་རས་༠༣། །འཇམ་པོར་བསྒྱུར་བའི་ཕྱེ་རིལ་ལ། །རྟེན་འབྲེལ་ངེས་པ་བསམ་ཞིང་བརྗོད། །ཡེ་ཧྲར་བཟླ་ཞིང་སྔུས་ཐོས་པ། རྒུད་མེད་ཉི་ཟླར་མཉམ་པའི་ཚེ། །དཔལ་འཕེལ་བཅུད་ལེན་རྒྱལ་པོ་ཉིད། །རྒྱུད་ཁོལ་བུར་ལས་གསུངས་པ་ཇི་བཞིན་ཏེ། །འདི་ལ་ཐེ་ཚོམ་ག་ལ་ཡོད། །རྒྱུན་དུ་བརྟེན་པས་ཚེ་དབང་འགྲུབ། །རྟེན་འབྲེལ་ནུས་པ་བསམ་མི་ཁྱབ། །

ར་མཉེ་༢༠ དབང་ལག་༢༠ ལུག་སྨུར་རྩ་༢༠། །རྟག་ཏུ་༢༠ བ་ལུའི་མེ་ཏོག་༢༠སྟེ། །མེ་ཏོག་གཉིས་དང་རྩ་བ་གསུམ། །སྦྲང་རྩིས་རྗོ་འདོན་ཚུལ་དུ་དྲིལ། །ལུས་སྟོབས་བཀྲག་མདངས་ཚེ་དཔལ་རྒྱས། །

རྟག་ཏུ་༢༠ དབང་ལག་༢༠ བ་ལུ་༢༠དང་། །ར་མཉེ་༡༥ ལུག་སྨུར་༡༥ལྔ་པོ་ཡི། །མེ་ཏོག་དར་ལ་རྒྱས་དུས་བཏུ། །མ་བརྙིས་སིལ་བུར་གྲིབ་བསྐམ་བྱ། །ཞིབ་བཏགས་ཨ་རུས་༠༣རྗོ་བཏོན་པས། །ལུས་མདངས་ཨུཏྤལ་བཞད་པ་དང་། །གུར་གུམ་༠༥མཚམས་སྦྱིན་འོད་བསྒྱུར་གུར་གུམ་གྱི་མདོག་འགྱུར་ཙམ་བྱས་པའོ། ན། སློ་གསལ་བདེ་བའི་ཉི་མཐའང་འཆར། །འཇམ་དཔལ་ཐུགས་རྗེ་ལས་འབྲུངས་པའི། ཡོན་ཏན་བརྒྱད་ལྡན་ཡིད་བཞིན་ནོར། །བཅུད་ལེན་ཀུན་གྱི་རྒྱལ་པོ་ཆེ། །བདུད་རྩི་འོད་ལྡན་རྟག་ཏུ་ཏུ་༢༠། །དཀར་སྤང་རྒྱན་༡༥༠ ཤུ་དག་༡༥༠ བ་ལུའི་མེ་ཏོག་༡༥ པོ་གསུམ་དང་སེར་པོ་ཁྲུར་མང་༡༠གཅིག །ར་དཀར་བ་དམར་འོ་མས་གང་རུང་གི་རིལ་བུར་དྲིལ། །ཡང་ན་ཁ་ཚར་ཨ་རུ་ནག་ཆུང་བཏབ་ཀྱང་བཟང་སྨན་མར་དག་ཏུ་བྱ། །འཇམ་པའི་ཨོཾ་ཕ་ཀྲོ་དཾ་ན་མ་སོགས་རྡོ་རྗེའི་རིགས་སྔགས་ཀྱིས། བྱིན་རླབས་སྙིང་ནང་བདུད་རྩི་ཡིས། །གང་བར་བསམ་ལ་རྟེན་སྙིང་བཟླ། །ཐོ་

རེངས་དུས་སམ་འཆར་ཁའི་དུས། །བསྟེན་པས་བློ་གསལ་སེམས་བདེ་ཞིང་ཚིག་དོན་རྣམས་འབྱེད་ཡིད་གཞུང་དང་། །ངག་སྙན་ལུས་ཡང་ཁམས་བདེར་འགྱུར། །ཡོན་ཏན་བརྗོད་མི་ལངས་བ་འཐོབ། །

དབྱར་རྩྭ་དགུན་འབུ་༢༠ དབང་པོ་ལག༢༠། ར་མཉེ་༧༥ ཉེར་ཤིང་༧༥ ཐང་ཕྲོམ་དཀར༧༠། །ཚད་ལྡན་རྩ་བ་ལྔ་པོ་དེ། །ཐུག་འབྲས་སྣ་ཚོགས་༠༥བྱེ་བཏབ་ནས། །འོ་མར་ཁུ་བ་རང་ཐིམ་བཙོ། །བྱུང་ན་སྲམ་གྱི་མཧུག་ཧོ་༠༥དང་མཆིལ་བའི་ཤ་༠༥ཡང་བསྲེ་བར་བྱ། །རིལ་བུའམ་ནི་སྨན་རམ་རམ། །ལྡེ་གུ་བྱེ་མ་གང་རིགས་བྱ། །རོ་ཙ་མདའ་ལྔ་ཞེས་སུ་གྲགས། །ཁུ་བའི་ཆུ་གཏེར་རྒྱས་པ་དང་། །འདོད་པའི་རྟ་གདོང་མི་འབར་བ། །དགའ་བའི་ཟླ་ཤེལ་འཆར་བ་གསུམ། །དུས་གཅིག་བྱེད་པའི་ངོ་མཚར་སྨན། །གོང་དུ་བཤད་པའི་སྨན་དེ་དག །རྩོ་འདོན་ལ་སོགས་ལྡན་གྱུར་ན། །ནུས་པ་ཕུལ་དུ་ཕྱིན་པ་འཐོབ། །གལ་ཏེ་མ་འབྱོར་ཀྱང་ཏུང་ཙམ། །རྩོ་འདོན་ཁ་བསྐུར་འདེམས་སོ་ཅན། །ནུས་པས་འཇུག་ན་མཉམ་དུའང་སྦྱར། །ཕལ་ཆེར་ཡུན་དུ་བསྟེན་པ་ན། །སྤོ་སྨན་རྩུབ་པ་ཉིད་ཀྱི་ཕྱིར། །ཤ་ཆེན་༠༣ ཨ་རུ་༠༣སྦྱར་བ་བཟང་། །ཕྱི་རིལ་ཐང་རྣམས་གང་ཤེས་དཔྱད། །ཡང་ན་དུས་བཀོས་སྨན་དེ་དག །སྦྱོར་སྟེ་རེ་རེ་ཁཎྜ་བྱ། །དེ་ལ་རྩོ་འདོན་སྦྱར་བ་ནི། །ཡོ་མང་མི་རྙིང་ནུས་པ་འཛམ། །གསོ་རིག་ཡན་ལག་བརྒྱད་པའི་གཞུང་། །སྦྱོར་སྟེས་ཙུང་ཟད་མཚོན་པར་བྱས། །དེ་ལས་རྒྱས་པར་ཕྱེ་བ་ན། །བསམ་གྱིས་མི་ཁྱབ་གྲངས་ལས་འདས། །ཀྱི་ཧྲེ་སྲོ་ལོ་རྩ་བ་ལྔའི། །སྨན་མར་སྨན་ཆང་ལ་སོགས་པ། །འདི་ལས་འཕྲུལ་ཏེ་གཞུང་ལྟར་སྦྱར། །དེ་ནས་སྦྱོང་བྱེད་ལ་སོགས་ཀྱི། །ས་བཅད་ཙམ་ཞིག་སྤྲོས་པ་ནི། །

ཐར་ནུ་༢༠ སྟོན་བུ་༧༥ ཁྲོན་བུ་༧༥དང་། །ཆུ་རྩ་༧༠ ལྕུམ་རྩ་༧༠ལྔ་པོ་ནི། བ་ཆུས་

ཁཎྜ་བྱས་པ་ལ། །དུར་བྱིད་༠༣ རྡོ་བཙོན་སྨྱུང་བའི་མཆོག །ཆུ་རིགས་ཆུ་མ་རྩི་ལ་སོགས། །ཁ་བསྐྱུར་རིགས་པས་འཕྲུལ་ཏེ་ཞེས། །སྔོན་འགྲོ་དངོས་གཞི་རྗེས་དང་གསུམ། །བཤལ་གྱི་གཞུང་བཟང་སྤྱི་ལྟར་བྱ། །

དུར་བྱིད་༡༠ སྤྲུང་ཚེར་༢༠ རི་ཤོ་བ༡༥། །ས་འཛིན་༡༠ བོང་དཀར་༡༠ལྡ་པོ་ལ། །པི་ལིང་༠༣ རྡོ་བཙོན་སྐྱུགས་ཀྱི་སྨན། །ཡང་ན་ལྡ་པོ་ཁོ་ན་སྦྱར། །སོ་ཆ་སོགས་ཀྱིས་ཁ་བསྐྱུར་བྱ། །མཛོ་མོ་ཞིང་གིས་ཁ་བསྐྱུར་ན། །གྲི་ཐོག་འདྲེན་པར་བྱེད་པ་ཡིན། །དེ་ལ་སོགས་པ་དུ་མ་ཡོད། །

རུ་རྟ་༡༠ སུག་ཐལ་༢༠ བོང་དཀར་ཐལ༡༥། །ས་འཛིན་༡༠ ཤིང་མངར་༡༠སྦྱར་བ་སྟེ། །ཐལ་བ་གཉིས་དང་སྨན་གཞན་གསུམ། །ཞིབ་འདུལ་བ་ཡི་ཆུས་སྦྲུའམ། །བ་ཡི་ཆུ་ལ་བཏབ་པའི་ཁུ། །དྭངས་མ་སྣ་སྦྱོང་མཆོག་ཉིད་དེ། །མགོ་སྐྲོན་མཐའ་དག་སེལ་བར་བྱེད། །སྣ་ཁྲག་ཀླད་ཁྲག་སོ་སྲིན་ལ། །ཏྲ་སྨང་ཁུ་བའི་དྭངས་མར་སྦྱར། །རྣ་བ་གློ་ནད་ལ་ཕུག་ཆུ། །གུར་གུམ་ཞུན་མར་སྦྱར་བ་ཡིས། །མགོ་ཀླུང་ཁྲག་འཐབ་གཟེར་བ་འཛོམས། །སྦྱོར་དངོས་སྣ་སྦྱོང་སྤྱི་ལྟར་བྱ། །

རུ་རྟ་༡༠ ཀྱི་ལྕེ་༡༠ བ་སྦྲུ་བ༡༠། །དེ་བ་དྷ་རུ་༡༥ སྦྲུ་ནག་༢༠བཅས། །ཀྱུམ་ཚྭ་༠༣ཨ་རུས་༠༣རྡོ་བཙོན་པའི། །འཇམ་རྩིས་སྣད་ཀྱི་ནད་རིགས་སེལ། །

སུག་པ་༢༠ རེ་ལྕག་༡༠ ལྕུམ་རྩ་༡༥དང་། །ཀྱི་ལྕེ་༡༠ དུད་པ་༡༠བ་ཆུའམ། ཆུས་སྦྱང་ནི་རུ་ཏ་མཆོག་གོ །དེ་རྣམས་རང་རང་ལེའུར་བསྟན། །

ཚ་བར་བསིལ་བའི་སྤོ་ཡི་ཆུ། །ཆུ་བསིལ་གྲོད་པར་བཏུམ་པས་བདུག །གྲང་བར་ཚ་དང་བྱེ་མ་སོགས། །བརྗོས་པ་རྡོན་མོས་བདུག་པ་དང་། །རང་རང་སྨན་གྱིས་བདུག་པ་སོགས། །དུགས་ཀྱི་ལེའུར་ཞེས་པར་བྱ། །

བ་ལུ་༢༠ ཤུག་པ་༢༠ མཚེ་༢༠ མཁན་པ༢༠། །འོམ་བུ་༢༠བདུད་རྩི་རྣམ་པ་ལྔ། །

ཁྲུ་བ་རྡོན་མོའམ་གྲང་བ་དང་། །རླངས་ལུམས་བཅིང་ལུམས་བྱན་ལུམས་སོགས། །གང་ཤེས་གང་འཕྲོད་སྨན་ཡང་སྦེ། །རྩ་རྒྱུས་རེངས་འཁུམས་སྐམ་པ་སོགས། །ནད་རིགས་ཀུན་ལ་བདུད་རྩི་འདྲ། །

ཀྱི་ལྡེ་༢༠ ནག་པོ་ཡིན་སྲོ་ལོ་༡༠ ས་སྨྱུག་༡༥དང་། །ཧོང་ལེན་༡༠ སྟོན་བུ་༡༥ཆུར་སྦྱར་བྱུག །ཚ་སྐྲང་ཟུག་གཟེར་ཚ་དབལ་འཛོམས། །

དྲུད་པ་༢༠ ཙ་ཏྲ་༡༠ སྐྱེར་༡༠ འོམ་བུ་༡༥། །ཨུཏྤ་ལ་༡༠བྱུག་པས་ལྤགས་ནད་སེལ། །

འཛིན་པ་༢༠ མི་༡༥ ཁྱིའི་༡༥ བྲུན་རྣ་གཞོབ་༡༠། །མིང་ཅན་༡༥ གུ་གུལ་༠༥ བྱུག་པ་ཡིས། །གག་ལྷོག་ལ་སོགས་གཉན་སྐྲང་གཞིལ། །ཡང་ན་བྲུན་གཉིས་ཚབ་ཏུ་ནི། །སྤྲུ་ནག་རེ་ལྷག་པ་ཡང་རུང་། །ཡང་ན་སྟག་ཤ་བསྣན་པར་བྱ། །སྐྲངས་འདུལ་བྱུགས་པ་ཤིན་ཏུ་ཟབ། །རི་ལྷག་༢༠ ཆུ་རྩ་༢༠གཉིས་ཐལ་བ། །གོ་སྙོད་༡༠ སྤུབ་ཀ་༡༥ སྟོན་བུ་༡༥ནི། །མར་ཉིང་སྦྱར་བྱུག་ཆུ་སེར་དང་། ། གྲང་བ་ལས་བྱུང་ནད་འཛོམས་འགྱུར། །

བྱུང་པ་ལེགས་བཏུལ་ཤིང་མངར་བཅས། །དམུ་ཆུའི་སྐབས་བཤད་ཆུ་སྦྱོང་ལ། །བསྟན་པའི་རྩ་སྦྱོང་མཆོག་ཏུ་འགྱུར། །

ཡང་ན་གཡེར་༢༠ ལྷམ་༡༥ བྱི་བཟུང་བ་༡༥། །དྲིས་མ་༡༠ གཟེ་མ་༡༠ གསེར་བྱེ་༡༥སྦྱར། །བྱུང་པས་༠༣རྩེ་འདོན་བྱས་ཀྱང་ཆོག །རྙེན་འབྲེལ་མེ་དཔྱད་འཕྲུད་བཅོས་རིགས། །བྱ་སྣ་དོན་ཆེ་ཟབ་མོའི་ཚོགས། །རྒྱས་པར་ལོགས་སུ་ཡི་གེར་སྤེལ། །གསེར་༡ གཡུ་༢ དུང་༣དང་ཟངས་༦ནི་རིམ་པ་ལྟར་ཞེས་པ། །མཁན་༡༢༠༠ཡང་ན་སྲོ་ལོ་སྤྲངས་ཏེ་ཉ་བྲེག་གི་ལོ་འབྲུམ་སྦྱར་བ་ཐམས་ཅད་ལ་བཟང་། ཤུག༢་༢༠ བ་ལུ༢་༢༠ སྲོ་ལོ་དམར་༤༢༠། །ཀུ་ཤ་༢༠དང་ས་གང་རུང་གི་བཅས་ལྤ་པོ་དེ། །རི་མཐོ་ས་གཙང་ལས་

སྐྱེས་པ། །གཅིག་བསྡུས་ཙན་དན་དཀར་དམར་གྱི། །ཆུས་བྲན་དག་བྱེད་སྤགས་འདིས་བཏླབ། །ཨ་ཨ་ཤུདྡྷེ་ཨཱཿ གཙང་མར་བྱས་ལ་བདུག་པ་ཡིས། །གྲིབ་རིགས་མི་གཙང་འགལ་རྐྱེན་ཚོགས། །ཉེ་མས་སྨུན་པ་བཞིན་དུ་སེལ། །ཆོས་སྐྱོང་ལྷེར་མ་དགྱེས་པར་བྱེད། འདི་ནི་མཆོག་ཏུ་དག་བྱེད་རྫས། །ཤིན་ཏུ་བཀྲ་ཤིས་བྱེད་པ་སྟེ། །ལྷ་བསངས་རྫས་ཀྱི་རྒྱལ་པོ་ཡིན། །འདི་ལ་རྟག་ཏུ་བརྩོན་པ་ནི། །རྣལ་འབྱོར་པ་ལ་ཤིན་ཏུ་ཟབ། །

དཀར་དམར་ཡིད་འོང་གུར་བ་ལུའི་མེ་ཏོག༢༠ ཁྲིམ་དུ། །དབང་གི་ལྷ་མོ་སྲོ་ལོ་དམར་རྩ་བ༢༠༠དྲི་བསུང་འཕྲུལ། །གཡས་ན་པདྨའི་ལྕགས་ཀྱུ་སྤང་སྤྲ་དམར་པོའི་མེ་ཏོག༢༠འཛིན། །གཡོན་པས་དྲི་ཡི་སྦྱོས་སྤང་སྦྱོས་རྩ་བ་༢༠ཕོར་བསྣམས། །དཔག་བསམ་ཤིང་གི་རྒྱབ་ཤུག་དམར་ཤིང༢༠བརྟེན་ཅན། །འོད་དམར་རང་བཞིན་མེར་གྱིས་གཅིག་ཏུ་བསྲེ་འདུལ་བྱ་བཞུ། །བདེ་བ་ཆེན་པོའི་ངང་དུ་སྦྱོས། ཚང་གིས་བསྐལ། །སྣར་ཡང་ཏ་རིའི་ཚལ་ཙནྡན་དཀར་པོས་ཁ་བསྒྱུར༠༥དུ་བྱོན། །བཞེང་རེང་བུའམ། བཞུགས་རིལ་བུ། འབྱོན་པ་ཕྱི་མ་གང་ཡང་རུང་། །གཙང་ཞིང་གཙང་མར་བྱས་གྱུར་ནས། །སྤགས་ཀུ་རུ་ཀུ་ལླེ་སོགས་དང་རྟེན་འབྲེལ་སྙིང་པོ་ནི། །གང་རྫས་སོགས་ལ་དམིགས་ཏེ་བཟླས་བྱས་ཤིང་། །དུས་སུ་མེ་སྤར་ལ་རྡོ་རྗེ་རྡོན་པོ་ཡིས། །བསྐུལ་ཞིང་ཅི་འདོད་དངོས་གྲུབ་ཞུ། །བཞི་ཡི་རྫས་དེས་ལས་བཞིའི་སྦྱིན་བསྲེག་བྱའོ། མན་ངག་ཚུལ་བཞིན་བྱ། །དག་གཙང་བཀྲ་ཤིས་དགེ་ལེགས་བྱེད། །བར་ཆད་ཞི་ཞིང་ཚེ་དཔལ་རྒྱས། །ཡིད་འོང་དབང་གི་རྫས་ཡིན་ཏེ། །ཀླུང་སེམས་ལྷ་མིའི་འབྱོར་པ་འདུ། །ཆོས་སྐྱོང་མཉེས་ཤིང་དགྲ་བགེགས་བསྒྲལ། ཡིད་བཞིན་རེ་བ་རྫོགས་པ་དང་། །དངོས་གྲུབ་ཆེན་པོའང་འགྲུབ་པར་བྱེད། །དེ་ཡང་ལུང་བཞིན་འདི་རུ་བསྡུས། །དེ་ལྟར་གསོ་རིག་རྒྱ་མཚོ་ལས། །ཉེར་མཁོ་བུམ་པས་ལེགས་བཏུས་ཚུ། །གློ་བུར་ནད་ཀྱི་ཚ་གདུང་གིས། །སྐྱོམ་པ་སེལ་བའི་སྣད་དུ་བྱས། །

ཨེ་མ། ནད་རིགས་མུན་པའི་མདངས་འཕྲོག་ཅིང་། །ཀུན་དགའི་འོད་བཟང་བདུད་རྩི་ཅན། །སྨན་སྦྱོར་ཟླ་བ་དྲི་མེད་འདི། །བདེན་རྫུན་མངོན་སུམ་ཚད་མས་གྲུབ། །རིས་མེད་འགྲོ་བའི་མདུན་ས་ཏུ། །ཕན་བདེའི་སྣང་དུ་ཉེར་ཚས་ཟླ། །དྲང་སྲོང་ཞལ་ལུང་རྒྱ་གཏེར་གྱི། །སྙིང་པོར་རྗེས་དཔག་ཚད་མས་གྲུབ། །རྒྱུད་དོན་རྒྱ་སྐར་ཕྲེང་བའི་ལམ། །དེ་ལས་གཞན་དུ་མ་སོང་བར། །སྙིང་པོའི་ཚུལ་མཛེས་རི་བོང་ཅན། །འཁྲུལ་མེད་ལུང་གི་ཚད་མས་གྲུབ། །ཚད་མ་གསུམ་ལྡན་མན་ངག་འདི། །སྔོན་ཆད་གཞུང་གཅིག་ཏུ་བསྒྲིགས་པའི། །དཀྱིལ་འཁོར་རྣམ་པར་གང་བའི་ཟླ། །ས་སྟེང་འདིར་ནི་ཡོངས་མ་གྲགས། །རྒྱུད་དོན་རྒྱ་མཚོ་ཆེན་པོའི་མཛོད། །ཕྱིན་རླབས་རླབས་ཕྲེང་ཆེར་གཡོ་བ། །དད་བརྩོན་བློ་ཡིས་ཉེར་བསྒྲུབས་པས། །མན་ངག་བདུད་རྩིའི་ཐིག་ལེ་ཤར། །དེང་སང་གངས་རིའི་ཁྲོད་འདི་ན། སྦྱངས་དང་མ་སྦྱངས་འཚོ་བྱེད་མང་། །སྨན་མེད་དབུལ་པོའི་ངང་ཚུལ་གྱིས། །ནད་པའི་དོན་ལ་གཡེལ་བར་མཐོང་། །དེ་ཕྱིར་ལྷག་བསམ་རྣམ་པར་དཀར་བའི་འདབ། བློ་གྲོས་ཟེའུ་འབྲུ་གསར་པས་རབ་མཛེས་པའི། །འཚོ་བྱེད་ཀུ་མུད་དཀར་པོ་རྒྱས་པའི་ཚལ། །ཀུན་དགར་བྱེད་པའི་ཟླ་ཤེལ་རྣམ་པར་མཛེས། །དྲང་སྲོང་རིག་འཛིན་བརྒྱུད་པའི་བྱིན་རླབས་དང་། །གཞན་ཕན་ལྷག་བསམ་དག་པའི་རྟེན་འབྲེལ་འདིས། །མ་རུང་ཉམ་ཐག་འགྲོ་བའི་ནད་ཀྱི་ཚོགས། །མཐར་བྱེད་བདུད་རྩིའི་རིག་པ་འཕྲོ་གྱུར་ཅིག །དེ་སྐད་གཞན་ཕན་ཡིད་ཀྱི་འོ་མའི་མཚོ། །དྲང་སྲོང་སྨོན་པའི་ཟླ་ཤེལ་གྱིས་མཛེས་པས། །སྨོན་ལམ་བདུད་རྩིའི་རླབས་ཕྲེང་ཆིལ་ཆིལ་གཡོས། །ཚེ་འཛིན་ངང་དུར་གཞོན་ནུའི་ཡིད་ཀྱང་བསྐུལ། །གང་གིས་ཨུ་ཙག་ཡུན་རིང་བསྐྱངས་པའི་མ། །འདི་ལ་ཕན་པ་རྣམ་ཀུན་མཛོད་ཅིག་ཅེས། །ཐལ་སྦྱར་མེ་ཏོག་འཛུམ་པའི་དབུས་ཉིད་དུ། །མན་ངག་སྦྲང་རྩིའི་དོག་པ་འདི་ངོམས་ན། །གསོ་རིག་ལེགས་བཤད་མཁྱེན་པའི་དབྱངས་སྙན་པ། །རྣམ་

དཔྱོད་འཕུར་ལྡིང་གཡོ་བའི་བྱུང་ཚོགས་ཀུན། །དགའ་བའི་གར་གྱིས་རོ་བཅུད་འདི་འཐུང་ལ། །གཞན་དོན་ཡངས་པའི་མཁའ་ལ་བསྐྱོད་པར་མཛོད། །

ཅེས་པ་འདི་ནི་ཁྱབ་བདག་སྨན་པའི་རྒྱལ་པོ་འཇམ་དབྱངས་མཁྱེན་བརྩེའི་དབང་པོ་སོགས་དམ་པ་དུ་མའི་ཞབས་ཀྱི་པདྨོ་དྲི་མ་མེད་པ་གུས་པས་སྤྱི་བོར་ལེན་པའི་སྐལ་བཟང་ཐོབ་ཅིང་། རྒྱུད་ཆེན་ཡན་ལག་དང་བཅས་པ་མང་དུ་ཐོས་པའི་ཚེ་རིག་འཛིན་པ་མི་ཕམ་འཇམ་དབྱངས་རྣམ་རྒྱལ་རྒྱ་མཚོ་ཞེས་པས་ཇོང་གསར་བཀྲ་ཤིས་ལྷ་རྩེར་བྲིས་པ་དགེ་ལེགས་སུ་གྱུར་ཅིག །མངྒ་ལཾ། །

མི་ཕམ་རིན་པོ་ཆེའི་སྔོ་སྦྱོར་བདུད་རྩི་ཐིག་ལེའི་ནང་གི་སྨན་སྦྱོར་རྣམས་བཟོ་བདེ་ཞིང་ཕན་ནུས་ཆེ་བས་མཆོག་སྤྲུལ་ཨ་དཀོན་རིན་པོ་ཆེ་ནས་འདིའི་སྦྱོར་ཚད་དགོས་པའི་བསྐུལ་མ་གནང་བ་ལྟར་མ་གཞུང་རང་སོར་བཞག་སྟེ་གཞུང་གི་སྦྱོར་ཚད་རིག་པ་ལ་གཞི་བྱས་ནས་ཁྲོ་རུ་ཚེ་རྣམ་གྱིས་གཏན་ལ་ཕབ་པའོ། །ཕྱི་ལོ༡༩༩༩ལོའི་ཟླ་བ་དང་པོའི་ཚེས་བཅོ་ལྔ་ལ།

མཁས་དབང་ཁྲི་ཏུ་ཚེ་རྣམ་མཆོག་གི་གསུང་འབུམ། པོད་དགུ་པ།

དངུལ་ཆུ་བཙོ་བཀྲུ་ཆེན་མོ་སོགས་ཀྱི་སྦྱོང་ཐབས་ལག་ལེན།

ཇུས་འགོད་པ།	ཀང་བཙུགས།
གཙོ་སྒྲིག་པ།	བསོད་ནམས་འཚེ་མེད།
གཙོ་སྒྲིག་གཞོན་པ།	གཡང་མེར།
རྩོམ་སྒྲིག་འགན་འཁུར་བ།	ཉི་མ་བཀྲ་ཤིས།
མདུན་ཤོག་མཛེས་འཆོས་པ།	སྐལ་བཟང་ནོར་བུ།
པར་འདེབས་འགན་འཁུར་བ།	བཀྲ་ཤིས་བསམ་གྲུབ།
དཔེ་སྐྲུན་འགྲེམས་སྤེལ་ཚན་པ།	བོད་ལྗོངས་མི་དམངས་དཔེ་སྐྲུན་ཁང་། (ལྷ་ས་གླིང་སྐོར་བྱང་ལམ་སྒོ་ཨང་20པ།)
པར་འདེབས་ཚན་པ།	ལྷ་ས་ཅིན་ཏེན་པར་འདེབས་ཚད་ཡོད་ཀུང་སི།
དེབ་ཚད།	787 × 960 1/16
པར་ཤོག	11
ཡིག་གྲངས།	ཁྲི་8
པར་གཞི།	2020ལོའི་ཟླ་3པར་པར་གཞི་1བསྒྲིགས།
པར་ཐེངས།	2020ལོའི་ཟླ་3པར་པར་ཐེངས་1བཏབ།
པར་གྲངས།	01-2，000
དཔེ་རྟགས།	ISBN 978-7-223-06220-6
རིན་གོང་སྒོར།	36.00

民族文字出版专项资金资助项目

图书在版编目（CIP）数据

珍贵藏药配制实践：藏文/索朗其美主编.--拉萨：西藏人民出版社，2019.5

（措如·次郎大师文集）

ISBN 978-7-223-06220-6

Ⅰ.①珍… Ⅱ.①索… Ⅲ.①藏医-中药制剂学-藏语 Ⅳ.①R291.4

中国版本图书馆CIP数据核字（2019）第055602号

措如·次郎大师文集 第九卷

珍贵藏药配制实践

策　　划	刚　　组
主　　编	索朗其美
副 主 编	央　　美
责任编辑	尼玛扎西
封面设计	格桑罗布
责任印制	扎西桑珠
出版发行	西藏人民出版社（拉萨市林廓北路20号）
印　　刷	拉萨金典印务有限公司
开　　本	787×960　1/16
印　　张	11
字　　数	80千
版　　次	2020年3月第1版
印　　次	2020年3月第1次印刷
印　　数	01-2，000
书　　号	ISNB 978-7-223-06220-6
定　　价	36.00元